首都师范大学社会文化史研究中心主办

梁景和　主编

中国近现代社会文化史论丛

河北农村医疗卫生与合作医疗制度研究

（1949~1984）

A Study on Rural Medical-Health System and
Cooperative Medical Care System in
Hebei Province (1949-1984)

王　胜　著

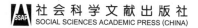

社会科学文献出版社
SOCIAL SCIENCES ACADEMIC PRESS (CHINA)

2018年度河北省社会科学院学术著作出版资助项目

编　委　会

顾问（按姓氏笔画排序）

　　刘志琴　郑师渠　耿云志　戴　逸

编委会主任

　　梁景和

编委会委员（按姓氏笔画排序）

　　王雪峰　左玉河　史桂芳　吕文浩　朱汉国　孙燕京
　　杨才林　杨念群　李长莉　李　帆　李秉奎　余华林
　　闵　杰　迟云飞　夏明方　徐永志　郭双林　黄　东
　　黄兴涛　梁景和　韩晓莉　魏光奇

主　编

　　梁景和

总 序

梁景和

中国社会文化史从 1988 年至 1998 年、1998 年至 2010 年是其发展的第一阶段和第二阶段，2010 年出版的《中国社会文化史的理论与实践》①是对这两个阶段重要文献的一个全面梳理。学界认为："社会文化史是一个新生学科，梁景和主编《中国社会文化史的理论与实践》（社会科学文献出版社，2010）一书，记录了这一新兴学科创生及发展的历程，可以视为中国近代社会文化史学科进入成熟发展阶段的一个标志。"②也有学者指出："《中国社会文化史的理论与实践》一书，汇集了二十多年来十几位学者有关社会文化史理论方法及学科发展的文章，记录了这一新兴学科从创生、奠基到探索、发展的历程，是对中国社会文化史理论方法与学科发展的总结，可以作为中国近代社会文化史学科已走过初创阶段而进入成熟发展阶段的一个标志。"③ 2010 年是中国社会文化史第三阶段发展的伊始之年。其标志有四：其一是上文提到的《中国社会文化史的理论与实践》一书的出版；其二是 2010 年 4 月 28 日召开的"中国社会文化史的回顾与走向座谈会"，会议对以往 22 年中国社会文化史的发展做了回顾与总结，并对未来社会文化史的走向进行了展望；其三是 2010 年 8 月 17 日《光明日报》理论周刊史学版邀请国内社会文化史研究的学者进行笔谈，商讨社会文化史的理论问题及其发展现状，发表了《社会文化史：史学研究的又一新路径》一文，探讨了中国社会文化史的学科特点以及发展的基本特征，并对未来的发展趋向和远景目标做了展望；其四是 2010 年 9 月 25 日在北京召开了首届中国近现代社会文化

---

① 梁景和主编《中国社会文化史的理论与实践》，社会科学文献出版社，2010。
② 王建朗：《2009～2011 年中国近代史研究综述》，《近代史研究》2013 年第 3 期。
③ 李长莉、毕苑、李俊领：《2009～2011 年的中国近代社会与文化史研究》，《河北学刊》2012 年第 4 期。

史国际学术研讨会。以上这四项学术事象表明，从 2010 年开始，中国社会文化史研究进入了一个新阶段，在至今的七八年里，出现了中国社会文化史研究炽盛和深化的新气象。

首先，这一阶段学术交流的密度频繁，即社会文化史学术研讨会的频频召开。2010 年 9 月、2012 年 9 月、2014 年 9 月、2016 年 9 月在北京召开了首届、第二届、第三届、第四届"中国近现代社会文化史国际学术研讨会"。2011 年 9 月、2015 年 9 月在北京召开了首届和第二届"'西方新文化史与中国社会文化史的理论与实践'学术研讨会"。2013 年 8 月、2015 年 9 月分别在湖北襄阳和河北保定召开了第五届和第六届"中国近代社会史国际学术研讨会"。2013 年 9 月在北京召开了"首届全国青年学者社会文化史理论与方法学术研讨会"。这些学术研讨会无疑推动了社会文化史的向前发展。

其次，这一阶段，学者们对社会文化史的理论方法做了进一步的探索。《近代史研究》2014 年第 4 期发表了刘志琴的《从本土资源建树社会文化史理论》和梁景和的《生活质量：社会文化史研究的新维度》；《近代史研究》2012 年第 5 期发表了李长莉的《"碎片化"：新兴史学与方法论困境》；2012 年《晋阳学刊》第 3 期发表了刘志琴的《走上人文学科前沿的社会文化史》、梁景和的《关于社会文化史的几对概念》、左玉河的《着力揭示社会现象背后的文化内涵》等文章。此外，《学术月刊》2010 年 4 月号发表了李长莉的《交叉视角与史学范式——中国"社会文化史"的反思与展望》；《安徽史学》2015 年第 1 期发表了李长莉的《中国社会文化史研究：25 年反省与进路》；《史学理论研究》2012 年第 1 期发表了常建华的《日常生活与社会文化史——"新文化史"观照下的中国社会文化史研究》；《史学史研究》2011 年第 4 期发表了罗检秋的《从"新史学"到社会文化史》；《史学理论研究》2016 年第 2 期发表了梁景和的《生活质量：社会文化史研究的新领域》；《河北学刊》2015 年第 1 期发表了左玉河的《从传统文化史到社会文化史：近代文化史研究的新趋向》；《南京社会科学》2015 年第 5 期发表了吕文浩的《本土崛起与借镜域外——社会文化史在中国的若干发展》。近年来，还有部分青年学者也在社会文化史的理论和方法等方面做了积极的探索，如黄东的《社会文化史研究须重视转型时代的现代性问题》；李慧波的《社会文化史研究方法之我见》；董怀良的《关于社会文化史研究视角"下移"的思考》；王栋亮的《试论人文史观在近代婚姻变革研究中的运用》；张弛的《电影如何成为社会文化史的研究素材》

等。① 这些社会文化史理论与方法的探索，无疑有益于社会文化史向纵深的层面探索。

最后，在这一阶段，研究维度宽广多样，科研成果精湛丰厚。② 先后出版了王笛著《茶馆：成都的公共生活和微观世界，1900～1950》（社会科学文献出版社 2010 年版）；梁景和著《五四时期社会文化嬗变研究》（人民出版社 2010 年版）；姜进等著《娱悦大众——民国上海女性文化解读》（上海辞书出版社 2010 年版）；刘永华主编《社会文化史读本》（北京大学出版社 2011 年版）；韩晓莉著《被改造的民间戏曲——以 20 世纪山西秧歌小戏为中心的社会史考察》（北京大学出版社 2012 年版）；罗检秋著《文化新潮中的人伦礼俗（1895～1923）》（中国社会科学出版社 2013 年版）；李长莉等著《中国近代社会生活史》（中国社会科学出版社 2015 年版）；郭莹、唐仕春主编《社会文化与近代中国社会转型》（中国社会科学出版社 2016 年版）；李长莉等著《当代中国近代社会史研究》（中国社会科学出版社 2017 年版）等。这些科研成果体现了这一时段社会文化史研究的新面貌。

从 2011 年开始梁景和主编的"中国近现代社会文化史论丛"第一辑共十册已经由社会科学文献出版社出版。即杨才林著《民国社会教育研究》（2011）；黄东著《塑造顺民——华北日伪的"国家认同"建构》（2013）；梁景和等著《现代中国社会文化嬗变研究（1919～1949）——以婚姻·家庭·妇女·性伦·娱乐为中心》（2013）；李慧波著《北京市婚姻文化嬗变研究（1949～1966）》（2014）；李秉奎著《狂澜与潜流——中国青年的性恋与婚姻（1966～1976）》（2015）；黄巍著《自我与他我——中国的女性与形象（1966～1976）》（2016）；王栋亮著《自由的维度：近代中国婚姻文化的嬗变（1860～1930）》（2016）；董怀良著《改革开放以来中国婚姻"私事化"研究（1978～2000）》（2016）；刘荣臻著《故都济困：北平社会救助研究（1928～1937）》（2016）；李俊领著《天变与日常：近代社会转型中的华北泰山信仰》（2017）。这套"中国近现代社会文化史论丛"也体现了这一时段社会文化史研究的系列性专题研究。

---

① 参见梁景和主编《社会文化史的理论与方法——首届全国青年学者学术研讨会论文集》，社会科学文献出版社，2014。

② 参见李长莉、毕苑、李俊领《2009～2011 年的中国近代社会与文化史研究》，《河北学刊》2012 年第 4 期；李长莉、唐仕春、李俊领：《2011～2012 年中国近代社会与文化史研究》，《河北学刊》2013 年第 2 期。

　　本书是王胜的专著《河北农村医疗卫生与合作医疗制度研究（1949~1984）》，这是"中国近现代社会文化史论丛"第二辑的第二册。第一辑的总序主要叙述了 2010 年前中国内地 20 余年社会文化史的发展特征、主要问题以及对未来社会文化史发展的一个期待。第二辑的总序只是对近年来中国社会文化史研究的一个粗略的介绍。

2017 年 2 月 8 日于幽乔书屋

把医疗卫生工作的重点放到农村去。

——毛泽东（1965 年 6 月 26 日）

目　录

绪　论

一　相关说明

（一）研究对象的时段

1949 年至 1984 年，是中国人民在探索社会主义道路过程中所经历的一个非常重要的时期。其中，1949～1956 年，是国民经济恢复和社会主义改造时期，也是我国城乡医疗卫生机构和各项制度初创的时期。社会主义改造完成后，我国在落后的生产力水平上顺利实现了生产关系的变革，通过先进的生产关系推动生产力的发展。在农业合作化大潮的裹挟下，广大农村延续了千百年的个体行医的传统医疗方式也随之发生了历史性和革命性的转变，走上了集体化的道路。1984 年人民公社解体，集体化运动从内容到形式完全终结，以集体所有制为主要依托的农村医疗卫生制度和合作医疗制度逐渐解体①。

这个时期农村医疗卫生政策的发展变化，可以 1965 年毛泽东主席发出的"六二六"指示为界，大致分为前后两个时期。前期以将农村医务人员组织起来成立集体医疗机构为主要特点，其间经历了医疗卫生工作的"大跃进"和大调整，是农村医疗卫生制度变化较为频繁的时期；后期则以培训农村医务人员和普遍实行合作医疗制度为主要内容，是农村医疗卫生事业稳步发展的时期。

（二）农村医疗卫生制度与合作医疗制度

制度哲学认为，"制度系统由规则、对象、理念、载体四大要素组

---

① "合作医疗"，即"农村合作医疗"；"合作医疗制度"，即"农村合作医疗制度"。

成"①。以此为基础，我们可以对农村医疗卫生制度的内涵做出以下界定：农村医疗卫生制度是为了满足农村居民的医疗卫生服务需求而制定的，包括医疗机构的产权及其资金的筹集管理、主要任务和监督机制等各种规则的政策及法律体系；具体到 1949～1984 年，则指为满足农民医疗卫生服务需求而制定的，以基层党支部为领导，以集体经济为依托，以社、队医疗组织为机构，以在乡医生为主体，以防病治病为主要任务，以贫下中农协会为监督的具有社会主义集体性质的制度体系。

同时，将农村医疗卫生制度与农村合作医疗制度和医疗保障制度等相关概念加以区分，可以明确其外延。农村合作医疗制度是在农村医疗卫生制度不断完善、不断适应农村需要的基础上产生的。大队②卫生室普遍建立后，基本上解决了农村缺医少药的问题，但是农民因贫困付不起药费的问题接踵而来，在这种情况下，农村合作医疗制度应运而生。

农村合作医疗制度是由个人、生产队共同出资，实行药费按比例报销或免费的医疗保障制度。在其普遍实行期间，农村医疗卫生制度与农村合作医疗制度曾出现等同的现象。如"文革"期间《人民日报》组织的第 107 期《关于农村医疗卫生制度的讨论》，其中农村医疗卫生制度即指当时实行的农村合作医疗制度。"事实上，合作医疗不过是农村医疗卫生制度之树的花朵，作为根、茎、叶的医疗机构所有制、资金的筹集管理、核算方式等才是决定其成败的关键。"③

农村合作医疗制度根据其实行的时间先后，又有传统农村合作医疗制度与新型农村合作医疗制度之别，集体化时期实行的即传统农村合作医疗制度，20 世纪 90 年代及 21 世纪初实行的为新型农村合作医疗制度。因此，本文所涉及的农村合作医疗制度，专指传统农村合作医疗制度。

农村医疗保障制度是政府通过制度安排与保护、基金筹措与给付、公共服务与监督，保障农村居民获得疾病医疗和预防保健服务的一种医疗保障制度。它是社会保障体系的重要组成部分。农村医疗保障制度包括四项基本内容：（1）农村合作医疗制度，指集体化时期的农村合作医疗制度；

---

① 辛鸣：《制度论——关于制度哲学的理论建构》，人民出版社，2005，第 84 页。
② 在本书中，"大队"，即"生产大队"；"小队"即"生产队"；"公社""社"均指人民公社时期的"农业合作社"。
③ 王胜：《1949～1978 年农村医疗卫生制度的历史考察——以冀中深泽县为中心》，《首都师范大学学报》（社会科学版）2012 年第 4 期。

（2）新型农村合作医疗制度，指我国21世纪初进行试点的新型农村合作医疗制度；（3）农村医疗保险制度，指与城镇居民基本医疗保险相对应的概念；（4）农村医疗救助制度，指通过政府的制度安排、政策调控、资金支持等，对农村贫困家庭（人群）实施的医疗救助。① 本文的研究只涉及其中第一项基本内容，即集体化时期的农村合作医疗制度。

二　学术史回顾

目前国内学术界对1949～1984年农村医疗卫生制度的研究大都集中于农村合作医疗制度，从发表的时间上，大致可以其分为两个阶段。

（一）20世纪70年代

1968年12月至1976年8月，《人民日报》在将近8年的时间里，刊载了107期《关于农村医疗卫生制度的讨论》，刊发文章526篇。其间，人民卫生出版社和各地"革命委员会"卫生局还编写了一大批介绍农村合作医疗经验的小册子，仅1974～1976年3年间，各种出版物就有近20种。② 总体来说，这一时期侧重对农村合作医疗制度的介绍和宣传，主要是为了交流经验，促其发展，因此大多数刊发的内容之水准还提不到研究的层面，但为后

---

① 李和森：《中国农村医疗保障制度研究》，经济科学出版社，2005，第30～31页。
② 人民卫生出版社编《深受贫下中农欢迎的合作医疗制度——有关农村合作医疗制度的文章选辑》，人民卫生出版社，1970；《把群众性的医疗卫生工作办好》，人民卫生出版社，1971；《怎样办好合作医疗》第一辑，人民卫生出版社，1974；《怎样办好合作医疗》第二辑，人民卫生出版社，1974；《怎样办好合作医疗（第三辑）·合作医疗遍地开花》，人民卫生出版社，1975。山东省"革命委员会"卫生局《合作医疗好：介绍合作医疗、"赤脚医生"典型》，山东人民出版社，1971。江西省卫生局编《合作医疗经验汇编》，江西人民出版社，1973。陕西省"革命委员会"卫生局编《合作医疗根深叶茂》，山西人民出版社，1974。上海人民出版社编《合作医疗好：社会主义新生事物赞》，上海人民出版社，1974。河南省"革命委员会"卫生局编《进一步办好合作医疗》，河南人民出版社，1974。青海省"革命委员会"卫生局编《合作医疗好》，青海人民出版社，1974。吉林省卫生局编《办好农村合作医疗：吉林省大办合作医疗经验选》，吉林人民出版社，1975。湖北省"革命委员会"卫生局编《在斗争中巩固和发展合作医疗》，湖北人民出版社，1975。北京市卫生局编《卫生红旗飘飘——北京市赤脚医生、合作医疗先进事迹选编》，北京人民出版社，1975。四川省卫生局编《让合作医疗遍地开花》，四川人民出版社，1975。宜春县文化站编《合作医疗越办越旺》，江西人民出版社，1975。黑龙江省卫生局编《合作医疗根深叶茂》，黑龙江人民出版社，1975。山西省晋东南地区"革命委员会"等编《合作医疗好》，山西人民出版社，1975。乌兰察布盟卫生局编《合作医疗好》，内蒙古人民出版社，1976。

来者通观纵览这一制度提供了宝贵的资料。

（二）20世纪90年代至今

20世纪80年代农村医疗卫生制度终止，相关研究也出现空缺。90年代以降，随着农村合作医疗制度的重建，相关研究逐步增多，且多以1990年后试行的新型农村合作医疗制度为主题，主要集中在《中国卫生经济》《中国农村卫生事业管理》等专业性学术出版物中，阅读面相对较窄，多专注于农村合作医疗制度本身的宏观设计与具体操作，技术性较强。近几年，这种情况有所改观，主要表现在参与研究的人员不断扩大，研究角度逐渐增多，研究内容向纵深方向发展。概括起来，与集体化时期农村医疗卫生制度相关的论文和专著主要涉及以下几个方面。

1. 我国农村合作医疗制度的变迁

以此为主题或涉及此问题的论文为数最多。主要观点详列如下。

其一，关于农村合作医疗制度的起源。主要有两种观点。一是将源头追溯到民国时期，即萌芽期。其中，刘纪荣和王先明认为我国农村合作医疗制度的历史发展源头是1923年在河北香河出现的中国乡村史上第一个"雷发森式"信用合作社，[①]而多数学者的研究以抗战期间的陕甘宁边区，如1938年边区政府筹建的保健药社和卫生合作社，[②]或1944年边区政府要求大众合作社办理的合作医疗为起点。[③]二是从新中国成立后开始，认为我国农村合作医疗保健制度是在1955年农业合作化高潮时期，随着农业合作化运动的兴起而产生的。[④]

但刘纪荣认为后者的观点是一种"历史误会"。许三春认同刘的观点，并结合民国时期卫生实验区的发展以及国外的研究成果，对农村合作医疗制度本身起源做了深度探讨。许认为，农村合作医疗在中国的发展实际上有着

---

① 刘纪荣、王先明：《二十世纪前期农村合作医疗制度的历史变迁》，《浙江社会科学》2005年第2期。

② 曹普：《改革开放前中国农村合作医疗制度》，《中共党史资料》2006年第3期。王红漫：《大国卫生之难——中国农村医疗卫生现状与制度改革探讨》，北京大学出版社，2004。李华：《中国农村合作医疗制度研究》，经济科学出版社，2007。李和森：《中国农村医疗保障制度研究》，经济科学出版社，2005。

③ 陈伟诚、胡宏伟：《我国农村合作医疗制度变迁与评析》，《农村观察》2006年第1期。王禄生、张里程：《我国农村合作医疗制度发展历史及其经验教训》，《中国卫生经济》1996年第8期。

④ 夏杏珍：《农村合作医疗制度的历史考察》，《当代中国史研究》2003年第5期。

更为复杂的背景。近代以来，中国卫生医疗制度基本上受西方国家的影响，农村合作医疗制度也不例外，其中受东欧国家农村合作医疗制度的影响较大，尤其是中国与南斯拉夫农村的卫生与经济状况基本相似，所以南斯拉夫实行的农村合作医疗制度具有"示范性"和"普适性"。1928 年国际联盟卫生组织向国民政府提出卫生检疫，卫生部于 1931 年决定采用南斯拉夫模式来推进中国的医疗卫生建设，而 1932 年陈志潜在河北定县农村设立农村保健所、培训农村卫生员等具有南斯拉夫农村合作医疗突出特征的卫生实验。许文认为，这一看似由农民自发创建的新制度其实与民国时期的卫生实验之间的关联性十分明显。农村合作医疗实质上是在国际、国内双重因素作用下产生的一种医疗制度。①

其二，农村合作医疗制度的发展阶段。主要有两种方法：一是按实行农村合作医疗制度的行政村数划分，大致可归分为产生（20 世纪 50 年代）、发展（20 世纪六七十年代）、衰退（20 世纪 80 年代）和恢复重建或二次合作医疗时期（1990 年代至今）4 个阶段；② 二是按农村合作医疗制度的类型划分，先后经历了战时管制型合作医疗、社队福利型合作医疗、新福利型合作医疗、风险型合作医疗、福利－风险型合作医疗和医改型合作医疗模式。③ 二者划分标准虽不同，但实际时段大同小异。

2. 合作医疗制度评析

夏杏珍总结了农村合作医疗制度发展 50 年来的经验，主要包括 4 个方面：统一认识、加强领导；以民办公助解决资金来源，因地制宜、多种形式进行科学管理；"赤脚医生""巡回医疗队"是农村合作医疗制度得以巩固、发展的重要支柱；坚持"预防为主"，坚持发掘、利用中草药，实行中西医结合。④ 谷加恩将政府的强力推动、城市对农村的大力支援、稳定赤脚医生队伍和低成本运行视为合作医疗事业成功的主要原因。⑤ 王禄生和张里程从分析合作医疗的起伏式发展及其影响因素入手，认为应吸取以下教训：明确

---

① 许三春：《当代中国农村合作医疗制度起源探论》，《中国农业大学学报》（社会科学版）2013 年第 3 期；本书中的"合作医疗""合作医疗制度"如无具体说明。均分别指"农村合作医疗""农村合作医疗制度"。

② 张建平：《中国农村合作医疗制度研究》，中国农业出版社，2006。

③ 陈伟诚、胡宏伟：《我国农村合作医疗制度变迁与评析》，《农村观察》2006 年第 1 期。

④ 夏杏珍：《农村合作医疗制度的历史考察》，《当代中国史研究》2003 年第 5 期。

⑤ 谷加恩：《人民公社时期农村合作医疗事业成功的原因分析》，《武汉职业技术学院学报》第 5 卷第 1 期，2006。

合作医疗制度的地位与作用，保持政策的稳定；采取正确的行政干预手段，有效发挥政府作用；适时改进，始终与农村社会经济的发展变化相适应；加强合作医疗制度自身建设以及提高管理水平。① 上述观点在众多研究成果中较有代表性。

关于传统合作医疗制度的评价，国内外学者观点不一。世界银行对其评价甚高，将其定位为"发展中国家解决卫生经费的唯一范例"，是成功的"卫生革命"；② "在落后国家的经济水平上达到了先进国家的卫生水平"，取得了"低收入发展中国家举世无双的成就"。国务院发展研究中心课题组亦认同类似观点。③ 但国内外学者则褒贬不一，如方小平通过合作医疗与公费医疗的对比，认为农民通过合作医疗所获得的医疗服务是微不足道的。④《当代中国的卫生事业》一书则认为，"文革"期间"在农村，则大搞'一刀切'，不问实际情况，全部实行'看病不要钱'的合作医疗，并把合作医疗制度与农村基层卫生组织拴在一起，结果许多大队卫生所被合作医疗'靠穷''吃光'，使防治疾病的力量大为削弱"。⑤ 许三春认为，合作医疗制度的建构"以政治化的方式重塑了医者与医疗对象，因此，决不能无限夸大其对乡村医疗与卫生改善的作用。从某种意义上它掩盖了农村医疗的困境，虚构了一个能体现制度优越性的医疗神话和卫生奇迹"。他通过比对1965 年前后人口寿命增长幅度和人口死亡率的下降比例，认为民众健康的改善与实行合作医疗的关系不大。⑥ 而来自另一项研究的问卷调查和访谈则认为，"超过半数的被访者对于旧式农村合作医疗体制基本上是持满意态度的"。⑦ 安徽医科大学朱敖荣指出，合作医疗是符合我国农村社会主义初级阶

① 王禄生、张里程：《我国农村合作医疗制度发展历史及其经验教训》，《中国卫生经济》1996 年第 8 期。
② 世界银行：《中国：卫生模式转变中的长远问题与对策》，中国财政经济出版社，1994，第 5 页。
③ 国务院发展研究中心课题组：《对中国医疗卫生体制改革的评价与建议》，《中国发展评论》2005 年增刊第 1 期。
④ 方小平：《赤脚医生与合作医疗制度——浙江省富阳县个案研究》，（香港）《二十一世纪》2003 年第 10 期。
⑤ 黄树则、林士笑：《当代中国的卫生事业》（下），中国社会科学出版社，1986，第 12 页。
⑥ 许三春：《清以来的乡村医疗制度——从草泽铃医到赤脚医生》，博士学位论文，南开大学，2012。
⑦ 刘鹏：《合作医疗与政治合法性——一项卫生政治学的实证研究》，《华中师范大学学报》（人文社会科学版）2006 年第 45 卷第 2 期。

段的行之有效的医疗保健制度，它可以适用于我国经济类型不同的地区，只需有办法的差别。不能因其受"文化大革命"的影响而被误解为"左"倾路线的产物。[①] 鉴于以上评价分歧较大，甚至结论大相径庭，笔者将结合史料对该问题进行尽可能的全面、深入的辩证分析，以期得出较为客观、公允的评价。

3. 关于赤脚医生的研究

相关专著主要有张开宁的《从赤脚医生到乡村医生》和杨念群的《再造"病人"——中西医冲突下的空间政治（1832—1985）》。前者侧重于对赤脚医生与乡村医生的比较研究，其主体是 49 篇对赤脚医生和乡村医生的访谈录。在思考与研究部分，作者从中国赤脚医生产生和存在的社会文化原因、演变、乡村医生"世袭"现象、赤脚医生的性别与工分制等方面对赤脚医生和乡村医生进行了分析和研究；后者在第九章"在政治表象的背后"，分析了赤脚医生出现和发展的原因、过程及作用，认为"赤脚医生之所以风靡一时，理由十分复杂，绝不仅仅是'文化大革命'政治运动的表现形式这么简单，而是相对较为优厚的报酬、较为严密的监控机制和乡土亲情网络共同编织出了一幅赤脚医生成长的图景"[②]。

尽管赤脚医生群体及其各种机制存在诸多问题，但相关论文对该群体及其制度总体上给予肯定的评价。笔者以河北省深泽县为例，运用基层档案和口述史料，探讨了对赤脚医生群体的社会认同及其原因分析。赤脚医生的医疗观念、医疗行为和医疗方式是乡村内部乡土文化和外部政治影响良性结合的体现。通过为社员提供低价、便捷的医疗服务，形成了融洽的医患关系，从而获得了广泛的社会认同。而这背后离不开赤脚医生稳定且较高的工分收入、其个人的人生经历和价值观，以及"文革"期间强有力的思想政治教育的支撑。[③] 刘影、李娟、冯秀秀等学者通过考察福建、陕西等地赤脚医生群体及其相关制度，认为该制度是在当时国家经济落后的历史条件下，解决缺医少药问题的迫不得已而又行之有效的医疗方法。平等的医患关系、民众广泛的自主权、因地制宜的培养方式、对传统中医药学的传承等，都是应该借

---

① 朱敖荣：《合作医疗——当前农村卫生改革的关键》，《农民健康之光——合作医疗》，新华出版社，1991，第 54 页。

② 杨念群：《再造"病人"——中西医冲突下的空间政治（1832—1985）》，中国人民大学出版社，2006，第 404 页。

③ 王胜：《赤脚医生群体的社会认同及其原因分析》，《中共党史研究》2011 年第 1 期。

鉴和倡导的。①

　　许三春对在乡医生进行了长时段的考察，从清代的草泽铃医到新中国的赤脚医生，还考察了乡村医疗制度曲折发展及其背后国家与社会的关系。许文认为，赤脚医生的产生发展既是乡村医疗的功能性需求，也是医学政治化的一种表现，而对其的革命性需求甚至超越了对医疗效果的追求；同时，这也是赤脚医生与合作医疗难以为继的原因。许文还梳理了20世纪70～80年代西方学者对赤脚医生制度的研究成果。②

　　王美美从医务人员的选拔、培养、业务素质以及农村医务人员退出三级医疗保健网四个方面对其评价进行了分析研究，认为上述方面存在的问题在一定程度上影响了人们对农村医务人员的认识和评价，致使当前学术界对农村医务人员的评价存在"理想化"的问题，而这可能是因为研究者对于当时二元社会架构及其局限性认识不足，在一定程度上夸大了合作医疗制度的成就和作用，进而将农村医务人员"传奇化"。③

　　4. 传统合作医疗制度与新型合作医疗制度的比较研究

　　傅建辉从收费方式、运营成本和农民需求三个方面对人民公社时期和家庭经营时期的农村合作医疗制度进行比较研究，认为合作医疗制度出现了收费方式复杂、运营成本增加和医疗需求分化的趋势；与此相适应，合作医疗也应由集体福利向社会保障转变。在针对新型农村合作医疗制度的研究中，传统合作医疗制度大多是作为铺垫和比较对象出现的，部分研究者存在"为扬此而抑彼"的倾向，或只谈其缺点，或夸大其缺点。如在分析传统的合作医疗制度办不下去的原因时，把其设计的主旨在于解决农民的缺医少药问题也列为其"致命的弱点"④，就是此类倾向的表现。

　　近年来，多数学者着力于改革开放前后农村合作医疗制度的发展变迁及其对当前"新农合"建设的借鉴与启示。于长永等学者认为，"旧农村合作医疗制度快速发展，更多体现的是一种政治工具"，而新农合的发展，"更多

----

① 冯秀秀：《赤脚医生制度研究》，硕士学位论文，淮北师范大学，2016；刘影：《文化大革命时期福建赤脚医生研究》，硕士学位论文，福建师范大学，2007；李娟：《陕西赤脚医生与乡村医疗研究》，硕士学位论文，西北大学，2016。

② 许三春：《清以来的乡村医疗制度——从草泽铃医到赤脚医生》，博士学位论文，南开大学，2012。

③ 王美美：《关于集体化时代农村合作医疗中医务人员的评价》，《华北水利水电学院学报》（社会科学版）2012年第4期。

④ 石崇孝：《新型农村合作医疗论理30分》，陕西人民出版社，2006，第5页。

体现的是一种国家意志，即在政府的重点关注和大力财政支持下得以发展"，并进而指出，"新农合"更多体现了政府与农民的合作，而没有体现或较少体现农民与农民之间的合作，致其制度本身蕴藏着风险，因此，制度设计应该体现"新农合"的"保险性质"这一特征。[①]

何艳以河北省侯家营村为个案，对该村改革前后 30 年的合作医疗制度进行了对比和剖析，认为"公共卫生体系薄弱，村民卫生意识淡薄，改善农村卫生条件、强化农民的卫生意识成了一项刻不容缓又难以完成的任务"，因此，"新农合"背景下，要强化"预防为主"的方针，有效降低各种疾病的发病率，减轻医疗保障的资金负担；要重新定位乡镇卫生院的性质与职能，明确乡村医生在公共卫生和"新农合"运作中的职责与地位；医疗、防疫部门要与农村经济状况相结合，机动灵活地开展公共卫生活动；村委会要承担在乡村医疗卫生工作中的职责；同时，还应建立、健全城市卫生支援农村的长效机制，深入开展"上万名医师支援农村卫生工程"。[②]

汪国华运用博弈理论分析了改革开放前的农村合作医疗与"新农合"不同的博弈类型，归纳出农村合作医疗顺利开展所需要的条件。汪文认为，改革开放前的农村合作医疗属于完全信息静态博弈，合作医疗的信息对中央政府、农村社队、村民个人和农村医疗机构等主要参与方来说都是公开、透明且完全可以置信的，故而形成了合作、博弈，由政府承担了公共医疗的主要责任，为广大农民带来了福音。改革开放后"政府离场"和"市场入场"使合作医疗停滞了 20 余年。而政府在合作医疗中放弃的权力却渗透到市场中，形成了政府与市场的双赢关系，导致药品和服务价格虚高，合作医疗发展受阻。"新农合"中，中央政府、地方政府、医院和个人构成博弈参与方。这一阶段农村医疗改革遇到市场经济改革，市场要素如竞争、成本、效率和风险等引入"新农合"，使以政府权威为政策实施后盾的模式让位于市场，发生了博弈各方的承诺或威信是否可信的问题，从而转变为非合作的动态博弈。因此，地方政府需要明确自身的权责边界，回归到谋求公共利益和社会福利的轨道上来；中央政府需要着眼于全民福利的医院体系构建与医药制度的长远规划，实施制度制定、监督、惩罚与修正机制，逐步形成社会系统信

---

① 于长永、刘康、何剑：《改革前后三十年农村合作医疗的制度变迁》，《西北人口》2011 年第 4 期。

② 何燕：《乡村传统合作医疗制度及其现代启示——以河北省侯家营为例》，《廊坊师范学院学报》（社会科学版）2009 年第 6 期。

任和法理权威，从而确保"新农合"真正惠及于民。①

在将改革前后合作医疗制度进行比较时，有学者认识到"新农合"在医疗保障程度方面与传统农村合作医疗仍有较大差距，认为低成本的医疗服务系统是合作医疗成功的关键，并将"新农合"保障强度较弱的主要原因归结为医疗服务昂贵，从而提出"政府在大力倡导合作医疗的同时，应严格控制医生的行为，努力降低医疗费用"②。

5. 对合作医疗制度本身的研究

主要有两种观点。一是认为合作医疗制度本身并没有错，其之所以遭受挫折是由于1957年以后受到诸如"一大二公""穷过渡""吃大锅饭""一平二调""文化大革命"等"左"的思想的侵袭和干扰。这些影响扭曲了合作医疗的性质，并使其超越了客观的可能性。③ 另一种观点则认为，合作医疗制度本身存在缺陷。顾昕和方黎明从新制度的嵌入性入手，分析了合作医疗制度的内在缺陷，即"社区医疗筹资（合作医疗制度）因为规模太小而高度依赖于社区组织所培育的社会资本这一特性，就是其阿基里斯之踵"。因为能够满足制度需求的社会资本（政治经济制度环境）并不容易出现，因而合作医疗本身非常脆弱。④ 二者的着眼点不同，不能简单判断孰优孰劣，但都能给笔者一定的启发，在研究中应对农村合作医疗制度本身及其外围环境进行综合考察，方能做出全面的评价。

6. 毛泽东与集体化时期农村合作医疗制度

李德成就毛泽东与集体化时期农村合作医疗制度发展之间的关系做了进一步的深入探讨。李文认为，毛泽东作为一个受到中国传统文化浸润的领袖，其社会理想的目标，是要在中国建立一个"平等、富裕、高尚的新社会"。其青年时期便设想了由"新家庭、新学校及旁的新社会连成一块"而形成的"新村"，其中包括"公共育儿院、公共蒙养院、公共学校、公共图书馆、公共银行、公共农场、公共工作厂、公共消费社、公共剧院、公共病院、公园、博物馆、自治会"等。五四以后，共产主义学说的传入，与中国

---

① 汪国华：《我国农村合作医疗体制变迁的博弈研究及启示》，《南通大学学报》（社会科学版）2012年第1期。
② 陈在余：《中国农村合作医疗制度历史回顾与比较》，《农业经济》2012年第2期。
③ 蔡仁华：《中国医疗保障制度改革实用全书》，人民出版社，1998，第347页。
④ 顾昕、方黎明：《自愿性与强制性之间——中国农村合作医疗的制度嵌入性与可持续性发展分析》，《社会性研究》2004年第5期。

传统文化中的大同思想不谋而合，也使毛泽东的社会理想转变为实现共产主义。新中国成立后，毛泽东在农村实现其社会理想的途径就是沿着土地改革——合作化——人民公社化的路径前进。毛泽东理想中的"新村"虽然当时并未建立，但是在人民公社中，可以清晰地看到"新村"的影子。因此，当农村自发出现合作医疗制度时，因其符合了毛泽东对理想社会的设计，故一出现就得到毛泽东的肯定和支持。①

7. 人民公社时期合作医疗制度成功的原因

有学者将合作医疗制度在人民公社时期获得成功的原因做了较为全面的归纳：一位领袖——毛泽东及其政治助推；两个支持——集体和政府；三大法宝——农村合作医疗制度、农村三级医疗卫生服务网络和赤脚医生；四项方针——面向工农兵、预防为主、中西医结合、卫生工作与群众运动相结合。②

8. 合作医疗制度瓦解的原因

关于传统合作医疗制度瓦解的原因，多数学者的看法是：一方面，合作医疗制度本身的设计管理有问题，导致村干部及其亲属等享有一定的特权，使普通社员对制度丧失信心；另一方面，集体经济的解体使传统合作医疗制度失去经济依托。在此基础上，代志明运用美国经济学家赫希曼提出的"退出—呼吁"理论进行分析，认为退出权的被剥夺是导致传统合作医疗制度瓦解的根本原因。传统合作医疗发展的中后期违背了政府一贯宣扬的自愿参保原则，而退出权正是自愿主义的核心部分。广大农民退出权的丧失弱化了该制度的管理层对于恢复组织绩效的努力，却强化了管理者从合作医疗中攫取个人利益的动机，产生了利益分配不公平问题。③

也有学者从政策过程理论的视角，分析了农村合作医疗政策变迁的过程，通过集中关注国家权威决策共同体的政策意愿与能力两个要素，构建出改革开放前后合作医疗政策变迁的基本框架。意愿作为主观因素，主要体现的是农村医疗卫生问题的紧迫性与政治关联性强弱，决定了其在政治

---

① 李德成：《毛泽东与集体化时期农村合作医疗制度的发展》，《江西师范大学学报》（哲学社会科学版）2013 年第 2 期。

② 朱何佳：《1949—1984 年中国农村合作医疗制度的历程与评析》，《市场周刊》2014 年第 5 期。

③ 代志明：《以"退出—呼吁"理论解读我国传统合作医疗制度瓦解的原因》，《郑州轻工业学院学报》（社会科学版）2009 年第 5 期。

议程中的位置。能力作为客观现实因素，主要体现为财政能力以及各决策主体协调冲突达成共识的能力。主观意愿制约着现实的决策能力。改革开放前后，国家权威决策共同体经历了有意愿有能力（主要是组织与动员能力）—无意愿无能力—有能力无意愿—有意愿有能力的变迁，从而使合作医疗制度经历了兴盛—解体—恢而不复—重建四个阶段。王美美认为，当前研究成果中存在以点代面的现象，对合作医疗解体原因的分析存在去政治化的问题。①

　　海外学者对中国医疗卫生制度的相关研究大致可分为两个阶段。20世纪70年代之前多集中于传统中医药、疾病防治和西医在中国的发展。20世纪70年代初，中美关系开始松动、缓和，部分海外学者尤其是美国学者得以进入中国内地进行访问。此时，中国农村的医疗卫生制度经过20余年的摸索和尝试，初步建立了较为普遍和稳定的三级医疗保健网，并且大力推广合作医疗制度。中国公共卫生尤其是农村医疗卫生事业的快速发展和取得的成效激起了海外学者极大的兴趣，如有学者认为"集中对影响卫生进展的卫生组织、群体和社区之间的相互关系等领域的研究比研究特定的医疗或者外科技术要有成效得多"②。1972年及随后的几年中，涌现出一批关于中国医疗卫生组织、政策和卫生服务等领域的研究成果。③

　　（1）关于医疗卫生政策的研究。作为研究中国 policy – making system 的第三代学者，1974年和1977年，兰普顿先后出版了两本专著 Health, Conflict, and the Chinese Political System 和 The Politics of Medicine in China: The Policy Process, 1949 – 1977。兰普顿除了利用中国官方文件、对移居香港者的访谈外，还最早使用了"文革"期间获得的"新材料"，以及1970年以后到中国的参访者对中国的大量报道。这些材料的运用，使其不再局限于宏观政策研究，而是更加深入地对中国社会生活的一研究。④ 兰普顿集中探讨了1949～1977年中国在医疗教育、医疗研究、医疗分配体系、医疗经费、医务人员状况、中医药，以及群众爱国卫生运动等领域相关政策制定过程和

---

① 王美美：《集体化时期农村合作医疗若干问题探析》，《哈尔滨职业技术学院学报》2012年第4期。

② Edited by Myron E. Wgman, Tsung – yi Lin and Elizabeti F. Purcell, *PUBLIC Health in the People's Republic of China*, 1973, by Josiah Macy, Jr. Foundation, 序言。

③ 因时间限制，笔者查阅的相关英文原版资料仅限于书籍，包括专著和论文集，不含期刊。

④ 大卫·M. 兰普顿, *Health, Conflict, and the Chinese Political System*, Copyright 1974 by Center for Chinese Studies The University of Michigan。

方式的变迁。兰普顿与其他关注中国和远东医疗卫生制度的西方学者一样，认为"推进卫生保健的分配制度，与提高医疗技术水平同样重要"，[①] 而这也是公认的中国医疗卫生制度的主要经验。40 余年过去，回顾兰普顿的上述观点，对我国目前医疗卫生制度改革依然具有启示与借鉴意义。

（2）关于赤脚医生的研究。海外学者对赤脚医生群体的探讨主要包括以下几个方面。一是赤脚医生存在的社会背景，强调了政治因素对赤脚医生产生的影响。二是赤脚医生的作用与评价，大部分学者称赞中国合作医疗的普遍实施，特别是对赤脚医生培训的创新路径，但也对其不足之处提出了尖锐批评。三是赤脚医生的制度变革，农村经济体制改革后，去集体化对赤脚医生的影响一方面是赤脚医生出现职业化倾向，另一方面导致赤脚医生制度的衰落。[②] 四是赤脚医生与西医在中国的普及，他们认为赤脚医生对于西医在中国，尤其是在广大农村的推广起了至关重要的作用。[③]

（3）在其他领域，海外学者的研究主要包括以下几个方面：中国医疗卫生制度发展史（包括传统中医，家庭在卫生保健中的作用，外科手术、针灸、药学等领域的发展）、卫生保健组织和权力（包括公共卫生法律法规、农村卫生保健、医务人员及其培训、医学研究等）、健康问题（涉及人口动态、营养、传染病与寄生虫病、癌症研究、精神病及其治疗等）、现代化进程中的卫生保健，以及与其他国家的比较研究，等等。[④]

关于西方学者的研究成果，笔者比较赞同许三春的观点，他认为，海外研究者"多是从公共卫生出发，把赤脚医生（包括医疗卫生制度，笔者按）放在'文化大革命'的背景下，探索中国是如何在经济落后、资源缺乏的条

---

① 大卫·M. 兰普顿：*Health，Conflict，and the Chinese Political System*，the Center for Chinese Studies of the University of Michigan，1974。

② 许三春：《清以来的乡村医疗制度——从草泽铃医到赤脚医生》，第 13~27 页。

③ Xiaoping Fang, *Barefoot Doctors and Western Medicine in China*（University of Rochester Press, 2012）p. 186.

④ Joseph R. Quinn, *Medicine and Public Health in the People's Republic of China*（John E. Fogarty International Center for Advanced Study in the Health Sciences, 1972）; S. M. Hiller and J. A. Jewell, *Health Care and Traditional Medicine in China, 1800–1982*（Rortledge and Kegan Paul PLC, 1983）; Edited by Arthur Kleinman, Peter Kunstadter, E. Russell Alexander and James L. Gale, *Medicine in Chinese Cultures: Comparative Studies of Health Care in Chinese and Other Societies*, a Publication of the Geographic Health Studies John E., Fogarty International Center for Advanced Study in the Health Sciences, 1975; Marilynn M. Rosenthal, *Health Care in the People's Republic of China*, Westview Press, Inc., 1987.

件下建立农村卫生保健体系并取得相对成功和产生深远影响的。这个模式能不能为其他国家所借鉴，即是否具有普遍的意义。……由于资料的局限，他们早期的文章一般性的描述、介绍多，更倾向于对卫生政策的分析。20 世纪 80 年代以来随着对外开放，他们能够来中国进行调查以获取更多的资料，他们大量运用医学社会学、医学人类学、公共卫生学理论对赤脚医生展开深入的研究，为我们提供了不同的研究视角。但是，历史学的研究还比较少见。由于立场和资料的限制，他们的研究既不乏真知灼见，也存在不全面、失之客观的问题，学术价值也有一定的限制"。①

综上所述，近年来学术界对农村医疗卫生制度的研究已逐步增多、加深，但笔者在追踪学术前沿成果和深入搜集、分析材料的过程中，仍然发现有许多尚待挖掘和探讨之处。

首先，研究范围有待拓展。当前对农村医疗卫生制度的研究多集中于政策制定过程而未顾及政策落实的状况和普通民众的感受；多集中于合作医疗制度的研究，而集体化前没有实行合作医疗制度地区的医疗卫生状况几乎无人涉足。实际上，集体化前那段时期农村的医疗卫生制度变动非常频繁，给医生个人的生活、农村的预防工作和群众就诊都造成了极大影响，我们应该从中吸取深刻教训。其次，缺乏深入的微观研究。目前，对集体化时期的合作医疗制度研究大都是从宏观着眼，而该制度的主要形式是大队办和社队联办，其究竟是如何运行的，成效如何，存在哪些问题，具体管理者、参与者最具发言权，因而只有深入其运行的历史现场，才能真正揭开合作医疗制度的面纱。关于"六二六"指示的研究亦存在此问题，现有成果仅对该指示的来龙去脉及影响进行论述，② 而"医疗卫生工作的重点"究竟是通过哪些人、运用怎样的方式"放到农村去"的，在何种程度上改善了农村医疗状况，也只有深入社队，才能洞察其详。最后，研究的系统性有待加强。20 世纪自 50 年代至 80 年代，农村医疗卫生制度经历了"个体—集体—个体"的变迁，这种变迁既体现社会发展的历史延续性，又隐含着某种不以人的意志为转移的非延续性，是延续性和非延续性的统一，其中的区别与联系以及随之起伏的当事人的命运也是亟待揭示的主题之一。

---

① 许三春：《清以来的乡村医疗制度——从草泽铃医到赤脚医生》，第 27 页。
② 详见姚力《"把医疗工作的重点放到农村去"——毛泽东"六·二六"指示的历史考察》，《当代中国史研究》2007 年第 5 期。

三 史料与方法

本书的资料主要源于文献资料与口述史料。文献资料包括档案资料、报刊资料和各类地方志。档案资料以河北省、市、县各级地方档案机关保存的档案资料为主。笔者重点查阅了河北省档案馆保存的河北省卫生厅、省防疫大队（省卫生防疫站）、省委省政府、省"革命委员会"的千余卷档案，以及石家庄市档案馆藏的石家庄地区卫生局档案和深泽县、晋州市、辛集市、黄骅市等市、县卫生局档案。其中绝大部分为首次面世的原始资料。这些档案中，包括中央下发的关于医疗卫生的文件，河北省卫生厅和防疫大队、防疫站历年的工作计划、总结以及历次卫生工作会议纪要，部分地区和县的历年工作总结、各项卫生工作总结，以及针对某些特定问题的调查报告等。

报刊资料主要包括公开出版的《人民日报》《健康报》《河北日报》《石家庄日报》《建设日报》以及中共河北省委办公厅的内部刊物《河北建设》和河北省委主办的内刊《东风》。地方志包括《河北省志·卫生志》以及《石家庄地区卫生志》《辛集市志》《深泽县志》《晋县志》等部分地区、市、县的地方志。

史学研究"能否回到历史现场，以及能够在何种程度上重返，不能不受制于史料的依存状况及其开发潜力，不可能在任何时段任何领域任何层面同等程度地回到历史现场"①。在这一点上，新中国社会文化史可以说具有得天独厚的优势。首先，从时段上看，距今最近。"当事人大多还健在，很多口述者对这一时期的社会文化记忆犹新，特别可以解决新中国30多年的社会学资料遗留很少以及'文化大革命'时期一些报刊由停刊所造成的历史研究的困难。"② 其次，乡村史的主角是名不见经传的普通农民，传统史学中虽不见其面，不闻其声，但并不代表他们没有观点和表达的愿望。并且，由于没有身份、地位的顾忌，他们反而更容易接近，更能直抒胸臆、畅所欲言，展现与官方文件、政策、指示不同的历史面相。因此，对相关当事人进行口述访谈，不但可以弥补文献资料的不足，还可使口述史料和文献资料相互补充、相互印证，有助于我们接近更真实的历史。

---

① 桑兵：《从眼光向下回到历史现场——社会学人类学对近代中国史学的影响》，《中国社会科学》2005 年第 1 期。

② 梁景和、王胜：《关于口述史的思考》，《首都师范大学学报》2007 年第 5 期。

2005 年以来，笔者对农村社会不同层次、不同身份的近百人进行访谈，积累了近 10 万字的口述史料。访谈对象以赤脚医生、下乡的城市医生、村干部和村民为主。这些丰富、鲜活的口述史料除了能印证和补充文献资料外，还能让我们了解到普通人在社会变迁中的日常生活、命运沉浮和内心感受，让历史在一定程度上还原为"人"的历史，使枯燥的历史研究借此变得鲜活、生动，增强可读性。同时，访谈对象保存的老照片一方面再现了当年的生活场景和历史场景，另一方面又通过"摆拍"方式人为地"建构"了历史。如果没有当事人的讲述，我们可能因"有图有真相"而被某些照片所误导。因此，从这个角度而言，口述史料发挥了无法替代的作用。

更令人惊喜的是，在河北省深泽县的蹲点调研中，还搜集到一些当事人保留下来的当时的会议记录、接诊记录、学习笔记以及部分乡镇医院保存的原公社卫生院实行社队联办和社办合作医疗的会计档案。当事人的笔记和政府档案一样，都属于"无意"史料，"也就是那些目击者无意识记下的证据"①，真实性和可信度较高。在全县的 10 个公社中，有 6 个保存会计档案，其中马里、耿庄、留村 3 个公社保存资料较为完整，铁杆公社只有 3 个月的报销凭条，羊村公社仅存 1975 年 11 月至 1976 年 6 月的报销记录，城关公社仅存 1980 年和 1981 年的会计档案。这些资料翔实地记录了社队联办及社办合作医疗的每一笔收入和支出，从中我们可以了解到筹资方法、筹资比例、报销方法、报销比例、每年的政策调整等当时的实际状况。由于会计工作的特殊性，这部分档案非常珍贵，具有较高的参考价值。

根据收集到的资料，笔者将中观研究与微观研究结合起来，以河北省为面，以深泽县的公社和生产队为重点，兼顾其他市县，点面结合，确保研究的广度和深度，以期使读者对农村医疗卫生制度与合作医疗有一个立体、全面的了解和认识。

在研究方法上，笔者运用历史学、社会学、人类学等多学科的方法，对河北省农村医疗卫生制度的曲折发展与合作医疗的成败得失进行多角度、多维度的分析。首先，在占有丰富资料的基础上，采用历史分析的方法，将其

---

① 法国年鉴学派一代宗师马克·布洛赫把史料分为"有意"和"无意"两类，"有意"史料指成文的历史著述、回忆录和公开的报道等，"也就是那些有意要影响读者的记载"；"无意"史料指政府的档案、文件、私人信件及各种文物等，"也就是那些目击者无意识记下的证据"。他认为"有意"是"第一类"史料，"对学者的研究具有价值"，但"第二类史料更为可靠"。

置于所存在的特定历史条件下进行析解，以期对时人之所以如此抱以"同情之了解"，而非妄自评判。其次，将社会学中"国家与社会"和"制度与生活"两种范式相结合，透视国家卫生政策如何"自上而下"通过地方各级政府进入乡村社会，乡村社会对其的反应，以及政策的执行在乡村社会产生了哪些问题，有哪些成效，这些问题和成效又是如何"自下而上"反映到国家层面，从而影响国家政策的调整和改变。最后，采用人类学的方法，以"从眼光向下回到历史现场"① 为指导，通过进行田野调查，搜集大量的口述史料，让农民留下自己的声音，从而以当事人的视角和立场观察当时事、感受当时事、评价当时事。年鉴学派的埃马纽埃尔·勒华拉杜里在《蒙塔尤》一书中已经就"如何再现农民从历史深处发出的声音，发现他们的主体性"，为我们创造了一个典范。② 史家作为研究主体，其角色从"旁观"到"贴近"的转换已是势在必行，以此形成的历史人类学方法将对农村社会史的研究大有裨益。只有这样，才能最大限度地凸显农民的历史主体性，体现历史人文学科的特性，从而亦能避免"只见制度不见人"的概念化书写。

在对赤脚医生和在农村安家落户的城市医务人员的研究中，采取了人类学个人生活史研究的方法。"生活史（或生涯史）方法为我们提供了一个工具，使我们能够去研究一个个体、一个组织或者一个机构的成长经历，研究他们对事物的看法，在这些经历和看法中渗透着他们自己的解释。"③ 这种方法可以加深我们对历史人物的观念和言行的理解，以助于我们对其做出全面、客观的认识和评价。同时，通过他们，也可以了解他们所处的群体及所生活的那个时代。正如古老的阿拉伯谚语所言："与其说人如其父，不如说人酷似其时代。"④ 从这个角度而言，个人生活史在反映基层社会、普通人的生存状态以及社会变迁对普通人的影响方面所起到的作用是显而易见的。

以上多学科方法的运用，可以从不同角度、不同层面透视新中国成立后

---

① 桑兵：《从眼光向下回到历史现场——社会学人类学对近代中国史学的影响》，《中国社会科学》2005 年第 1 期。

② 张佩国：《近代江南乡村地权的历史人类学研究》，上海人民出版社，2002。

③ 麦克南：《课程行动研究》，北京师范大学出版社，2004，第 114 页。

④ 转引自〔法〕马克·布洛赫著《为历史学辩护》，张和声、程郁译，中国人民大学出版社，2006，第 29 页。

的前35年间，国家与乡村社会之间、医疗卫生制度与农民的日常生活之间以及个人命运与社会变迁之间的互动与博弈，及其对乡村社会的生活、生产、农民的观念意识和健康状况以及生活质量的影响，以及这些影响又是如何塑造了党和政府在民众中的地位和形象的。

四　河北的历史与生态背景

河北省历史悠久，是中国古老文明的发源地之一，全省各地遍布着早期人类的遗址。早在200多万年以前，河北境内就繁衍、生息着古老的人类，曾经历了原始人群、母系氏族社会、父系氏族社会诸阶段。据说当年伏羲就是在邢台一带生活，黄帝曾在涿鹿大战蚩尤。这里也留下了远古先皇尧、舜、禹的足迹。商朝曾在今河北邢台西南部建都。

春秋时期，河北境域北部属于燕国，南部属于赵国和魏国。保定是当时的燕赵分界线，在保定市中心曾存有"燕赵分界石"。战国时期（公元前475年至前221年），在河北境域建都的北有燕国，南有赵国，故河北别称"燕赵"。

"河北"一词虽早在两千多年前的西汉时就已出现，但作为大行政区的名称则是从唐太宗贞观元年（627）并省分道后才开始的。当时，以山河大势将全国分为十道。今河北辖域主要为河北道，小部分属河东道和关内道。安禄山曾任河北节度使，他就是在这里起兵反唐的。宋朝初年，曾将全国划分为十五路，河北被分为河北东路和河北西路。元朝实行行省制度，位于元朝大都（今北京）附近的今河北大部为"腹里"地区，归中央中书省直辖。

明朝初年，建都应天府（今江苏南京），今河北大部为北直隶省。明永乐十九年（1421）迁都顺天府（今北京），改北京为京师，今河北省大部分地区归京师管辖。清朝继续实行行省制度，河北为直隶省，仍为中央直辖。中华民国成立后，国民政府建都南京，今河北境域仍主要属直隶省，后因直隶省名不副实，于1928年改为河北省今名。此间，河北境域被分为察哈尔、热河、河北三省，河北省省会设在保定。

1949年8月1日，建立了全省统一的政权——河北省人民政府，省会仍设在保定。同时，撤销了冀东、冀中、冀南行署，将战时的各专署合并为邯郸、邢台、石家庄、沧县、衡水、天津、通县、唐山、保定、定县10个专署，下辖133个县镇、1224个县（市）辖区、4228个行政村。全省时有居民 6082171 户，28600179 人，耕地面积 98763925 亩。

1952 年，撤销平原省，将武安、涉县、临漳三县划归河北省；同年，还撤销察哈尔省，将原察南、察北两个专区划归河北省；1956 年，撤销热河省，将其大部分辖区划归河北省。

1958 年，天津市并入河北省，省会迁往天津。同时，河北省的顺义、延庆、平谷、通县、房山、密云、怀柔、大兴等县划归北京市。1966 年，天津升为直辖市，省会迁回保定。"文化大革命"期间，保定局势混乱，省会于1968 年迁至石家庄。

1973 年，河北省的蓟县、宝坻、武清、静海、宁河五县划归天津市。至此，形成现在河北省的辖区规模。

河北省地处北纬 36°5′至 42°37′，东经 113°11′至 119°45′，位于华北平原，西依太行山，东临渤海，兼跨内蒙古高原。全省内环首都北京和北方重要商埠天津市。全省地势由西北向东南倾斜，西北部为山区、丘陵和高原，其间分布有盆地和谷地，中部和东南部为广阔的平原；海岸线长 487 公里。地貌复杂多样，高原、山地、丘陵、盆地、平原、湖泊、河流、海洋、沙漠、喀斯特地貌、丹霞地貌、森林、草原、水田、旱地类型齐全，有坝上高原、燕山和太行山地、河北平原三大地貌单元。坝上高原属蒙古高原的一部分，平均海拔 1300 多米，占全省总面积 的 8.5%；燕山和太行山地，其中包括丘陵和盆地，海拔多在 2000 米以下，占全省总面积的48.1%；河北平原是华北大平原的一部分，海拔多在 50 米以下，占全省总面积的 43.4%。

河北省有五个主要水系：海河水系、滦河水系、辽河水系、滨海小水系、西北内流水系。海河水系包括海河的五大支流，即潮白河（北运河）、永定河（主支流桑干河、洋河）、大清河（主要支流有唐河、拒马河）、子牙河（由滹沱河与滏阳河汇集而成）、南运河（上游为漳河和卫河汇集）。海河水系下游在新中国成立后，开挖了不计其数的排洪河道，命名为××新河、××减河。滦河水系干流明显，主要支流有武烈河、青龙河等。辽河水系包括在平泉的老哈河（辽河上游）和围场的辽河小水系。滨海小水系主要在唐山、秦皇岛，都是一些小河流，有陡河、洋河、戴河。内流水系都是较短的河流，如流进安固里淖的小河流。另外，在东汉以前，黄河都是流经河北在沧州附近入海的。现在的滏阳河——子牙河实际是古黄河的河床。衡水湖、大陆泽、宁晋泊等都是黄河形成的，甚至白洋淀也和古黄河有关系。

河北属暖温带半湿润、半干旱大陆性季风气候，特点是冬季寒冷少雪，夏季炎热多雨；春多风沙，秋高气爽。全省年平均气温在8℃左右，1月2～14℃，7月20～27℃，各地的气温年较差、日较差都较大。全省年均降水量分布很不均匀，年变率也很大。一般年均降水量在600毫米左右。燕山南麓和太行山东侧迎风坡，形成两个多雨区，张北高原偏处内陆，降水一般不足400毫米。一般春季降水少，夏季则常以暴雨形式出现大规模降水。1963年夏，河北遭遇特大水灾；1965年，又逢70年不遇的大旱。1966年7月29日唐山市遵化日降雨327.9毫米，为该省最高日降水量。

多种地形、地貌并存，使河北省成为一个各种疫情和多种地方病都可能出现的省份。北部的太行山区、燕山山区和半山区，由于受第四纪冰河溶解后冰水冲刷和山区淋溶作用，水土流失严重，碘也大量丢失，一些县的甲状腺肿病患病率高达85%，重病村中还有为数不少的克汀病患者。在水土侵蚀严重的山地、丘陵地区，多发生克山病和大骨节病。流行范围主要集中于承德、张家口等海拔较高的地方。此外，这两个地区畜牧业发达，还是人畜共患传染病——布鲁氏菌病的流行区。在冀中、冀南平原地区，由于受地质、水文、气候等各种自然条件的影响，饮水、食物和空气中的氟含量过高，导致居民出现以牙齿及骨骼病变为主的慢性全身性中毒，即地方性氟中毒。

分布在河北省各地的多个水系，通过渤海与南方水系相通，为水型传染病尤其是夏季肠道传染病的传播提供了从南到北、从沿海到内地广泛传播的有利条件。自古以来，河北人民饱受肠炎、痢疾、伤寒乃至霍乱等肠道传染病的侵害。而春旱、夏涝等自然灾害不但对农业生产和人民生活威胁较大，还会引发多种季节性传染病和其他突发性传染病。1963年河北中南部的严重水灾，就引起了以前从未出现过的新病种——钩端螺旋体病的流行。

以上多种因素造成的传染病种的多样性、大面积疫情流布以及新病种的突发都对河北省的防疫工作造成了极大的挑战和考验。而不同地貌之间距离较近，又导致疫情向原本不具备发生条件的地方蔓延，从而增大了疫情的危害性和防疫工作的难度。同时，河北又是人口大省，1949年全省人口总数为3086万，1979年增加到5105万，居于全国第五位。众多的人口也给疾病传播提供了便利条件。

五 河北医疗简史

在与疾病不断较量的过程中，河北省内名医辈出。战国时期医学家扁鹊（姓秦，名越人）系渤海郡鄚州（今任丘鄚州人）。他反对以巫术治病，首创脉学，确立了"望、闻、问、切"诊法，擅长内、外、儿、妇、五官等科，并著有《扁鹊内经》《外经》等医学著作，对中国医学理论的形成和发展做出了重大贡献。西汉时期，今河北省境内已有金银医针、灌药银壶、医工盆等医疗器具。北魏太和年间（477～499），太医令李修（今馆陶人）邀集名医在东宫撰著《药方》百余卷，流行于世，促进了药物学的发展。隋唐时期涌现不少名医，医学著作达 30 余种，其中宋侠著《四海类聚方》、张杲著《张杲伤寒论》尤为有名。宋代不仅出现了内、儿科专著，而且提出"古方今病，不相能也"的革新主张，对咽喉病始施手术治疗，并施全身麻醉。宋代太平兴国年间（976～984），祁州（今安国）建立药市。

金元时期，河北医学学术气氛空前浓厚，出现了以易水（今易县）张元素为创始人的易水学派，成为中国北方的医学中心。"金元四大家"中，仅河北就有两家，即金代河间（今河间）刘完素和真定（今正定）李东垣。刘完素留世著作有《素问要旨论》《宣明论方》《素问玄机原病式》《伤寒直格》《医方精要》等；李东垣继承和发展了易水学派，著有《脾胃论》《医学发明》《内外伤辨惑论》《杂病方论》等。元代时，易水学派名医赵州（今赵县）王好古著《阴证略例》《医垒元戎》《伤寒辨惑论》等，创立了"阴证学说"。藁城（今藁城）罗天益著《卫生宝鉴》传世久远。据初步统计，金元时期名医的医学著作达 50 余种。

明代，河北有从业中医药人员 500 余人，地方设医官，称"医学"。府设正科，州设典科，县设训科，始有掌管卫生行政和医学教育事宜的机构。各府、州、县设有惠民药房。据万历二十七年（1599）《永平府志》记载，洪武年间（1368～1398）永平府（今卢龙）设医学正科，在昌黎、抚宁、临榆（今秦皇岛山海关）设医学训科。

清代初期，卫生行政机构仍沿明制，府州县也设医学。从业中医药人员有所增加。嘉庆二十五年（1820），玉田县王清任在北京行医，开设医学馆——"知一堂"；道光十年（1830）著成《医林改错》，为人体解剖学发展做出重大贡献。这一时期，河北医学著作颇丰，在全国省级单位中居第八位。

鸦片战争以后，伴随着西方列强的侵略，天主教、基督教在国内开始传播，西医西药随之传入河北，始有诊所、医院萌生。同治六年（1867），天主教在献县开设仁慈医院，系省内最早的医院之一。嗣后，以西方传教士为主的外国人相继在正定、保定、邢台、张家口、唐山、沧州、卢龙等地建立教会医院。医科学校亦随西医传入而建立。光绪七年（1881），直隶总督李鸿章在天津创办医学馆，为国内最早创立的医科学校。光绪二十八年（1902），直隶总督在天津设北洋卫生局和北洋防疫局。

辛亥革命后，卫生行政机构附属于警政部门。此间，河北沧州盐山县张锡纯在1919年出版《医学衷中参西录》，开国内中西医结合之先河。之后，西医快速发展，中医却遭受迫害。1929年，政府通过《废止旧医，以扫除医事卫生之障碍案》，使中医药濒临绝境。

1928年河北省政府成立，始有全省统一的卫生行政管理机构。此间，虽有机构，但无积极管理；虽有少量卫生法规，亦未认真实行。1937年，省内有教会医疗机构38所和一些西医或个别中医兴建的医院、诊所，民国政府也在一些市、县建立了一批公立医院。随着公、私医院的创办，诊疗水平也有一定提高，特别是外科学，在20世纪30年代中期已能施行胆囊、肾脏、开颅等手术。

抗日战争爆发后，中国共产党领导的晋察冀军区、冀中军区在极为困难的条件下积极创办医院，为抗日根据地军民服务。援华抗日的国际友人白求恩、柯棣华等带来的先进医学技术和卫生管理经验，为抗日根据地卫生事业的发展做出了重大贡献。但抗日战争时期河北省绝大部分地区沦陷，日伪虽在省会保定成立了伪河北省卫生事务局，也建立了一些医院和医学院，但专为日本侵略军效劳，而置地方卫生事业于不顾。据对132个县统计，吸服鸦片烟毒者达80万人之众，鼠疫、霍乱、天花、伤寒、疟疾、黑热病等传染病流行严重。

抗日战争胜利后，国民政府接管保定，成立河北省政府卫生处，制定了一些单项法规，但大多未能执行，全省卫生状况和人民健康水平毫无改善。1949年初统计，人口总死亡率为2%左右，婴儿死亡率为20%，孕产妇死亡率为700/10万，人均寿命仅为35岁。①

---

① 河北省地方志编纂委员会编《河北省志·卫生志》，中华书局，1995，第1~2页。

　　由上可见，尽管河北的中医学有着丰厚的历史积淀，西医也有一定的发展，但是，相对于众多的人口而言，医疗知识的普及程度、医疗点的分布密度和医疗机构的建设状况依然远远不能满足民众的需求，加之近代以来连年战争的侵扰，与其他省市相比，河北省的医疗水平并无明显优势。

　　综上所述，笔者以河北省为中心，除作为本地人搜集资料、进行田野调查较为便利的实践性考虑之外，更重要的原因还在于其环绕京津的特殊地理位置，以及多种地形地貌并存、气候四季分明、人口密集等利于多种传染病和地方病发生的社会条件和自然条件，为研究提供了所需的典型性和代表性。

第一章　拓荒与磨合：城乡医疗机构的
创建及其调整

新中国成立时，全国人口死亡率超过3%，半数以上死于可以预防的传染病。其中，鼠疫、霍乱、麻疹、天花、伤寒、痢疾、斑疹伤寒、回归热等急性传染病危害最烈。此外，黑热病、疟疾、结核、麻风、性病等慢性传染病也严重侵害着人民的健康。而担负防疫、治疗任务的医疗卫生机构却残缺不全，县以下几乎空白。医务人员分布也极不平衡，全国的西医绝大部分在大城市，中小城市西医极少，农村则寥寥无几。大城市的西医，大多分布在市区，市区的西医又绝大部分集中于商业繁华区。以上海为例，与全国其他城市相比，上海医务人员最多，一面助产士失业，但一面还有30%的产妇只能请旧产婆接生或自己接生。而广大农村中只有中医治病，旧产婆接生，有些偏僻地区甚至完全无医无药，农民只有求神拜佛，巫医、流医趁机横行。①河北的情况也是如此，故省政府甫一建立，在当时人力、物力资源相当匮乏的情况下，即着手组建各级卫生行政部门和医疗卫生机构，并为基层培训医务人员。

第一节　卫生行政及医疗机构的初期实践

为尽快改变城乡医疗卫生工作的落后状况，1949年8月上旬，仅成立数天的河北省人民政府即在冀中行署卫生局的基础上，建立了河北省卫生厅，刘和一、段慧轩分别任正副厅长，内部机构设置包括秘书室、卫生行政处、

---

① 中央人民政府卫生部：《第一次全国卫生会议上的报告》（1950年），河北省档案馆藏，档案号：1027－1－47。

保健防疫处、研究室、人事科、财务审计科、防疫医疗队。一个月后，又将原冀南区卫生局及该局防疫队并入卫生厅。至此，省级卫生行政管理机构设置基本完成。与此同时，各专署、市、县（镇）卫生行政机构的创建工作也逐步推进。专署设卫生科，市设卫生局，县（镇）设卫生科，区设兼职的文教卫生助理员，村政委员会内增设卫生委员一人、卫生干事二至三人。专署、市、县、镇同步成立卫生防疫委员会。

鉴于当时卫生行政干部极为缺乏，各级卫生局（科）又负责对各级医院工作的具体领导，故在人事安排上，各级卫生科科长或副科长，一般由专、县、镇医院院长兼任，以使行政管理和专业技术工作能够密切联系。其他工作人员只能临时抽调有行政工作经验、文化程度较高、对卫生工作有兴趣、肯负责的干部甚或中学毕业生充任。村级卫生干事主要由小学教员和妇女委员会干部兼任。各级防疫委员会则吸收有威望的医生和热心公益的人士参加。

各级卫生行政机构工作侧重点和分工也有明确规定：专署负责领导各县的工作，具体为帮助所辖各县组织医生和助产员进行训练。市级则以卫生建设、防疫工作、妇婴卫生、团结中西医为主，其次是协助办好医院。县级主要是进行卫生防疫工作，成立防疫医疗队，健全疫情报告，以及生命统计、妇婴卫生工作；此外，还包括团结中西医生，成立医联会，扶助药社。区级主要是对传染病进行管理、报告，推动各村卫生防疫与助产工作。[①]

经过近 4 个月的努力，至 12 月底，河北省除邯郸专属卫生科未配备科长外，其他 9 个专署，9 个市都配备了卫生科（局）长；有 80 个县配备了卫生科科长，1224 个区配备了文教卫生助理员。全省各级卫生行政管理网络基本成型。[②]

在 1949 年卫生工作会议上，卫生厅厅长刘和一曾这样号召全省医疗卫生系统的行政干部和医务人员："我们担负着全省三千万人民的健康和生命问题，不能等闲视之，要埋头苦干地去做，要有终身服务于卫生工作的思想，打破名誉、地位和享受等不好的观念。"[③] 但从当时的实际情况来看，由

---

① 《河北省卫生工作会议总结——刘厅长在全省卫生工作会议上的报告》（1949 年），河北省档案馆藏，档案号：1027 - 1 - 46。
② 《1949 年大事纪要》，河北省档案馆藏，档案号：1027 - 1 - 44。
③ 《河北省卫生工作会议总结——刘厅长在全省卫生工作会议上的报告》（1949 年），河北省档案馆藏，档案号：1027 - 1 - 46。

于行政管理人才缺乏，现有人员又无工作经验，实为心有余而力不足，各级卫生行政管理层面存在诸多问题。

一 卫生行政管理的脱节与低效

从 1951 年至 1953 年卫生厅自我检查的文件中可以发现，当时行政机关严重脱离群众的现象非常普遍，中央和省级出台的卫生政策，"经过多方检查，发现不少的地方没能认真地贯彻"。以卫生工作"四大原则"为例，河北省对卫生厅科长以上干部进行了一次对"预防为主"方针了解程度的测验，半数的干部回答很不完善或不正确。有的以为做些防疫工作就算贯彻了"预防为主"，而没有意识到这是一个卫生工作的方针问题，不能从预防着手去解决群众迫切要求治病与医疗力量不足的矛盾。有的卫生学校已实行了五段教学法，可是卫生厅宣教科的多数人员还不了解五段教学法是什么。

省卫生厅领导干部尚且如此，其他人员可想而知。一般医务人员甚至搞不清楚预防与医疗的关系，影响了预防工作的开展。在团结中西医方面，各级卫生行政部门大多是平时不问不管，对医疗事故未能慎重处理，未判明其性质就以扣押等粗暴方法对待，以致不少医生不敢大胆治病，影响了团结中西医政策的执行。有的领导干部对中医学术不够重视，轻视中医，在制定相关政策时，限制中成药的制售，中医进修只用西医教材，同等技术中医的待遇比西医低，以致有些中医感到"团结是消灭""进修是同化"。

歧视工农兵现象也较为普遍，在部分卫生人员中流传"工人脏、农民臭，干部荣军不好斗"的说法，不愿收容工农兵住院，甚至把本意为便利病人的门诊预约制变为限制病人的方法，少药少治。全心全意为人民服务的思想并未在医务人员中完全树立起来，还存在轻视劳动人民，不问政治、不愿改革旧的医疗制度的现象。因此，医疗事故，尤其是由于思想问题、责任心不强而引发的事故并未显著减少。这些问题反映到省卫生厅后，也没有及时有效地进行教育纠正，助长了这些无组织、无纪律现象的发生。

卫生行政部门缺乏调查研究，工作脱离实际，官僚主义、主观主义作风严重。对上，与党政部门沟通不够，甚至在重大问题上，也事先不请示，事后不报告。即使有些报告，也是报喜不报忧，不能使党委及时了解卫生工作的情况，导致计划往往不能实现或与中心工作、其他部门的工作发生抵触。同时，卫生为生产、为国家社会主义工业化服务的指导思想还不明确，片面强调卫生工作的重要，因为要搞卫生，才去"结合生产"，过多过急地硬性强制群众去执行卫生工作，有的甚至为了搞卫生而影响了生产，引起群众不满，把好事办成坏事。

对下，由于尚未建立自上而下的统计机构，省卫生厅没有做过系统的调查研究，下面写来报告也很少有人看，缺乏制订计划所必需的基本数字和资料，因此，所做计划往往与实际情况不符，难以落实。例如，在传染病的管理方面，没有任何根据，即提出流行性乙型脑炎患者1952年要比1951年减少80%，结果却增加了60%。没有详细调查就在曲阳县设立性病防治所，实际上那里性病患者并不多，只好又把性病防治所迁至易县。1952年建麻风病院、精神病院的计划也未完成。省里规定医院诊所药价利润不得超过30%，结果不论公私医疗机构，绝大部分没有执行。

不解下情，导致省卫生行政领导部门心中无数的现象普遍严重，"管人的不知人多少，管钱的摸不清钱的底"。公费医疗人数长期清查不出，床位不知确数。区卫生所的数目在1953年统计了4次，4次结果均不相同。计划年年有，但只有原则，很少有具体实施的方法、步骤和明确的要求，不能解决实际问题。有些计划几乎就是一堆口号，没有考虑到下层条件怎样、能否完成，致使基层工作忙乱被动，或者有头无尾，难以按照计划去完成。由于缺少系统的调查研究和深入的检查工作，甚至不按计划执行也很少过问，不知道某项工作做好了有什么经验，做坏了又是什么原因，发现问题则采取"头痛医头、脚痛医脚"和"兵来将挡、水来土掩"的被动、应付态度，抓不住中心环节，使关键性的问题不能及时解决。

另外，对基层工作缺乏严格的检查和具体指导。工作报告只凭下级报告推算，报什么是什么，少加分析，或不加分析，致使基层党政领导对卫生工作不够重视，空喊的多，实际做的少；号召多，具体指导少；工作布置多，深入检查少，即便检查也少有研究。所以工作上长期存在老一套的现象，今年是这个，明年还是这个。爱国卫生运动已经轰轰烈烈开展起来了，具体的科学指导跟不上，还是宣传"爱国卫生运动是抗美援朝的具体表现"等一些空洞口号。许多干部和老百姓发现了可疑的昆虫还是打了用手拿，不消毒或消毒条件很差，危险异常。

财政支出管理低效、不均。由于卫生厅不了解全面情况，谁跑得紧，说得苦，谁就要的钱多。钱支出了，却不知效果如何，有无浪费。只知多向上级要钱、要东西，但要到手里之后又缺少计划与检查。1951年和1952年底，河北省卫生厅曾突击花出 116 亿元，有些物品所购非所需，造成浪费、积压。1953 年基建方面的积压、浪费现象亦相当严重，而县以下基层医疗卫生机构却经济困难，无以为继。

在基层医疗卫生机构建设上，只重数量，不重质量。1949 年全省有县镇医院 69 所，1950 年即发展到 133 所；1951 年有区卫生所 142 个，1952 年即发展到 469 个；1952 年有妇幼保健站 48 个、接生站 230 个，1953 年发展到妇幼保健站 123 个、接生站 1273 个。在组织联合诊所方面，也有不看对象、不看条件、盲目追求数量现象，所以发展起来的组织多不健全，人员质量很低，不少医院、门诊部完不成任务。有很多组织建立起来以后，没有明确交代任务和进行检查，有的单位一两年都没接收任务，干部也长期无事可做。1952 年开始筹建的麻风病院和第二干部疗养院，到 1953 年还没建成，组织起来的联合诊所也有的倒闭、解散。省妇幼保健院本应着重指导全省妇幼卫生工作，但是由于任务交代不清，一年来仍是只做些门诊、接生等工作，没有起到指导工作的作用。盲目发展组织，只追求数目的增加，很少考虑其效果作用，不仅影响了事业的发展，而且给工作带来了不少困难与麻烦。1953 年中央提出"整顿巩固、提高质量、重点发展、稳步前进"的文教工作方针后，全省虽重点整顿了 8 个县卫生院，但并没有解决多少问题。

在人员使用和管理方面，也存在严重问题。对行政干部使用多、教育少，缺乏在思想上、政治上积极帮助提高，忽视开展批评与自我批评，因而自由主义、不团结和无组织无纪律的现象相当严重，干部调动混乱，奖惩不明，分配不当，很多人不能安心工作，认为"在卫生部门没前途"，较老的卫生人员普遍不愿做行政工作。

技术人员成分复杂，不安心工作的情况也普遍存在。新中国成立后的留用人员及新招收的私人开业卫生人员，绝大部分没有经过较长时间的思想改造，因而思想上存在严重的雇用观点，"哪里给小米多就到哪里去，给多少小米就干多少小米的工作"，各处乱拉人的情况亦很多。新中国成立后经过短期训练的新知识分子，存在好高骛远的思想，不安心现职工作，想在很短时间内就成为专家，不从实际出发，轻视预防工作。

同时，在领导干部中存在政治与业务、行政与技术相分离的现象。各级领导干部按政治、业务分工，负责政治工作的干部大多不管业务，负责业务的干部大多不管政治工作，没有认识到政治和业务的正确关系，因而政治、业务都没有做好，落到实处就是人也没管好，钱也没管好。由于行政人员不了解医疗机构的业务需求，几年来存在的编制不合理、布置工作不当、任务不明、装备无标准等混乱现象，未能有效解决，工作赶不上客观需要。技术人员不懂政策，也影响工作的开展。①

二　医院企业化经营中的问题与矛盾

1949 年，河北省共有公立治疗医院 87 所，包括原行署直属医院 5 所，专区医院 10 所，市医院 3 所，县医院 69 所；另有干部疗养院（所）2 所，肺部疗养院 1 所。为统一名称，将原冀中保定市的人民医院，改为省第一人民医院；冀南（在磁县赵庄）人民医院改为省第二人民医院；冀中卫生局与献县天主堂合办的普济医院，改为卫生厅与献县天主堂合办；邢台眼科医院，改为省人民眼科医院；太行海滨医院移交武安县，改为武安县人民医院；太行冀西医院移交平山县，改为平山县人民医院；前晋冀鲁豫边区政府卫生部移交哈励逊医院后，又移交给石家庄专署，改为石家庄专区哈励逊医院。冀南第一、三专区医院，分别改为邯郸专区第一人民医院（在邯郸市）和第二人民医院（在临清市）；第二、五专区医院改为衡水专区人民医院（在衡水城关区）及夏津分院（在夏津县城内）；第四专区医院改为邢台专区人民医院，由南宫县移驻邢台市。冀中第十一专区济华医院移交辛集镇，改为辛集镇人民医院；昌黎县医院移交唐山专署，改为唐山专区人民医院；原省医院第一分院，改为河北省北戴河疗养院，移至北戴河；第二分院改为肺部疗养院；冀南干部休养所移交邢台专署，改为邢台专区干部疗养所，由南宫县普济桥村移至邢台市郊区；原来由中央人民政府卫生部建立的通县卫生实验院也移交河北省。

1949 年 10 月上旬，河北省召开了全省卫生行政会议，中央卫生部李德全部长，医政处处长以及各专、市、县卫生科（局）长，公立医院院长等300 多人参加。会上，李德全部长要求医疗卫生机构必须认真执行《共同纲领》第 24 条的规定，大力发展医药卫生事业，保护劳动人民身体健康，更

---

① 《1951 年 10 月全省卫生工作会议报告》，河北省档案馆藏，档案号：1027 - 1 - 49；《河北省1951 年卫生工作总结》，河北省档案馆藏，档案号：1027 - 1 - 49；《1952 年卫生工作总结》，河北省档案馆藏，档案号：1027 - 1 - 51；河北省人民政府卫生厅：《河北省四年来（1950—1953）卫生工作的检查和今后意见》（1954 年 3 月 13 日），河北省档案馆藏，档案号：1027 - 1 - 52 。

应注意保护妇女儿童的健康。会议对全省卫生工作做了全面计划，明确了"预防为主，医疗为辅"的工作方针；强调了防疫工作为全面卫生工作的重点，批判了"重治疗，轻预防"的观点。

这次会议还有一个重要议题，就是确定了新建的公立医院的性质、方针和任务：省、专、市公立医院是公营企业化管理，即人员供给经费开支，较大建设购置，医疗杂支的半数，均由卫生厅按全年预算发给，其他由医院业务收入内支出。县、镇医院采用企业化经营方法，公家予以资金、药品补助。具体实施办法包括以下两种：一是由省内补助部分开办费，以后日常经费及一切开支完全由地方卫生事业费开支；二是医院自供自给，政府由地方卫生事业费项下做定期的补助，由市、县、镇及医院双方商讨决定，原则是不允许使医院亏累太多，影响工作。各公立医院均以治疗为主，协助防疫与卫生宣传教育，及时组织防疫医疗队，进行传染病的防治与扑灭工作。省直属医院兼有培养干部、协助研究指导与提高全省医疗技术的任务。

根据会议指示，河北省级医院进行了相应的整顿，改变以往专门接收干部的做法，将一半以上的力量放在群众收容治疗上，并遵循低于当地市价的收费原则，逐渐增加了群众病员的收容，特别是门诊的群众病员日益增多，占所有门诊病员的 2/3 以上，密切了和群众的联系。但是由于省级医院数量和床位有限，6 所省立医院（疗养院）除第一人民医院有 200 张床位外，其他 5 所医院均为 120 张，故对其收诊范围做了大致的限定：第一人民医院负责收容省级机关干部及保定市机关干部，保定市群众中普通患病者；第二人民医院收疗邯郸、邢台二专区的人民与干部；肺部疗养院收容干部中急慢性肺病患者；干部疗养院收容县级以上干部中非传染性的慢性患者；眼科医院收疗眼科病人；普济医院收疗沧县专区及衡水专区一部普通病人。①

依据"面向工农兵"的基本原则，新中国成立初期的医疗卫生建设定位为：重点建设中小城市、农村工矿与部队的卫生事业，努力争取在 3 年之内使中国大部分县有 2～7 个专科医师、1 个药师或调剂员的卫生院组织，区有 1～2 个医师、1 个助产士的卫生所组织，使工矿街坊也都有卫生组织，乡村有卫生院。同时，号召现有医务人员组织防疫医疗队到最迫切需要的地方去。医学院校的毕业生也首先分配到乡村工矿和部队。②

---

① 《河北省 1950 年九个月医院工作总结》，河北省档案馆藏，档案号：1027 - 1 - 182。
② 《第一届全国卫生会议总结报告》（1950 年），河北省档案馆藏，档案号：1027 - 1 - 47。

1950 年，河北省县镇医院增加到 81 所①，另有 29 个诊疗所。县镇医院数量虽有增加，但是总病床仅 680 张，工作人员只有 465 名，平均每所医院病床不足 9 张，每所医院（诊疗所）工作人员不足 6 人。

县镇医院实行企业化经营，由国家一次补给资金、药材及部分人事公杂费，其余部分自供自给，经过试行，发现问题很多。一方面多半医院都是初建，设备简陋，资金很少，周转不便；另一方面，医务人员技术水平低，又没有能力强、有经验的干部领导工作，经营不善。加之群众生活困苦，无现金看病。物力、财力、人力均不具备，医院发展受到极大限制，业务萧条，入不敷出。邯郸县医院资金仅 5000 斤米，不能多买药材及进行必要的建设，更无力聘任技术较好的医生。1950 年，邢台、河间、黄骅等 30 余所县医院已趋于倒闭状态。冀县、深县、蠡县、辛集等少数县镇医院能做到药物保本，并能解决部分的人事公杂费。仅有个别医院，如振堂县医院和新河县医院，因具有能力较强的领导发展较好。②

医院企业化的提出，使很多人认为医院就是企业，应当纳税，而且要追补 1949 年的税收，医院只好提高收费标准，致使群众看不起病。

鉴于全国许多地区卫生院、所因经济困难，无法维持，1950 年，中央卫生部特将 1000 多万斤米分拨各地区，对难以为继的卫生院予以维持并做适当的恢复与发展。至年底已恢复和建立 1787 个县以下的卫生院、所。但因人才缺乏，设备简陋，多数卫生院、所仍然不够健全。③

1951 年底，河北省遵化县九区片石峪村全体干部、群众写信给毛泽东，首先表达了对共产党和人民政府的感激之情，"实行了土地改革以后，我们都分到土地，有吃有穿，光景好过了"，要好好生产、报效国家。在最后，村民用小字提出对医疗服务的要求："我们山地医生很缺，因县里医生并不下乡，因山地距城太远，有病人旧（应为就）等死了。此情很见严重的困难。希您答复一要求为盼！"④ 见图 1-1。

给毛泽东写信这一举动，反映了山区农民对医疗服务的迫切要求，而在

---

① 原档案所载数字，与前面不一致，因目前无法考证哪个数字更加准确，故暂时保留，以备参考。

② 《河北省 1950 年九个月医院工作总结》，河北省档案馆藏，档案号：1027-1-182。

③ 中央人民政府卫生部：《1950 年工作总结和 1951 年工作计划要点》，河北省档案馆藏，档案号：1027-1-182。

④ 省政府办公厅：《0093 求字 23 号》（1951 年 11 月 15 日），河北省档案馆藏，档案号：1027-1-184。

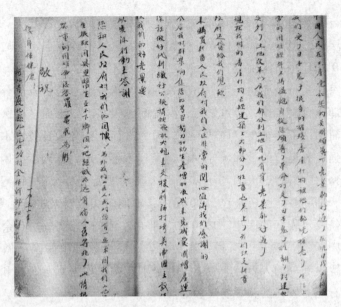

图 1－1　遵化石峪村全体村民写给毛泽东的信

最后用小字来写，又体现了他们的谦卑、无奈与迫不得已的心情。

为解决农村缺医少药问题，1951 年中央公布了《关于健全和发展全国卫生基层组织的决定》《关于发展卫生教育和培养各级卫生工作人员的决定》《关于医药界的团结互助学习的决定》《关于调整医药卫生事业中公私关系的决定》4 项决定。2 月份，河北省召开全省专、市以上局长、科长、院长卫生会议，要求每县成立民办公助区卫生所 1～2 个，由县地方卫生事业粮抽出小米 1 万斤作为补助资金，主要任务是帮助政府进行防疫和宣传卫生教育。8 月底，有的县已经超额完成，有的则尚未开始行动，各地完成情况极不均衡。为此，卫生厅再次下发关于建立区卫生所的通知，对建立地点、资金来源、干部来源、人员供给和工作任务等方面做了具体规定，要求有重点地在人口众多、医药缺乏的地区建立卫生所。由医生拼凑药械及群众集股经营，必要时由县卫生事业粮酌情补助，以自给自足为原则，进行企业化经营。①

在当时的情况下，对县卫生院、区卫生所性质和主要任务的规定显然是矛盾的。作为"全区卫生工作的综合性领导机构"的区卫生所，要领导农村

---

① 河北省人民政府卫生厅：《建立区卫生院》（1951 年 8 月 29 日），河北省档案馆藏，档案号：1027－1－184。

医疗、防疫、保健等各项工作，具有一定的行政管理职能，但对其新建或扩建却要求"自给自足"或"不增加经费补助"，而且还"必须提高质量，适当增加数量，适应当前农村卫生工作的需要"①，显然不切实际。防疫和卫生宣传不但不挣钱，还要有大量的资金投入，这岂能是"医生拼凑药械及群众集股经营"所能实现的？因此，经过四五年的建设，区卫生所至1955年时依然存在数量少、质量低的问题，完成工作任务有一定的困难是情理之中的事情。

三　防疫站成为"没事站"

河北省的防疫站始建于1952年，当年建立了四个，但是防疫站的任务究竟是什么，始终模糊不清。1956年2月，全省卫生行政会议后，在除害灭病的政策指导下，全省各县普遍以原卫生院公共卫生股为基础，建立了县卫生防疫站。人员编制为5～13人不等。到11月份，在136个县卫生防疫站已有正副站长103名，医生51名，医士276名，卫生防疫员359名，文书统计等人97名，共计886人，平均每县6.5人，已达到总编制人数的81%。大部分站长是业务人员，有的是县医院院长或副院长兼任，有的是部队转业医生充任，少数由卫生股股长提任。内部装备除了增设了办公用具，还购置了一些交通工具和必需的防疫器械。

由于省里对建站的方法、步骤缺乏具体安排，对具体业务工作指导不够，普遍存在对县防疫站的性质、任务、领导关系不明确的问题，有的认为防疫站是业务部门，将其看成活动医院；有的为供销社推销保健药箱和成药，训练供销社医药部的售货员；还有的地区让县防疫站负责区卫生所、联合诊所的组织和整顿等工作；有的把防疫站医生抽去做医院门诊，防疫员去做门诊挂号、收费等工作；还有不少县防疫站根本不知道做什么。如某县卫生防疫站共有6人，站长有病不管事，一名医师去医院做门诊，一人在医院当管理员，其余三人不知做什么，别人说他们是"没事站"，他们情绪低落，请求调动。

在干部配备上，有的县把较好的医生留在医院，把文化程度低、工作能力差者或身体不好的安排到防疫站，认为防疫工作没什么技术，只要有"一

① 《河北省1955年卫生行政扩大会议几个主要问题的结论》，河北省档案馆藏，档案号：1027－1－15。

张嘴、两条腿"就行，把防疫站当成了老弱残兵的冗员收容所。防疫站人员业务水平低、装备差是普遍现象。有的县防疫站只是个空架子，既没有站长和医生，又没有办公用具和必需的防疫器械，无法开展工作。尤其在山区和偏僻县份，地域辽阔，人口分散，基层组织不健全，工作中顾此失彼。任县防疫站有4人，其中一人在卫生科当会计，一人去转业委员会工作，其他两人还不能经常做本职工作。还有些医院医生、卫生科会计占用防疫站的编制，影响卫生防疫站人员的充实。

在经费开支上缺乏计划，也不够合理。邯郸县从防疫站经费内拨出1000多元补充了公费医疗的亏款，而防疫站却一无所有，干部工资问题都难以解决。龙关县防疫站有5名工作人员，只有一张破桌子和一把椅子，日常工作或开会大家只好站着，因此自嘲说：我们有五个"站长"。①

防疫站建立过程中出现的问题，除了省卫生厅布置工作有疏漏外，各级卫生行政机构和医疗机构对"预防为主"方针的不明确、不重视也是一个很重要的原因。但归根结底，这是由医院的企业化性质决定的。如前文所述，防疫站站长大部分都由医院院长或副院长兼任，他们肯定会优先考虑医院的生存和发展，而防疫站以"预防为主"，对于自收自支的医院而言，预防与治疗本身就是一对矛盾，县防疫站存在此类问题是必然的。

四 "把防疫工作放在一切卫生工作的第一位"

与卫生行政管理工作的低效相比，在根治旧社会遗留下来的传染病和地方病方面，河北省反倒取得了显著的成效。

新中国成立前夕，河北省天花、麻疹、伤寒等传染病普遍流行或散在发生。据4个市、90个县不完全统计，存在天花、麻疹、霍乱、假性霍乱、白喉、赤痢、猩红热、伤寒、副伤寒、斑疹伤寒、疟疾、回归热、流行性乙型脑炎、流行性脑脊髓膜炎、流行性感冒15种传染病，发病数为388156人，病死率为8%。其中麻疹发病数最大，仅29个市县，发病人数即达106223人，病死率13.35%，其中霸县病死率高达54.7%。天花发病数为9466人（26个市县统计），病死率为18%，其中武清县最高，为50%。白喉发病数

---

① 河北省卫生厅：《关于县卫生防疫站当前情况及今后整顿提高的方案》（1956年11月19日），河北省档案馆藏，档案号：1027-1-321。

为 202 人（7 个市县的统计），病死率为 36.1%，其中秦皇岛市病死率最高，为 100%。赤痢发病数为 28951 人（17 个县统计），病死率为 7%，其中晋县病死率最高，为 33%。晋县、深泽、唐山等 4 个县发生霍乱 520 人，病死率高达 39%。

为较为全面、准确地了解省内各地的疫情状况，1949 年 10 月，河北省卫生厅派出调查组分赴灾区、沿河地区、山区进行重点调研。受灾区域，在邢台、衡水、石家庄、沧县等专区选取了 19 个村进行重点调查。在这些村庄，人民生活普遍贫困，患病者极多，尤以水灾区为最。沧县崔家庄及黄桦岭庄两个村病人占全部人口的 30%。其中，完全不能参加生产者超过 1/3，能参加一点生产的接近 1/3，相当于半劳力者占 1/3。涿县、石家庄、衡水等专区患病率为 15% ~ 20%，其中，半数以上完全不能参加生产劳动，其余相当于半劳力。

沿河地区选取了由青县至杨柳青沿运河两岸 160 里范围内的 42 个行政村，发现沿河两岸很少见到水井，99% 以上的群众都是饮用不洁之河水，每年夏秋季节都发生较严重的痢疾和急性肠胃病，秋季多发生疟疾。在抽查的 20921 人中，患病者有 4961 人，患病率为 23.7%。其中消化系统患者人数最多，占发病人数的 29.5%。

1949 年 12 月，卫生厅派 23 人到涞源山区进行调查，为开展山区防疫工作做准备。涞源县在河北省西北部的晋察两省交界处，为交通阻塞的偏僻山区，居民生活困难，80% 的人以糠菜为主食。卫生方面较平原地区落后，人们大多三五天或一两个月才洗一次手和脸，且多为人畜同居，又因山地气候变化较大，患病人数很多。据对草厂、雀兴林等 6 个村的初步调查，患病率达 33.1%，较上半年灾区调查还高 5%。草厂村更严重，患病率为 58%。所患疾病主要是慢性疾病及气管哮喘，兼有一部分甲状腺肿等病，在夏天则以痢疾与急性胃肠炎为主。在妇女生育方面，亦较严重，以上 6 个村婴儿死亡人数占生育总数的 61% 以上。此外，山区在医药方面非常落后，绝大部分医生技术低下，甚至还有不少念咒画符骗人者。药铺也很缺乏，群众买一服药，须到城里或二三十里外的镇上去买，而且价钱很高，一服普通中药价格约为 20 斤玉米。该县虽已成立了卫生院，但医生从未下过乡，甚至有人连续几次请医生到家里接生都请不动，所以人们生病后，一般都不愿求医吃药。①

---

① 《1949 年大事纪要》，河北省档案馆藏，档案号：1027 - 1 - 44。

在进行疾病调查的同时，河北省将原有灾区防疫医疗大队与卫生厅直接掌握的机动防疫队进行合并、整组。1950年2月，河北省防疫大队正式成立，有队员220人，总的任务是及时防治各种传染病及因缺乏营养所发生的疾病，保障全省人民健康，减少发病及死亡人数，使群众能够安心从事生产建设。

与此同时，天津、沧州、唐山、通州4个水灾比较严重的专区也建立了由10～15人组成的防疫队。为了加强传染病防治工作，便于统一部署，统一使用力量，各专署还建立了由当地党政军民（群众团体）联合组成的防疫委员会。市、县（镇）、区、村也逐级建立相应组织。至1949年12月底，河北省已有10个专署，4个市，3304个行政村建立了防疫委员会。

防疫体系和防疫队伍虽然建立起来，但是防疫人员的专业素质不容乐观。省防疫大队人员都是由部队和地方医院的医生、护士组成，对防疫工作非常生疏，缺乏经验。县防疫医疗队主要是由当地医生以"医联会"为基础建立起来的一个防疫救护组织，之前亦未从事过专门的防疫工作。村防疫委员会多由青年团、妇女队长、小学老师兼任，亦无专业技术。同时，各地有些干部还相当轻视这一工作，没有认识到防疫工作与生产建设的一致性，有的甚至认为开展卫生防疫是"添麻烦"，或认为只要搞好自己专区或县的医院就算做好卫生工作，因此在开展防疫工作上存在很多困难和阻力。

由上可见，新中国成立初期，河北省面临着疫情的普遍性、严重性和医药资源相当匮乏的矛盾。因此，卫生厅确立了"把防疫工作放在一切卫生工作的第一位"的方针，并将天花等发病率、死亡率较高的疾病和性病、甲状腺肿等发病数较多的传染病、地方病作为首要防治对象。通过"医联会"动员私人医生进行预防注射和卫生厅直接派出防疫队下乡的方式，深入疾病多发的疫区、灾区、山区进行防治。

（一）"三年消天天花"

天花是由天花病毒感染人引起的一种烈性传染病，没有患过天花或没有接种过天花疫苗的人，均能被感染，染病后死亡率较高。天花病毒是痘病毒的一种，人被感染后无特效药可治，患者在痊愈后脸上会留有麻子，"天花"由此得名。

在有历史记载之前，天花就已在人类中间流行。17～18世纪，天花是西方最严重的传染病。1616～1617 年天花大流行中，马萨诸塞印第安部落全部灭绝。18 世纪初，冰岛的一次天花大流行中，近 40% 的人死亡。18 世纪的欧洲，每 10 个人中就有 1 个死于天花。因此，史学家认为"人类史上最大的种族屠杀"事件不是靠枪炮而是靠天花来实现的。① 天花对人类的危害可见一斑。

近代以来，我国天花流行年年发生，月月不断，每隔几年即大流行一次，每年因患天花死亡者数以万计。因此民间流传"生儿只算生一半，出了天花才算全"的说法。早在宋真宗时代，我国就已经有了关于人痘的记载。但由于人痘苗毒力较强，于 1840 年停止使用。1796 年，英国医生琴纳试验成功了安全有效的牛痘疫苗，这不仅使人类有了免受天花灾难的可能，而且为预防医学开辟了广阔的途径。② 牛痘施种技术自清代道光年间传入中国。民国期间，广州、北京、兰州等地先后开始自制疫苗，南京政府虽然很重视牛痘的施种，但是由于制造数量有限，推行不力，并没有达到全国普遍种痘的目的。直到 20 世纪 40 年代，河北农村天花的发生率和死亡率依旧较高。笔者的中学老师崔惠民出生于 1943 年，6 个月大时曾患天花，当时他所在的村庄感染天花者十之八九人，他是唯一的幸存者。③ 1949 年，据河北省仅 22 个县和 3 个市的极不完全的统计，即有天花患者 42791 人，死亡 2769 人，死亡率为 6.5%。其中安次县 4 个村感染天花者有 360 人，死亡 180 人，死亡率高达 50%。④

1949 年之前，河北省一般实行春季施种牛痘，但就天花发病规律而言，早在 19 世纪末至 20 世纪初，《海关医报》所记录的关于中国的天花疫情多发季节为冬春两季。当时的欧洲医生也已经观察到，中国"天花的流行规律是更易在冬天暴发，对于没有种痘的中国人而言，这是一个特别的季节"。⑤

---

① 顾育豹：《人类抗击天花瘟疫记》，《下一代》2003 年第 8 期。

② 胡炳义：《牛痘苗的发明与天花的灭绝》，《周口师专学报》1997 年第 9 期。

③ 笔者与崔惠民的访谈记录，载《当代社会文化访谈录》第二卷，首都师范大学出版社，2012，第 343 页。

④ 《河北省卫生工作会议总结——刘厅长在全省卫生工作会议上的报告》（1949 年），河北省档案馆藏，档案号：1027 - 1 - 46。

⑤ Jojn Dudgeon, J., "Report on the Health of Peking for the Half - Year Ended 31st March 1871," *Medical Reports for the Half - Year End* 31st March 1871：6 - 7；转引自刘思媛、曹树基《明清时期天花病例的流行特征——以墓志铭文献为中心的考察》，《河南大学学报》（社会科学版）2015 年第 3 期。

1948 年 12 月，平山等县即暴发天花疫情，且死亡率较高，也验证了这一点。因此，根据本省疫情实际情况并参照其他国家春秋两次种痘的经验，河北省卫生厅决定于 1949 年秋天，在唐山、沧州、天津、石家庄、定县 5 个专区及保定、石家庄两市等天花流行地区及人口集中的城镇，增加一次秋季种痘。

这次种痘过程中，各地"医联会"组织的防疫医疗队和公立医院的防治小组发挥了巨大的作用。大城县"医联会"主任率领 5 名医生到发生天花的村庄，治疗天花病人 4 昼夜，遏止了天花的蔓延。安国县"医联会"组织的防疫医疗队，扑灭了本县疫情后，又协助饶阳、高阳等邻县扑灭疫情。振堂县、衡水县医院也组织了防疫医疗队或小组下乡医疗。衡水县医院的一个防疫小组几天内就给群众接种牛痘 1549 人。安新县"医联会"组织的防疫医疗队还将麻疹作为防治重点，赵光璧老中医献出经验效方"羚羊表诊散"，使许多麻疹患儿免于死亡。这次防疫得到了老百姓的赞扬，他们说："过去请大夫摆上酒席还请不到，现在大医院的大夫也找上门来给治病，这是毛主席的好领导啊！"[①]

经过 1949 年春秋两季施行种痘，河北省全年接种牛痘 1480668 人，同时预防注射霍乱、伤寒、鼠疫菌苗 15.3 万人。1950 年 2 月 24 日，河北省召开全省卫生工作者会议，确定 1950 年各地春季种痘任务为 1070 余万人，相当于上年全年种痘人数的 6 倍。

这样艰巨的任务，在河北省前所未有。在施种过程中，遇到的阻力和问题也来自多个层面。首先，有些县区干部只抓中心工作，对种痘不够重视。种痘期间，恰逢全省降雨，许多县卫生科受命突击种棉。石家庄市某区干部说："中心工作太多，你们又来布置种痘，我们忙不过来，你们自己去种吧。"还有的县卫生干部认为任务已经布置下去了，痘苗已发到村里，就不再过问。由于缺乏必要的督促和检查，有的村干部没有按照规定保存疫苗，而是把痘苗放在炕上，致其遇热失效。还有的区干部对于痘苗的分配事先没有计划安排，随意下发，结果等到医生要种痘时，有的地方却领不到痘苗，影响了种痘工作的开展。

其次，宣传工作不深入。免费种痘本是好事，但是由于种痘开始之前，宣传工作不到位，一部分群众怕种上后将来要钱，所以不敢种。还有人担心

---

① 《1949 年大事纪要》，河北省档案馆藏，档案号：1027－1－44。

不花钱的疫苗没有免疫效果。黄骅县岐口区杨家铺村，有的村民不是怕要钱，而是因为政府不要钱所以不种痘。这源于当地流传的一种说法："种花（河北民间称种痘为种花）不花钱，小孩不长命。"另外有些地方流传："今年是天花年，种花也不管事。"很多人借口天气冷，说"桃花不开不种痘"。还有人说："政府种的洋浆不顶事，年年种，次次痛，不花钱也不上这个当。土痘顶事，一生只种一次，只痛一回，花钱我自愿。"

再次，农村女性思想保守，逃避种痘。很多农村妇女，尤其是年轻女性，不肯露出胳膊叫人看，更不能让人摸。为此，芦台有一个刚结婚一个多月的妇女，竟谎称自己已经怀孕三个多月。所以，在没有女性种痘员的地方，对女性种痘工作受到严重影响。

最后，免费种痘使部分私人医生的收入受到影响，引其不满，干扰种痘工作。为吸引群众到自己诊所种痘，有的私人医生说新种痘员种了不出。文安县大王庄医生赵某张贴广告说："无知之辈，种痘不懂穴道。"黄骅县常郭区土楼村孙某，领了痘苗不用，而将他上年存续的土浆给群众施种。他对群众说："从区里领来的是洋浆，我的是老浆，你们爱使哪种就使哪种。"群众怕免费的洋浆不顶事，不敢种，反而每人花 3000 元（旧币，相当于现行人民币 0.3 元）种他的土浆。献县河城区王三孝子庄医生王某在种痘时说："种了痘得吃药，否则不出。"有的村民为了痘出得好，吃了他的药，每人送他 5 斤粮食。甚至还有的私人医生倒卖国家所发的痘苗。

针对施种任务的工作量和上述种种问题，河北省采取多种措施调动医生的积极性，并培养了大批种痘人员。仅通州、天津、唐山、石家庄、沧州、邯郸 6 个专区和石家庄市就动员私医 8274 人，培训种痘人员 21878 人，同时采取分片、分街、分村的方式，结合生产，利用午饭、夜晚时间挨门挨户去种，平均每日每人可种 118 人。在动员公私医生参加种痘时，省卫生厅规定，平原村每种 100～150 人发给一日伙食，山区种 50～100 人发一日伙食，并尽量安排他们在当地种痘。有的县为照顾私人医生的业务并考虑到群众的接受程度，安排其在当地种痘，既不耽误看病，又与村民熟悉便于种痘工作的开展。还有的县规定每种 100 人顶一个工，在分派代耕等勤务时抵工；或者每人每日发给 3～5 斤米。这些措施使大部分私人开业医生积极投入种痘工作中。丰润三区私医陈济生，当他打算到别村种痘时，便起早去种自己的地，既不耽误生产，又不耽误自己的工作。

发动妇女是做好疫情卫生防疫工作的重要条件之一。1950年春季，河北省妇女种痘者占种痘总人数的42.5%。这得益于广大女性种痘人员的努力付出。女干部、女教师学种痘，带动了广大城乡妇女。唐山市助产士分会第三组组长杜郁岚，怀孕两月，仍坚持工作，在工作的第三天因劳累而流产。宁河县潘庄妇女会主任曾患天花，她以自己为例，说："不种痘生花落麻子，你们看看我就知道了，落麻子后悔也晚了。"她的现身说法，鼓励很多妇女转变了对种痘的态度。

在广大医生、干部、群众的共同努力下，河北省1950年春季共种痘8889969人，完成总任务的83.1%。① 其中，保定、石家庄、唐山3市及通州专区和其他专区的不少县、镇都超额完成了本地的种痘任务。在施种中，各地均提高了种痘技术，并于施种后有计划地进行检查反馈。其中，初种反应良好的占89%，复种有反应的占86%。

1949年下半年，河北省患天花人数为44241人，1950年上半年天花的多发季节，发病6209人，发病数仅相当于1949年下半年的1/7，患病率由1.40‰下降到0.20‰。其中，无极县发病人数由1.134万人下降到50人，上年发病人数高达15882人的曲阳等6县实现了零发病。② 据此，河北省提出"三年消灭天花"，并于1952年顺利实现了目标。

（二）性病防治

性病，旧称"花柳病"，指主要借由性行为为传染途径的传染病，包括梅毒、淋病、软性下疳和第四性病等。河北省的性病主要是梅毒，其次是淋病。因此，新中国成立初期的性病防治亦被称为"驱梅工作"。梅毒为杨梅毒疮之简称，是由梅毒螺旋体感染引起的一种慢性全身性性传播疾病，主要通过性交传染。该病表现极为复杂，几乎可侵犯全身各器官，造成多器官的损害。如第一期梅毒感染部位的溃疡或硬下疳；第二期梅毒的皮肤黏膜损害及淋巴结肿大；第三期梅毒的心脏、神经、胃、眼、耳受累及树胶肿损害等；梅毒还可通过胎盘传给下一代，引起新生儿先天性梅

---

① 考虑到一些村庄统计工作不完善，虽做了种痘工作，但没有统计数字，故实际种痘人数和比例，应略高于此。

② 《1950春季种痘工作总结》《河北省人民政府卫生厅防疫大队1950年工作总结》（1951年2月10日），河北省档案馆藏，档案号：1027-1-307；此处1949年下半年的河北省天花患者人数与前统计数有所出入，照录存疑。

毒，危害极大。

梅毒在我国的起源，多数医家认为是 16 世纪以后由葡萄牙商人传入广州，进而由南往北，自城市到乡村，传播到全国各地。梅毒传染源重点是城市中的妓院和偏僻落后的乡村。1950 年北京市 1303 名妓女中，梅毒患者 1107 人，患病率占 85%；上海市 5272 名妓女中患梅毒者占 58.4%。普通市民中，1940～1948 年上海医学院皮肤科门诊初诊病人梅毒发病率占 4.5%；1949 年北京医学院皮肤科门诊初诊病人中，梅毒占 10.7%。乡村梅毒流行也较为严重。20 世纪 50 年代，安徽大别山 5 个县的梅毒患病率为 3.8%；江西省宁都县的梅毒患病率为 3.2%；江苏省新沂、沛县为 1.49%；河南省内乡为 0.85%。在部分少数民族地区，梅毒发病率亦颇高。1950～1953 年，内蒙古自治区部分牧区蒙古族人梅毒患病率高达 48%；1958 年，海南岛黎族人患病率为 21%，广西壮族人为 21.7%；1953～1962 年，新疆维吾尔族人为 4.07%；拉萨市医院统计藏族人为 48.6%。

梅毒患者不仅备受痛苦，丧失劳动力，影响生产，而且会导致不孕不育，影响民族繁衍。1950 年，内蒙古 4 市 5 旗查出梅毒患者 860 名，患病率为 59.2%。250 名育龄已婚妇女中 121 名从未怀孕；另 371 名经产妇女共生育子女 648 名，平均每人只生过 1.7 个孩子，而且婴儿死亡率高达 31.8%。在 2334 户牧民家庭中，没有孩子的家庭占 58%。虽然导致不孕不育的因素很多，但患梅毒显然是一个重要因素。①

河北省的性病一般分布在过去有娼妓的城镇和性生活紊乱的山区与偏僻地区。秦皇岛市性病发病率近 5%，以山海关和北戴河最为严重。承德市性病发病率为 4.3%～8.3%，承德专区发病率为 2%。唐山和保定两市也有很多性病患者。最为严重的是张家口专区，发病较多的有赤城、龙关、崇礼、康保、张北、蔚县、延庆、尚义 8 个县。在赤城和龙关两县，有的村镇性病发病率高达 40%，② 严重影响了生育率和出勤率。赤城县大栋树村共有育龄妇女 145 名，3 年只生了 45 个小孩，其中还因旧法接生等原因死亡 19 人。有 10 个青壮年已婚妇女从未生育过，造成夫妇互相埋怨，家庭不和。有的人家甚至贴出对联——"打出天狗去，引进子孙来"，

①　刘玉书：《我国梅毒流行及防治简史》，《医学与哲学》1989 年第 10 期。
②　河北省第一性病防治队：《几年来性病防治工作总结和今后工作意见》（1956 年 12 月 1 日），河北省档案馆藏，档案号：1027－1－220；河北省卫生厅：《关于性病防治工作意见》（1955 年），河北省档案馆藏，档案号：1027－1－203。

横批"保佑子孙"，① 反映村民求子的迫切心情。该村群众多次主动向下乡干部要求上级政府派人去给他们治病："我村自土改以后，分了土地，组织了互助，连年搞起了大生产运动，家家的光景都好了。唯有两件心病还没治好：一是子孙少，一是梅毒病年年拉倒我们的劳动力。再不治，以后的生产也没人搞了。"②

1952年，河北省组建了两支性病防治队（简称性防队），第一性防队刚组建时有工作人员30人，工作地区是保定专区易县。1955年转入张家口专区赤城县，人员增加到101人。1956年分两个中队，主要担负张家口、保定、唐山、天津、沧州、承德6个专区和张家口、保定、唐山、秦皇岛、承德5个市的性病防治工作。

第二性防队前身是1952年10月邯郸专属卫生科在涉县成立的邯郸专区性病防治所，次年改组为河北省第二性防队，以涉县为重点防治性病的传染和蔓延。该队初建时，只有工作人员14名，绝大多数是1952年参加工作的新人和一部分刚从医护学校毕业的学生，医疗技术较低，尤其是对性病的防治缺乏经验和系统知识。医疗设备也仅购置了"康氏反应"一套和显微镜两架。涉县有6处卫生院、所，4处私人诊所，卫协会员290名。其中仅有西医24人，且技术较低，有的完全不了解梅毒的分期和各期临床症状，还有的连606都不敢注射，故无法配合防治工作，性防队基本属于孤军作战。1954年，第二性防队工作人员发展为29人，其中医护人员22名。

自1952年到1954年，两年零一个月的时间内，第二性防队组织了两个调查小组，调查了涉县72个乡159个行政村，发现村村皆有性病患者。经

① 该对联与中国民间传说"福禄寿"三星中的禄星，即五代眉山张远霄有关。传说张远霄入青城山学道成仙，能使人有子，俗称"张仙送子"，是祈子之神。历代各地张仙祠，香火甚旺。张仙既能送子，也能护子。旧时过年祭神的时候，要买一张张仙神像，贴在烟筒旁边。俗传天狗会从烟筒里钻进屋来，吓唬小孩，吃小孩，或者给小孩传染天花。将张仙像贴在烟筒旁，天狗就进不来了。张仙神像旁一般贴上对联："打出天狗去，保护膝下儿"，横批是"子孙绳绳"；或"打出天狗去，引进子孙来"，横批是"子孙万代"。据郎瑛《七修类稿》载，苏轼的父亲苏洵梦见过张仙。他向别人讲述梦中的情境时说张仙手里捏着两个弹子。他认为这是生子之兆，就开始供奉张仙神像。后来果然得二子，即苏轼、苏辙。为此，苏洵还写了《张仙赞》。据民国《眉山县志》载，1048年，苏洵还写过《题张仙画像碑》（《全宋文》作《题张仙画像》，内容略）。《眉山县志》还加注曰："张仙，指唐眉山人张远霄，曾师事陆修静，后居邛崃崇真观，观中有石刻像，相传有求嗣者，祷之则应，此为苏洵在庆历八年（1048）所写。"转引自 https://baike.baidu.com/item/%E5%BC%A0%E8%BF%9C%E9%9C%84/2797607? fr = aladdin。

② 《赤城大楝树村梅毒病严重，影响生育很大》，《内部参考》第157号，1952年7月12日。

化验确诊，有梅毒患者 1814 人，淋病患者 435 人，共 2249 人，占总人口的 1.57%。发病比较严重的乡村，多是与山西和河南交界的山庄、河沟和人口散居的小自然村。如第五区固新后凸上村 9 户人家，就有 7 户患梅毒病，甚至全家受染的也很多。

性病一般通过娼妓和杂乱的性交而造成流行，曾被认为是一种最下贱的疾病，加之对梅毒的传染途径不了解，许多人认为和梅毒病人说话、在一块干活、共用一个厕所或同坐一条板凳都能被传染，故对性病患者的排斥和歧视现象比较严重。有不少村庄不允许患者入互助组、农业合作社，参加民校，甚至不让梅毒儿童入学。还有的机关干部因染上梅毒而被停止工作，导致梅毒病人顾虑很多。尤其是青年男女怕影响名誉、影响婚姻等不敢大胆暴露自己的疾病，更有部分群众不了解梅毒发展的规律及危害性，认为初疮已愈，不再复发，导致以后转入潜伏期或发展成第二、三期症状却不以为是梅毒病，也不愿意当梅毒症状检查和治疗。在检查时，有人怕抽血后身体吃亏，妇女怕检查下体而逃避检查。在治疗中，一般自觉症状轻微的患者和无临床症状的隐性梅毒患者（这些病人占收留病人的绝大多数）怕误工、怕花钱、怕打针后起反应影响生产等，不愿治疗，即使勉强接受了治疗也不能长期坚持，中断用药、坚决弃疗者很多。这些思想顾虑给性病防治造成了很大的障碍。

为了打消梅毒患者的顾虑，性防队在调查过程中，首先通过乡村党团干部找出当地的典型病例，采取各种形式进行宣传教育，争取患者自动报名或有目标地上门登记。然后先由医生做初步诊断，再到指定地点集中化验，确诊后及时给予收容治疗。

根据两年的调查和门诊统计，涉县大部分患者是后期梅毒，初疮者很少。在第一、二区 680 名梅毒患者中，有初期梅毒患者 52 名；先天梅毒患者 47 名；后期梅毒患者 581 名，占总数的 85.4%。据全县不完全统计，梅毒未愈而完全丧失劳动能力者已有 20 多人。部分患者无显著症状，或无自觉症状，但是也有部分患者被摧毁了五官，如塌鼻子、坏眼睛、聋耳朵、烂悬雍垂等，还有的皮肤糜烂、发丘疹和局部溃疡等。涉县第一区西岗头一李姓夫妇在 26 年前患梅毒，治愈后生了 4 个小孩。但是后来李氏父子都被梅毒攻坏了眼睛。其妻和三个小女儿都很健康，经康氏反应数次检查，却都是阳性。靳某，35 年前患梅毒，注射了两支 606，疮面已愈，全身健康，但是 1953 年突然攻坏了悬雍垂。常某、郑某患梅毒性橡胶肿，10 余年在涉县未得到确诊和治疗，经性防队多方调研，确诊是梅毒。类似上述情况很多，大部分患者都得到了正确的判断和治疗。尤其是后期梅毒患者，疗效较为显著，提高了他们的卫生意识和对性病的正确意识。有的患者反映说："我以前生梅毒疮已经治好了，谁知道现在还没有除净根，要不是性防队医生给检查，哪能知道我这病还是梅毒攻哩！"

到1954年，第二性防队两年共收治梅毒患者1510名，淋病患者421人，共诊疗16095人次，治愈梅毒患者936人，淋病患者410人，占治疗人数的70%。据全县不完全统计，已有20多名较严重的梅毒患者恢复了健康。上述常某等患梅毒性树胶种10余年不能参加劳动，治愈后恢复了健康，投入生产。中原乡杨姓夫妇，因患淋病10年没有生育，1953年治愈后，次年即得一子。

性病防治不仅恢复了人民身体健康，而且也保证了各个中心工作的顺利完成。第六区梅毒患者宋某某痊愈后，回村积极参加农业社①，并在社内带头劳动，每次评工记分都是头等。桃城乡另一宋姓患者患后期梅毒，下肢溃烂，数年不能下床行走。痊愈后，为了感谢政府，在1953年统购粮食时，他积极带头省吃俭用，卖给国家400斤余粮。温村乡梅毒患者李某恢复健康后，积极带头认购国家公债。当地干部、群众都说："要不是政府派医生来给咱村免费治疗，咱村这么多的梅毒病，看谁能治起了？别说出药钱，请医生跑路也受不了。"井店何某全家4口患梅毒，免费治愈后，很感激地说："我回村只有参加农业社，好好生产，来回报毛主席的救命恩。"

由于调查统计时，宣传教育不够，所以有些无临床症状的患者被确诊后，没有完全解除思想顾虑，怕花钱、怕丢人，认为自己没有病，尤其是妇女和老年患者，坚决不愿意治疗。据两年间的确诊统计，不愿意治疗的梅毒患者318人，占确诊总数的15%。仅第七区一个区（该区生活困难，怕耽误生产）不愿意治疗的就170多人。青塔乡康某说："我现在身体很健康，哪有梅毒病？我是坚决不治疗。"同时在治疗中也有些患者因无自觉症状，经注射两三次后，身体没什么感觉，就自行停药，不再治疗。门诊和各个治疗点经常发现停药的患者，尤其是春季生产时，仅第五、七区卫生所两个治疗点，就有100余名无症状的患者自觉停药。连家乡刘某说："我没病，非叫我打针不行，这不是浪费公家的东西，耽误我的生产吗？"

---

① 农业社，即指农业生产合作社，下同。

　　后期梅毒用药周期长，有时需二至四个疗程，时间为三个月到半年，患者往往坚持不了，一两个疗程未痊愈就反映医生不会看病，药品不真，丧失治疗信心。固新东山刘某反映："我过去生疮时，打了两针606就好了，现在打了十几针，还没有除根，大概这药不如以前的药好吧？"

　　为进一步解除患者顾虑，第二性防队加大了宣传力度，与整个邯郸专区各县都取得了联系，并受到领导重视。临漳县印刷了小报，撒贴在各乡。武安县领导及卫生院都在各个会议上做了详细报告，并与"卫协会"会员布置了工作。涉县陈县长在人民代表大会扩大干部会议上亲自做了传达和布置，号召患有性病的干部带头坚持治疗，并强调各级干部不得有任何排斥、歧视性病患者的现象，要通过中心工作做好防治性病的宣传工作。会后各级干部在各个乡村利用各种形式开展了宣传教育。赵峪、宋家庄等乡村干部挨门挨户调查登记，并动员性病患者主动到性防队进行检查治疗。西郊乡在一个乡干部会议上，自动报名检查的就有8名干部。某乡秘书马文生患梅毒，在他带头登记下，全乡的病人都得到了顺利的检查和治疗。这样就使那些觉悟较低的干部和怕受排斥的患病群众免除了不必要的顾虑。

　　性防队每到一个乡村都密切联系区乡干部，切实利用各种会议（干部会、文卫会、妇女会、社员及群众生产会）进行有组织有系统的宣传教育和说服动员，打消患者思想顾虑。1954年5月，李医生小组半月时间在第七区各乡利用各种会议贯彻宣传了30余次。王医生小组在第一区六合乡50多户的山窝铺调查性病时，利用群众会议进行宣传，打消了群众的思想顾虑，当时就有部分患者主动报名要求检查治疗。

　　各治疗站利用实例，编写黑板报，撒传单，向患者讲解性病传染的严重性和有病不治的危害性，以便患者建立治疗的信心。在1953年上半年，未设门诊教育时，每月中途断药者很多。自7月份设立起门诊教育后，不但减少了中途断药现象，而且扩大了门诊收容量。有些患者经过门诊教育，提高了思想认识，坚定了治疗信心，自动携带子女、动员邻居来检查和治疗。

　　为了扩大宣传范围，自1954年春季开始，性防队采用当地实例，编画出65张漫画，又购置了一套性病模型，由5人组成宣传小组，配合卫生科、院、所和文化馆、农业科等利用物资交流大会或集日，深入重点乡村举办性病流动展览会。

　　在编制漫画时，着重介绍了梅毒传染后出现的症状及不彻底治疗对自身和子女的严重危害。比如，图画中的先天梅毒患者杨四虎，已20多岁但身长还不到 3 尺，体质瘦弱，发育畸形，走路也非常困难。又如常怀德在上臂部患梅毒树胶肿，经多次住院开刀都没有治愈，10 多年不能下地劳动生产。张爱如在 18 岁开始患梅毒，打了两针 606 以后，疮面消失，自己认为是彻底痊愈了，但在 1953 年 60 岁的时候无缘无故地塌了鼻子，随后眼睛也瞎了，遭受晚期症状的严重损害。这些活生生的事实，引起了广大群众，尤其是性病患者的注意。他们明确了性病产生和发展的真相，不少隐性梅毒患者也自觉做了检查和治疗。

性防队还依据防治性病的基本知识，结合典型实例编写了宣传材料，如《万恶的性病蔓延在涉县》《谈谈几种妇女病》《谈谈梅毒和淋病》《性病问答》等，分别印制成册子或传单，交给乡村干部和农村医生，以及社会团体、学校等宣传教育部门，进行广泛的宣传教育。由于材料浅显易懂，又是当地的实人实事，所以很受欢迎。患者高恒山看了宣传册子后就自动到防治队找医生检查，怕将来再犯，还积极要求给他治疗。为了更好配合调查统计，性防队还及时编写了性病快板、鼓词及黑板报宣传材料，利用当地文娱宣传队在农闲时间向群众进行演唱。

除上述方式外，性防队还利用一切可能利用的机会随时随地进行宣传教育。深入乡村调查统计时，在当地党政组织的密切配合下由文教、妇联、青年团，特别是由农村医生组成宣传统筹小组，利用各种会议及街头、饭市，深入宣传性病防治常识，并且针对有不同思想顾虑的病人进行个别解释和教育。比如，对怕丢人的病人，充分说明性病的传染来源是旧社会遗毒及不治疗的危害性等；对怕抽血的病人，以负责任的态度进行解释，抽几滴血对身体是没有任何损害的，政府是给人民治病的而不是给人民找病的；对怕花钱、怕打针的病人，拿眼前利益和长远利益比较，说明治病花钱、打针受痛、吃药嘴苦都是暂时的，没有健康的身体就没有一切的幸福。

有些群众说："染上梅毒真危险，以后可得防传染。"第五区固新干部说："过去只知道咱县有梅毒病，不知道传染这样厉害。"第一区桃城乡文教主任说："咱村共有 400 户人家，就有 100 多户生梅毒的，如果再不治疗，将来全村都会传上梅毒病。"连泉李有根反映说："共产党毛主席真关怀山区，要不是政府派医生来给咱治疗，咱村的梅毒病啥时候能除掉根？"尤其是免费治疗的患者更深深感到政府的关怀。与河南省交界处的 60 余名患者反映说："过去花钱请不到医生，现在公家医生来到咱门上，不要钱给治病。"沿头张玉昆等患者反映说："我生疮好几年，不能生产，要不是正式成立起性病防治队，我这病哪能治好哩。我至死忘不了共产党毛主席的恩！"就连涉县各级领导干部也这样反映说："梅毒传染这样厉害，乡下医生很少，又没经验，要不是成立起性防队，在乡免费治疗，这种病很难扑灭传染的。"

两年的宣传，提高了群众对性病的正确认识。在调查初期，不少病人拒绝承认有梅毒，甚至个别病人骂干部、骂医生。自1954年大力开展宣传教育以后，骂干部的现象逐渐减少。1953年在乡调查时，大部分患者因怕丢人，不敢承认自己有梅毒病，到1954年时，许多隐性梅毒病人不但敢于承认自己生过梅毒病，而且主动要求检查、治疗，除病根。响堂铺的王灵英、杨秀英等在5年前患过梅毒，已无临床症状，经过宣传后，怕以前治疗不彻底，也发展成像张爱女一样症状，就主动上门要求检查和治疗，以便除根。从主动到性防队要求检查的比例来看，1953年95%以上患者有严重症状。在加强宣传以后，症状较轻的和隐性梅毒病人自动来队检查的人数逐渐上升，其比例达90%以上。深入宣传也扭转了群众对性病患者的歧视态度，不允许梅毒患者参加农业社、互助组和民校等限制基本取消了。

随着民众对性病认识的提高，就诊人数大大增加。但是性防队成立后，涉县卫生院（所）就不再治疗性病，都将患者推到性防队治疗。为摆脱孤军作战的困境，自1953年9月，性防队与县领导协商，采取委托治疗的方式，帮助当地医生提高医疗技术和理论知识，奠定长期就地防治的基础。

委托方式是根据医生的愿望和技术基础，进行有意识的吸收和培养。在委托前，先由性防队医生对患者进行诊断，拟出治疗计划，再委托当地医生治疗。在治疗时，性防队派人监督药品消耗，药品由本队供应，酒精和敷料由医生自备，并准予他们在治疗中收1000～2000元的医疗费用，作为医疗劳动报酬。

经过两年的委托治疗，8名当地医生通过培训学会了治疗性病的方法、步骤和简要的理论知识。第一区医生李树彬、第七区医生王红亮等在过去只知道606能治梅毒，而不了解氯化砷、铋油也是治疗梅毒病的特效药品，更不了解西林油还能治疗小儿梅毒。第六区西达的医生苑某原来连性病的种类和梅毒病的各期症状都不了解。通过委托治疗，当地医生提高了医疗技术水平，也愿意担负委托治疗的任务。第六区医生傅福兴说："我为了学习提高自己，要尽一切力量担负起委托我的治疗任务。"

委托治疗一般通过县卫生科委托，以医生所在地为治疗集中点。如果重点乡村及发病较多的乡村没有医生，就从别村调拨医生到重点乡村集中治疗或定期巡疗。委托治疗不仅便利了群众，减少了路途开支，也使医生得到了合理的报酬，打下了长期就地防治的基础。

1954年4月，性防队协同涉县"卫协会"拟订方案，利用区"卫协会"会议时间，在第一、二、六、七区传达性病防治的方法、步骤和病理变化，以便提高中西医生技术理论水平。经过数次学习和讨论，大家一致认为防治性病传染是每一个医务人员应尽的责任。白泉水西医陈寿山学会了治疗梅毒的方法，回村后跟乡支书说："我会治梅毒了，谁有梅毒病叫我给他治。"大部分中医虽不会打针治疗，也在乡积极宣传，动员患者进行检查和治疗。中医张共田一个人就动员了全乡40余名性病患者进行检查和治疗。①

1955年下半年，涉县第二区至第五区30多个乡252名患者均委托到各区分站和基层性防小组就地治疗，如三寨性防小组定期到宋家庄水溢河巡疗，西峧等4个村的医生定期集中到豆庄治疗，获得了干部群众的欢迎。这样既能发挥起当地医生的作用，便利群众治疗，又节省了性防队的人力。沙峧干部反映说："性防队再在咱县住一年，全县医生就都学会治梅毒了，今后彻底消灭性病就不成问题啦！"②

至1955年底，两支性病防治队在易县、涉县、赤城三县，共治疗患者6869人。涉县2/3的梅毒患者已经治愈，并建立了基层防治组织12个，以第四区和第六区为重点继续治疗剩余的2000多名患者。第一性病防治队基本完成易县的防治任务后，转入张家口专区赤城县，以该县第一、八两区为重点，继续开展防治工作。当时，赤城县第九区41个村，23795人，确诊梅毒695人，淋病43人，合计738人，患病率占全区总人口的3.1%以上。按以上情况推算，张家口专区16个县，估计有性病患者8.4万人。③

张家口专区缺医少药，赤城县第九区卫生所都尚未建立，全区只有2名中医，技术条件很差，又无诊所，故在张家口专区建立性病防治委员会，由民政、妇联、文教、青年团、"卫协会"等部门共同组成，负责全专区的性病

---

① 河北省第二性病防治队：《二年来性病防治工作总结报告》（1954年），河北省档案馆藏，档案号：1027－1－203；河北省卫生厅：《关于性病防治工作意见》（1955年），河北省档案馆藏，档案号：1027－1－203。

② 河北省第二性病防治队：《1955年第四季度性病防治工作总结报告》，河北省档案馆藏，档案号：1027－1－203。

③ 河北省第一性病防治队：《几年来性病防治工作总结和今后工作意见》（1956年12月1日），河北省档案馆藏，档案号：1027－1－220；河北省卫生厅：《关于性病防治工作意见》（1955年），河北省档案馆藏，档案号：1027－1－203。

防治工作。为了增强力量，扩大防治范围，第一性防队由原来的 30 人扩编为 101 人。这样，每年治疗人数可达 1.8 万人，预计 5 年内可以基本根除。①

1956 年，第一性防队分两个中队，主要担负张家口、保定、唐山、天津、沧州、承德 6 个专区和张家口、保定、唐山、秦皇岛、承德 5 个市的性病防治工作。1～10 月用西药治疗了 3250 人，用中药"一剂清"治疗了 168 人，其中有 415 人已痊愈。

为增强治疗力量，1956 年 11 月在赤城和龙关两县培训当地医生 74 人。有了涉县和赤城、龙关等县委托当地医生治疗的成功经验后，梅毒防治采取性防队确诊并给予初期治疗，后续维持治疗任务移交给当地医生完成的方案，以便腾出人力，再去开辟新的治疗区，大大加快了梅毒防治的速度。

性病防治工作得到了病区民众的热烈欢迎和感谢。治愈后的梅毒病人，有的已经怀孕或生了孩子。为表示感谢，这些纯朴的山区老乡看到队员没菜吃，就主动把自己种的菜或到很远的山上挖的野菜送给他们吃。赤城县第八区南堡子有个梅毒病人，身体衰弱视力不佳，严重影响生产；治愈后，他送给性防队一面写着"人民爱戴的服务员"的旗子，并且说："我和我们全家都非常感谢党和毛主席对我们的关怀，我今后一定要用努力劳动、增加生产的实际行动来报答你们。"②

1958 年，河北省委做出年内消灭梅毒的指示，承德地委、专署 3 月 7 日向全区做了大规模消灭梅毒的部署，并于 3 月 17 日在隆化县举办了全区消灭梅毒训练班，具体传授技术，全面推行中医治疗梅毒的方法——由老中医盛子章贡献出来的祖传秘方"清血搜毒丸"和"三仙丹"。其中"三仙丹"简便可行，疗效与青霉素相似。5 月底，全区共有 3500 多名现症梅毒患者服药痊愈，基本消灭了梅毒。6 月中下旬，河北省在承德市召开了消灭梅毒、控制甲状腺肿现场会。盛子章在现场会上公开传授了"三仙丹"的秘方，还介绍了中医认症辨症梅毒的技术和经验（见图 1-2）。为了使与会代表都学会配制"三仙丹"的技术，他还当场炼了四炉丹。③

---

① 河北省卫生厅：《关于性病防治工作意见》（1955 年），河北省档案馆藏，档案号：1027-1-203。

② 河北省第一性病防治队：《几年来性病防治工作总结和今后工作意见》（1956 年 12 月 1 日），河北省档案馆藏，档案号：1027-1-220。

③ 《破除迷信，敢想敢干，依靠群众灭病跃进，承德专区基本消灭现症梅毒——河北召开消灭梅毒和控制甲状腺肿现场会》，《健康报》1958 年 7 月 2 日。

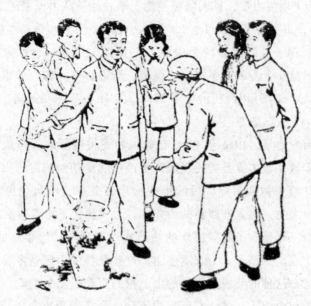

图 1 - 2　盛子章传授配制三仙丹技术（载《健康报》1958 年 7 月 2 日）

是年，河北省开展了大规模的专业队伍与群防群治相结合的性病防治工作。各地举办技术培训班，大力宣传、推广"三仙丹"疗法。

1958 年 10 月，河北省治疗现症梅毒患者 2.361 万例，在全国首先达到全省基本消灭现症梅毒，顺利完成了《一九五六到一九六七年全国农业发展纲要》（以下简称《纲要》）中特别指出的"在第二个五年计划期间基本上消灭性病"的目标。

除性病以外，黑热病、麻风病、麻疹、流行性乙型脑炎、地方性甲状腺肿等流行性和地方性疾病也被河北省卫生厅纳入重点防治范围，取得显著成效。

（三）协助卫生院提高医疗技术

在抽调一定力量进行疫情防治的同时，省级医疗机构对县级卫生院的技术支持也在试点地区取得了立竿见影的效果。县级卫生院成立初期，医疗技术水平和医疗设备远远不能解决农民疾病的需求，面对垂危病人往往束手无策，往往发生误诊、错治，造成病人不应有的痛苦或死亡。因此，1955 年10 月，卫生厅抽调河北医学院和第二、三、四康复医院的内外科医师、护士、化验员等 17 人，组成两支医疗队，分赴大名、涞源两个县卫生院，在卫生院现有设备条件和技术条件下，协助解决医疗技术上的疑难问题，提高其工作质量。教学内容主要涉及外科、内科两部分。外科包括盲肠切除、帝王切除（剖腹产）、赫尔尼亚（疝气）三种疾病的诊断、手术和处置方法；内科包括肺结核和几种主要传染病以及当地多发病的诊断、治疗及护理常规等。此外，还协助县卫生院建立切实可行的医疗制度。

大名是平原县，交通方便，生活较富裕。县卫生院建立较早，内科技术较好，外科能做腹部手术，但不正规。涞源地处山区，交通不便，连年受灾，人民生活贫困，发生疾病时，负担药费有困难。县卫生院虽有腹部手术器械，但无人会用。两县卫生院共同存在的问题是：政治思想领导无力；医师多为留用人员，对工作"不求有功但求无过"，很少研究业务；医师、护士、助产士等多为部队转业或新中国成立后培养出来的青年干部，工作热情高，但技术操作不熟练，医学理论基础差，个别人员有骄傲情绪，一味追求级别、待遇，不安心于现职工作；还有一些护士，认为护理病人是"低下"的职业，缺乏专业责任心，不遵守劳动纪律。医务人员工作作风不正、待人接物不够和蔼，甚至以简单、粗暴的态度对待病人。各项工作制度不健全，工作人员职责不明确，工作秩序比较紊乱，都曾发生过医疗事故。

医疗队到达县医院后，做阑尾炎、疝气、膀胱结石、卵巢囊肿和其他一些外科手术 106 次。通过实际病例，进行技术操作辅导。每一次手术之前，都要讲授手术前的消毒、材料准备、操作方法等，并让县医院医生参加实际操作。每种手术，第一、二次由医疗队医师示范，以后遇有同样手术，即由学员独立操作，医疗队医师当助手。经过理论联系实际的传授技术方法，县医院医生掌握了上述外科手术的正规操作方法，提高了医疗水平。在内科方面，通过讲课、会诊、留院观察等方式，诊断与治疗技术也获得了相应提高。

医疗队还协助县卫生院化验员解决了物理化验操作过程中的问题，使常规检查达到标准，并增加了化验项目，同时帮助医生充分利用化验设备，辅佐诊断的正确性。涞源县卫生院 9 月化验 142 项次，11 月增加了 4 倍多；大名县卫生院化验员原来只会 20 项化验操作，经医疗队传授技术，增加了 50 项化验项目。化验结果准确度的提高和新项目的增加，扭转了之前存在的"医生不相信化验员的技术，化验员要求改行"的状况。

医疗队护士直接参与县医院的护理工作，她们认真负责、对病人体贴入微、热爱自己工作的做法，转变了县医院护士认为自己"工作低下"的思想，增强了专业责任心。

医疗队还协助县卫生院拟定了"协定合剂"，并改进与订立了病例、医嘱、会诊、收费、病案研讨、护士交接班、药品消耗统计、伙食通知单等制度，扭转了县卫生院工作的紊乱局面。

大名县的水矿盐含量过高，不能制蒸馏水，医疗队就利用沸水沉淀的方法，帮他们制成了蒸馏水。涞源山区病人少，医疗队就利用狗做手术实验，增加县医院医生学习与实践的机会。为减轻患者经济负担，医疗队还带动医院护士洗旧敷料。

医疗队下乡40多天时间，大名县原来六七十次的日均门诊量增加了一倍，涞源县9月门诊量从40人次增加到59人次，病床利用率也大幅提高。医疗队不但帮老百姓解除了身体的病痛，还产生了良好的政治影响，民众通过医疗队的医疗服务感受到党和政府对人民群众的关怀，有很多治愈患者写信到县人民委员会表示感谢毛主席，感谢共产党和人民政府。大名县病人黑妹妹，患膀胱结石，为治病卖了耕牛，几乎破产，还曾到河南安阳市医院治疗，依然没有效果，一度产生轻生念头，打算上吊自杀。经医疗队治愈后，她感激地说："上级派来的人，都是人民的救命恩人。"刘李氏患"阔韧带囊肿"，手术痊愈后，她爱人专程到县卫生科致谢。涞源县的老百姓说："若不是共产党和人民政府，好几年的老病，哪能不几天就治好啦？"上级派来的医疗队"离毛主席近，服务态度就是好"。①

第二节　"左"右摇摆：联合诊所和农业社保健站的曲折发展

1951年9月初，中共中央召开第一次农业互助合作会议，并讨论形成了《关于农业生产互助合作的决议（草案）》，引导农村逐步按照自愿和互利的原则，组织各种形式的劳动互助和生产合作。在这一政策号召下，河北省互助合作基础较好的县份中部分中西医也开始效仿农业互助合作的方式，组建了联合医疗机构。

---

① 河北省卫生厅厅长段慧轩：《关于组织医疗队协助卫生院提高医疗技术质量的报告》（1956年1月11日），河北省档案馆藏，档案号：1027－1－204。

一 联合诊所：从"左"倾冒进到停而不发

通县和饶阳县是河北省最早开始组建联合诊所的县份。1951年下半年，通县建立联合诊所6处，分设在6个村，治疗地区为2~3个乡，19个行政村。诊所基金300~500元不等，由入所医生集股而成。医生待遇按技术条件和服务态度评定工分，或者平均分配，并有业务分红，每个医生年收入为430多元。

从理论上讲，组建联合诊所确实具有很大的优越性：医务人员组织起来后，可以分科治疗，及时会诊，发挥每个人的专长，互相学习，取长补短，逐步提高医疗质量；通过制定合理的待遇标准和规章制度，有利于打破旧社会遗留下的医不见医、互争业务以及相互打击、排斥等恶习，转变医疗作风。一般联合诊所都有自己的责任区，可结合治疗，随时开展卫生宣传及防疫保健工作。同时，还便于卫生部门进行业务指导，有计划地抽调医生轮训、进修，以及与国家医疗机构建立业务关系。在个别联合诊所办得较好的地区，不但医疗水准较高，而且卫生防疫工作也做得较好，疫情报告及时、防疫迅速，对于减少和控制传染病的发生有相当大的作用，确实可起到协助政府做好卫生工作的作用。

但是，在实际操作中，自1951年发展联合医疗机构以来，就犯了"左"倾冒进的错误，很多地方没认真贯彻自愿原则，有些甚至是以行政命令建立起来的。个别地区为了追求数量和形式，曾经出现过以收缴行医证和不准行医来强迫医生参加联合诊所的现象。再加上建立之后缺乏及时整顿、巩固，问题很多，有些医生不满，情绪低落，不团结，致使部分联合医疗机构倒闭。据1952年底的不完全统计，全省有联合诊所720所，虽然起到一定作用，但也存在如下严重的问题。

以通县为例，该县当时有医生61人，已有58人参加联合诊所。按其思想和工作状况，大致可分三类：一是依靠政府领导，思想进步较快，事业心较强，工作表现积极且能钻研业务，在当地群众中有一定威信，这类约占44%；二是热心钻研工作，并能完成分配的任务，但不大靠近组织，比较强调个人利益，在群众中也有一定威信，该类约占47%；三是只重个人利益，怕政府接收，工作不主动，同人间不团结，在群众中没有威信，这一类人数较少，约占9%。

虽然联合诊所要求在自愿的基础上成立，但在调查中发现，有些人强调入所并非完全出于自愿，绝大多数是为表现积极，"随大流"走，其实内心顾虑重重。乡村医生有史以来都是个体行医，有"医不见医"的旧习，尤其是技术较好且在当地有一定威望的医生，他们一怕组织起来后搞不好团结；二怕组织起来后被政府接收；三怕收入降低，维持不了生活。真正愿意加入的是那些年轻或在当地群众中威信不高的医生，因为加入联合诊所后，可以增加学习的机会和提高威信。

其他地区的许多联合诊所事先并无酝酿准备，就糊里糊涂地组建起来，"随大流""赶时髦"，甚至是被强迫、命令组建的。涿鹿县第二区有 47 个医生，区长在全区医生大会上公布要"组织起来"后，就把医生的药械"合了大堆"。开始时分为两摊，因医生思想不通，都想把联合诊所搞垮，区长就没收了他们的营业执照，又分为三摊。医生们"干下去，不愿意；不干又不行"，非常不满。

由于医生思想不一及缺乏管理经验，大部分新组建的联合诊所业务难以开展。医生中有"三受气"之谈：工作不好受本所的气；防疫工作不好受政府的气；收入少受老婆孩子的气。医生中普遍存在对机构的性质和前途认识不清的问题，认为联合医疗机构早晚要归公，因而不愿积极改进业务，消极怠工，等待政府接收或想争取公私合营。也有些人认为参加了联合医疗机构不如自己开业自在，工作不前不后，当一天和尚撞一天钟，抱着"看看再说，不行回家自己开业"的态度。

除了医生的观念认识存在问题外，联合诊所的财务管理也存在严重问题。由个体走向联合，最关键的是必须处理好医生之间的收益分配关系。河北省不少联合医疗机构因为账目不清，影响了联合医疗机构的巩固和发展，有的联合诊所根本没有账目。饶阳县第三区李岗村联合诊所，曾一度把上旬的收入全部买成米面，中旬收入全部买成药材，下旬收入由所内成员均分。工资分配的平均主义现象也是一个比较普遍的问题，干多干少一个样，医务人员没有积极性。还有的联合诊所规定了"按劳取酬"的办法，没有照顾到医生的技术因素，这样技术低的不愿再学习技术，技术高的态度消极，工作形成"支差"，业务不能改进。有的联合诊所组织结构庞大，分很多股，实行按股平均分红，违反了按劳力和效力取酬的原则。通县有的联合诊所成立后规定了"留资退股"办法，把医生的医药、器材折成钱股，每月由所内抽一部分钱给医生，到钱股退完时，药械充公，医生有意见也不敢提。

还有些联合医疗机构组织起来之后，即忙于搞福利，盲目提出过高的要求，如保定市联合诊所的所章中规定：所内人员有病死亡可以支付全部埋葬费，年老退休支给养老金，所内成员安装假腿、假眼、假牙可以补助，成员死亡之后其家属还可支领本人的工资若干年，等等。

更有甚者，联合诊所是在药商或药业资本家的参加和操纵下组织起来的，以联合医疗机构的名义，唯利是图，以次药代替好药，以贱药代替贵药，采取种种办法欺骗群众，完全丧失了医务道德。

在组织管理上，有些联合医疗机构盲目吸收人员，扩大组织，甚至雇用些不必要的事务勤杂人员，摆大摊子，追求形式，一切力图机关化，造成开支过多，浪费严重。还有的联合医疗机构对吸收的人员审查不严，使某些"反革命分子"混了进来，在联合医疗机构内部盗窃资财，进行各种破坏活动，使联合医疗机构内部呈现了极其混乱的现象。①

根据清苑县的调查，该县原有联合诊所21处，因制度缺乏、分配不均、人员不团结，倒闭了4处。据调查组对第四区魏庄乡联合诊所的了解，存在以下问题。所内有3个人（包括主任）加入了本村的土地合作社，与社约定每月交款30元，社给记30个工分。1954年当地受灾，收入减少，自1955年起，诊所人员每月向社交款15元，合作社将其开除。开除原因，一是富农成分，二是麦收时套购小麦2000斤，三是不执行向社交款合同。该所缺乏经常性的政治、业务学习制度，不关心群众疾苦尤其是贫苦人民。会计刘春志经常说："我就是为人民币服务。"有的贫苦病人，治一回不给钱，就不给治了，并借口说："治不了，到保定去治吧。"社员刘勇国之妻第二次就诊时没钱了，卖了小镉子才看了病。有些社员反映："过去给恶霸地主当牛马，现在给他们（指所内入社人员）当牛马。"②

以上问题致使联合诊所组织起来之后得不到巩固，技术好的医生想退出，半农半医，家里、所里两耽误，不少联合诊所倒闭或处于半倒闭状态。

从民众就医方面来看，农村原本医生就很少，医生组织起后，联合诊所又多集中于交通便利和群众生活较好的地区，因此人们要跑很远才能求医、取药。还有的联合诊所因规定了呆板的门诊时间和其他繁杂的手续，开始收

---

① 河北省卫生厅党组：《关于召开河北省联合医疗机构代表座谈会议情况的报告》（1955年11月30日），河北省档案馆藏，档案号：1027 - 1 - 15。

② 河北省卫生工作组：《关于对清苑县卫生工作情况了解的报告》（1955年10月27日），河北省档案馆藏，档案号：1027 - 1 - 204。

取挂号、出诊等费用，更加剧了人们看病的不便，不断有人向诊所提出意见。

当时的联合诊所不但内部存在诸多问题，而且外部环境也不利于其发展。一方面，公私医药机构之间存在不平等竞争。有些地区和部门，把联合诊所、私人诊所当作私人资本主义工商业对待，采取不妥当的限制和挤垮的措施。如沧州专区宁津县8个区有联合诊所、个体诊所13个；同时，供销合作社系统也建立了13处医疗部，宣传药廉，互争买卖。盐山供销社在没有联合诊所的7个区建立了医疗机构，宣扬"我们要消灭私人医药资本主义!"该县的县务会认为"开业医虽不同于一般工商业，但属私人经济范畴，必须限制与占领这一阵地，不能令其发展"。保定专区、张家口专区、通县专区供销合作社进行了对私商的改造，把私人诊所、联合诊所也划入其中。有些地区县供销社附设的医药部和县卫生院、所，也存有与联合诊所"争买卖"的现象，如通县、蠡县供销社医药部贱价卖药，影响私人药业；涉县供销社因当地的药铺较少，高价卖药，群众反映药价过高，但当地政府通知其不得超过30%的利润卖药时，该社即将医药部取消了。①

另一方面，卫生行政部门对药品利润做出的规定脱离实际。1952年省卫生厅规定公私立医院、诊所及药业的营业利润不得超过30%，但这一规定并不适合当地情况。因乡村旧习不收门诊费和手续费，只对医生做些招待，曾有"先生吃个肚子饱，先生老婆饿得满街跑"之说。医生为维持生活多兼卖药，其药价包括医生应得报酬之总和，因此较贵，如果利润不超过30%，医生就难以维持家庭生活所需，所以农村很多地方未按照规定执行；城市医生虽有些执行了，但为了多盈利，普遍形成用好药、用贵药的现象，使病家多花钱，造成药品浪费。②

根据这种情况，1953年，河北省采取"停止发展，整顿巩固"的措施。但实际操作中，卫生行政部门并未认真总结群众经验，进行整顿巩固，只做到了停止发展，认为联合医疗机构多了不好领导，怕背包袱，怕出乱子，致使联合医疗机构的许多问题没有得到解决。有些地区甚至有条件发展的也不准其发展，群众自发组建的也不予承认，采取种种办法加以限制。例如，南皮县的联合诊所规章中规定：公积金最低不能少于收入的35%，公益金由县

① 河北省卫生厅党组：《关于召开河北省卫生工作者协会第二届会员代表大会的情况和存在的问题向省委的报告》（1955年4月2日），河北省档案馆藏，档案号：1027-1-15。
② 《关于团结中医问题的报告》（1953年11月16日），河北省档案馆藏，档案号：1027-1-194。

统一掌握使用；医生一律在诊所住宿，离家超过一里地者不准回家吃饭；有5 个人的诊所不准超过 3 辆自行车，医生最高工资不准超过 35 元；请长假要经区卫生所批准，医生 5 天不到所扣 10 天工资，10 天不到所扣 20 天工资；等等。①

由于卫生行政部门在整顿巩固中没有进一步提出新的计划与要求，长期停留在"停止发展，整顿巩固"阶段，忽视了客观的需要和联合医疗机构的优越性，指导思想由"左"转右，尤其是 1954 年农业生产合作社快速发展后，没有及时调整，思想和工作逐渐落伍。

二　折中：农业生产合作社与私营医疗机构订立医疗合同

1953 年 9 月，中共中央公布了过渡时期总路线，10 月 26 日至 11 月 5日，又召开了第三次农业互助合作会议，通过了《关于发展农业生产合作社的决议（草案）》，并指出：引导个体农民通过具有社会主义萌芽性质的互助组，到半社会主义性质的初级社，再到完全社会主义性质的高级社，是农业社会主义改造的正确道路。各级党委要注意对初级社的领导，带动整个互助合作运动前进。在这一方针指导下，1954 年初，全国各地的初级社迅速发展。当年河北省的初级社已达 100586 个，个体农民第一次拥有了自己的组织。社员参加集体劳动，如果患病不能出工，既影响初级社的生产进度，又影响个人收入，而生老病死又是每个人都不能避免的事情，因此，社员的医疗卫生问题就由个人的私事上升为整个初级社的公事，如何开展卫生工作成为初级社和卫生行政部门及医疗机构面临的新问题。

由于该问题无先例可循，又必须当下解决，因此，河北省的部分重点初级社开始探索适合自己的解决方式。通县和饶阳县是河北省成立初级合作社较早、发展较好的县份，初级社的卫生工作也相应开展较早。1954 年，通县355 个初级合作社，有 15 个社已经建立了卫生室，还有 21 个诊所与 70 个社订立了保健合同。饶阳县共有初级农业生产合作社 298 个，在大的及有条件的农业生产合作社内建立了 19 个卫生保健站，还有 145 个社与诊所订立了保健合同，对保障集体农民健康方面，起到了一定的作用。其他如河间、良

---

① 河北省卫生厅党组：《关于召开河北省联合医疗机构代表座谈会议情况的报告》（1955 年 11月 30 日），河北省档案馆藏，档案号：1027 - 1 - 15。

乡、新乐、大名、满城等县都做了重点试办。

农业生产合作社的卫生工作大致包括以下内容：改善环境卫生与个人卫生、宣传卫生教育、指导组建农忙托儿互助组、推广新法接生及新育儿法、报告疫情、简易急救处置、搞好家畜卫生等。

在摸索过程中，各社尝试了多种不同做法。通县第三区苏庄社采取了与生产积肥相结合的方法来开展环境卫生清洁工作，提倡每天要打扫街道屋院，扫一筐土和垃圾大约有30斤，倒在猪圈或粪坑里一个月就可积肥1000多斤，既防止蝇蛆滋生，避免疾病传染，又可增加土地肥力，多打粮食。田仲华社通过各家灭蚊、灭蝇、灭臭虫，使社员得到充分的休息和睡眠，提高了劳动生产率。这种算账的方法，提高了社员的积极性，并使卫生工作转入经常化轨道。

有的农业社建立了卫生室或保健站，保健员经过短期训练之后，学会了一些急救常识和开展卫生工作的方法，临时发生的碰、打、割、擦小型外伤，保健员可做初期处理，不致化脓和扩大病情而影响生产。生产队的卫生干事，保证生产队员在工作当中喝开水，减少了胃肠病的发生。

有的社建立农忙托儿互助组，另外还采用了亲帮亲、邻帮邻、奶奶看孙子、大孩看小孩的办法。魏县、磁县、大名、曲周、鸡泽等县共组织了167个农忙托儿互助组。通县丁传庄农业生产合作社根据生产任务和群众的需要，组织了4个农忙托儿互助组，腾出22个妇女劳动力参加生产。托儿互助组的保姆学习了新育儿法，使孩子们得到适当的照顾，并养成了爱集体、爱清洁的良好习惯，妇女不再因孩子拖累不能参加生产劳动，生产战线上增加了有生力量。

牲畜是农业生产合作社的宝贵财产，有许多饲养员学会了牲畜卫生常识，如每月起粪垫土，定期刷洗槽底，及时饮水喂草，对有病的牲畜进行隔离，还学会猪瘟防治办法，降低了家畜的患病率和死亡率，增加了社内的资财，提高了生产力。

四合庄社保健制度规定，凡是常年参加劳动的男女社员，无论是因伤病或分娩，在休养期间，每3天照常记一天工分，叫作"三一"劳动保险制；这样，社员就不致因伤病或分娩失去劳动力而影响个人生活，他们在生活上有了保障，感受到组织的优越性。

兼职保健员在农忙季节，每天中午在社员休息的时候，抽出1小时，在卫生室进行简易急救工作，并根据成药方单说明，对小的疾病进行治疗，但两次无效即停止，交给合同责任医生去治。为了维护保健员的身体健康，每天工作开始后，保健员可晚去一小时，进行适当休息，再下地生产。因保健员随时随地要做急救工作，影响生产，为了弥补其工分损失及鼓励其工作热情，经社员大会讨论通过，在社的公益金内，适当抽出一部分作为保健员的补助报酬。

宣传卫生教育工作是做好卫生工作的一个重要环节，农业生产合作社的保健员、卫生干事及责任医师，利用工作当中的空隙时间，根据当时当地具体情况，针对大家的心理，进行卫生宣传教育，以提高广大社员的卫生知识水平，使群众性的预防工作转入经常化轨道。另外还团结和培养民间艺人、卫生模范、中西医生、接生员，做好卫生宣传教育工作。通县艺人韩猛编的卫生歌曲传遍了各村，非常受欢迎，被称为"韩猛调"。

卫生宣传教育结合群众的日常生活习惯，扭转了大部分民众做卫生工作嫌麻烦的状况。通县苏庄农业生产合作社家家干净，有暖水瓶，夏天还有防蝇设备，几乎看不到苍蝇，社员说："人民政府领导得好，讲卫生是为了咱们，打扫干净，看着利落，心里痛快，还少得病，只有身子壮实才能多干活。"饶阳耿长锁社有 1118 人，全年没有患过一次病，保障了社员健康，增强了生产力量。①

当时农业生产合作社卫生组织主要有三种形式。第一种是吸收半农半医的医生入社，每日除负责治病以外，还要参加主要体力劳动。因医生是脑力劳动者，所以费力多而挣工分少，造成医生不满，认为不如自己开业好，因此不安心工作。故此种方式不宜推广。

第二种是医生入社，其药械也作价归社，一切医疗收入也全部归社，医生待遇为固定工资或评工挣分，但不能超过社内最高劳动力的。如医生技术条件特别优越，服务态度很好，可由其业务收入红利中，抽出一部分经社员评定后给以奖励。此种形式只要双方自愿，尚可推广，但较适于大社及已巩固的社。

第三种是诊所医生与社订立保健合同，每三至五天到社进行巡回医疗一次，急病随请随到。医药费在麦收、大秋、年节分红时分三期由合作社统一向诊所交纳。这种形式不但社员有病可得到及时治疗，而且不增加社内负担，还能解决社员医药困难，大、中、小社皆可适用，适宜普遍实行。

① 《河北省 1954 年乡村医疗预防工作总结》，河北省档案馆藏，档案号：1027 - 1 - 200。

　　乡村医生作为一个特殊的行业，在社会主义改造中应如何处理和把握，是乡村社会变迁中需要探讨的一个重要问题。将以行医为主要生活来源的职业医生组织到社里来，以农业社会主义改造办法改造医生，混淆了脑力劳动和体力劳动的差别，显然不适用。而如果按医生以往的收入水平计算工资的话，又会加重社内群众负担，因此，"农业合作社与私人诊所或卫生所订立合同"的折中方式受到农业社和卫生行政部门的青睐。

　　1955年，河北省卫生厅开展了农业社医疗卫生组织的调查，认为农业生产合作社与卫生所及私营医疗机构订立医疗合同是当时加强农业合作社卫生工作与解决社员治病问题的最好办法，并加以推广。

　　通县互助合作发展迅速，到1955年，全县农业生产合作社已发展到958个。该县首先在大社、发展较好的社开始实行。签订合同的方式，一般是结合其他工作召开社员大会，由社长报告订立合同的意义及对社员的好处等，然后将合同内容向社员报告，征求社员意见。医生也在会上表明态度，最后由社长与诊所人员共同签字盖章。

　　这一工作符合社员的要求，大部分农业社都很重视，如第六区铺头社在订立合同的同时召开了座谈会，通过这种形式使社员认识到签订合同的政治意义，感受到农业社的优越以及党和政府的关怀。签订合同后，社员在医药上初步有了保证，能做到有病及时治疗，古庄先锋社刘大娘反映："没订立合同以前，看病不方便，没钱不敢看，订立合同后没钱也可以看病啦！"图1-3展示了卫生院工作人员与农业生产合作社社务管理委员会的委员们研究订立1956年的保健合同的情形。

　　按合同规定，农忙时责任医生须到农业社访视治疗。有的社把患者姓名写在小黑板上，责任医生一到社就知道谁家有病人，省去社员请医生、拿药的时间。第七区先锋社与杨秀店诊所订立了合同，1954年3月至年底，共巡回治疗277人次。若是社员请一次医生再拿一次药，需得小半天，这样计算起来共节省138个劳动日，如每一劳动日约0.98元计算，可增加社员收入135.24元。第六区同期共治疗2655人次，给社员省诊费305.8元，节省药费84.9元，平均每一人次节省0.14元。由于医生巡回治疗人次增多，虽有优惠但并未影响医生收入，提高了医生觉悟，让他们感到为农业社服务很光荣。

　　部分订立合同社的责任医生，还能深入田间巡回治疗，如第六区大搞村诊所与铺头社订立合同后，麦收时实行田间巡回医疗，7天就治疗了35人，

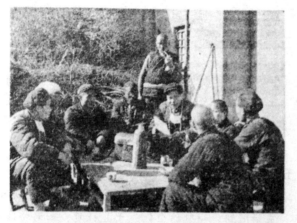

陕西省在去年已有四百多个县、区的卫生机构和当地的农业生产合作社签订了保健合同，并帮助许多农业生产合作社建立了保健站。在今年他们将要更好地为农业社服务。这是临潼县人民卫生院工作人员和蒿头乡大众农业生产合作社社务管理委员会的委员们在研究订立一九五六年的保健合同。

新华社记者 庄学本摄

图 1-3 新年的保健合同（载《健康报》1956 年 1 月 6 日）

治疗及时，鼓舞了社员的劳动热情。

责任医生除治疗工作外，还协助推动社内卫生工作，教给保健员卫生常识、急救药品使用方法和医疗协助工作等。大部分农业合作社内建立了卫生室，购买了急救包；药品购买、使用等都由责任医生协助完成。第四区订立合同的责任医生每周给保健员上一次课，培养了 6 个保健员，因而该社卫生工作开展得比较好，保证了人畜健康。有的责任医生也结合社内会议做卫生宣传，提高社员卫生知识。第三区苏光社社员反映："过去医生希望我们得病，现在向我们宣传防病。"农民一年只有麦收、秋收时有收入，平时手头较紧，因而对小病一般拖延不治，影响健康。建立合同后看病方便了，过去不看的慢性病也敢看了。第七区古庄社 1955 年 1~3 月治疗 69 人次，都是老病和慢性病。

医疗保健合同的执行，不仅有利于贯彻"预防为主"的方针，还有一定的社会影响。订立合同后，生产与卫生工作开展得都较好，各方面受到党和政府的照顾，使单干户很羡慕。上新堡的单干户刘振亚看到社员各方面都有保证，且有病医生上门治疗，因而要求入社，促进了合作互助的发展。

附：

通县农业生产合作社与联合诊所签订医疗保健合同草案
（仅供参考）

在为农业生产服务的前提下，为了增加生产，保护社员健康，使医药卫生技术更好的为人民服务，解决社员医药问题，发展卫生福利事业，做到有病及时治疗，并结合生产开展社内卫生保健工作，在双方绝对自愿互利维护信用的原则下签订本合同。

（一）关于诊所及医生者

1. 原则上规定每三至五天去社访视一次，做到有病早期治疗免误生产。社员如有急病，应请随到，一般的应优先于非社员，如遇特殊病症得进行会诊，以免耽延，进而掌握社员健康情况，在用药上要本着节约精神，尽可能减轻社员负担。

2. 指导社内成立卫生所，并代购简易药品，培养卫生员，协助解决一些轻外伤治疗。

3. 诊费、手术费、药费一律九折优待社员。

4. 遇有防疫保健工作，要首先照顾社员，优先于非社员群众。

5. 经常进行卫生宣传，提高社员卫生知识，结合生产开展经常性的卫生工作。

（二）关于农业社及社员者

1. 社员用病疗证到诊所看病，但应听从医生意见。

2. 社员不得指名用药，以免浪费与发生问题。

3. 药费、诊费一般的应以付现款为宜，但如有困难可记账，由社内负责定期付款，以不超过三个月为原则，以免影响诊所资金周转。

4. 社内要尊重医生关于社内卫生事业的各项建议，尽可能予以便利条件，例如组织卫生室，开展爱国卫生工作，改善社内卫生状况，辅导保健员学习卫生常识，有关卫生宣传等。

5. 社内对个别医生如失去治疗信任时，可另选医生治疗。

（1）本合同有效期间暂定半年或一年，双方均得维护信用遵守规定，需同样书写四份，双方各留存一份，报县、区政府备查一份。

（2）本合同如有未尽事宜得经双方协商同意修改之。

农业生产合作社社长（签字）

×××联合诊所主任（签字）①

1955年春天，省卫生厅根据当时的情况推广了两种卫生组织形式：第一种是农业社内不脱产的保健员；第二种是农业社与当地医疗机构建立固定的医疗关系。上半年，通县和饶阳两县已经有70%～80%的医生组成了联合诊所、治疗组或保健站，每个所/组/站三五人不等，都和附近的农业生产合作社订有医疗保健合同，医生定期到社治病，并负责当地一些村庄群众的治疗工作。医生自愿组织起来，以访视为主，除少数人在家应诊外，多数经常外出访视，农忙时医生组织田间巡回医疗，并配合各项中心工作，不但便利了病人及时治疗，节省了家属的劳动时间，而且支持了农业生产和各项中心工作的完成。

饶阳第三区9个联合诊所与全区122个农业社订立医疗保健合同后，采用门诊和巡回医疗相结合的方法及时治疗病人，节省了农民的生产时间，支持了农业生产。涿县57个联合诊所在4年中治疗病人80余万人次。由于组织起来后不但资金多，业务收入多，而且还负担了烈军属治病九折优惠和5.5万多名贫苦病人的免费医疗。此外，许多联合医疗机构还参加了灾区巡回医疗工作，支持了灾民生产自救，这都是个人开业所不能做到的。②

根据1955年底五专六市的不完全统计，河北省已有808个联合诊所与1146个农业社订立了医疗保健合同，使社员得到了及时的治疗，提高了劳动生产率。但是在执行中也出现了一些问题：首先是偏重治疗，忽视预防保健；其次是社员赊欠过多，联合诊所资金枯竭，有些医疗保健合同实际上已经失效。另外，更为重要的是，这种签订保健合同的方式不能满足"除四害"等公共卫生服务的需求。

三 "右倾保守"的社办卫生组织与联合诊所

1955年下半年，农业生产合作社迅速发展后，农业社中的卫生组织也得

---

① 《通县公私合办和私人联合医疗机构与农业生产合作社订立医疗保健合同工作总结》（1955年），河北省档案馆藏，档案号：1027－1－57。

② 河北省卫生厅党组：《关于召开河北省1955年卫生行政（扩大）会议的报告》（1955年4月29日），河北省档案馆藏，档案号：1027－1－57。

到相应发展。当时，还有少数农业社尝试了社办医疗室（所），即前文所述的第二种医疗卫生组织形式。以下对两个典型实例的调查可以反映农业社医疗组织的两个发展方向。

实例一：沙河县南汪村

该村于1954年9月经过总路线学习建立了607户的大社，占全村总户数的94.8%强。入社人口2403人，占全村人口的95.3%强。入社土地占全村土地96.7%强，基本达到了合作化。

农业生产合作社设有卫生股，由8个委员组成，有正副股长2人和6个委员，领导22个生产大队的卫生小组，开展全社的环境公共卫生和卫生宣传，检测督查卫生工作等。社内有1个医疗室，2个兼职医生，负责全体社员的治疗工作。生产大队各设有一卫生小组，由3～5人组成，负责本队的环境及公共卫生的开展。

医疗室1954年12月20日成立，资金200万元，由总社公益金出。业务收费按公私诊所标准，收取30%的加成率。加成率所得按二八分红，社二劳八，处方费1000元，注射手续费2000元，均为医生所得。

因卫生组织较健全，爱国卫生运动能结合生产积肥，规定逢一、四、七日为卫生扫除日，清除街道垃圾粪堆，迁移街中厕所16个。群众反映说："讲卫生是好，马路修平了，走路也方便，不磕磕绊绊的了。街也好扫，下了雨也不滑了。"夏季为防止胃肠病，曾做过饮水消毒，当年就很少发生腹泻和赤痢。该村曾被评为县卫生模范村。

实例二：定县西建杨村

该村1951年建立了第一个8户的生产合作社，1955年发展到328户，占全村户数的80%，基本达到全村合作化。

生产合作社有文教卫生股。1953年，社干部研究讨论，在农业社信用股建立医疗所，由信用部的公益金抽出200万元，购买药品器械。医疗所有一个医生，技术条件差，对卫生工作缺乏经验，不了解卫生工作如何去做，不久医疗所垮台。后来在社员的要求及干部的支持下，又于1954年5月重新建立起来，找了一个较好的医生，平均每天门诊38人左右，工作较忙，顾不过来，又增加一名司药人员，医疗所账目由信用部会计兼管。医生待遇每月 27 万元，会计每月 15 万元，由医疗所收益解决，司药按工记分，每日 8 分，由社解决。

社员诊疗费只收药费，按 30% 加成率收费。非社员诊疗除加成率外，收出诊费 2000 元，晚上出诊 4000 元，门诊 1000 元，肌肉皮下注射费 2000 元，静脉注射 4000 元。社员实属贫困无力治疗疾病、拿不起药费者，可经社批准予以免费医疗；社员因暂时经济困难，不能负担药费者，准予缓期缴纳；社员因公负伤，医疗费由社负担。

卫生所重建九个月，共门诊 4600 人次，平均一天 16 人次，患者以小孩居多，占 50%，多为感冒、咳嗽、百日咳、腹泻、呕吐、蛔虫等病，大人多为喘息疾病和胃肠病，妇女病约占 20%，主要是产后和月经处理不当所感染的子宫炎和经血病。

该所 5～12 月份共计收入 1469 万元，本年度购药支出 1487 万元，库存现金 201 万元，手术出诊收费 47 万元，上期存益 76 万元，这一时期共支出二人薪金 252 万元，杂支 103 万元，净收益 30 万元左右。

农业社对医疗诊所经营要求是保本保值的原则，不求赚钱，能维持开支就行，但也不要赔钱。[1]

以上二者各有优势，南汪村医疗卫生组织健全，能使卫生组织为农业服务，公共卫生和预防工作较为突出。卫生厅给予的评价是"这个组织形式是劳动人民的智慧创造，适合农业合作社运动发展的需要，这是群众的安排，不是我们坐在办公室里的捏造，所以能站住脚，实行得通，工作容易开展和深入"。西建杨村医疗方面比较好，性质明确，人员待遇合理，是为全体社员服务的卫生福利事业。二者的优点代表了社办医疗机构的两个发展方向，即负责社内以"预防为主"的公共卫生工作和社员的疾病救治。如前者当时有通县苏庄，与后者接近的还有抚宁县拥有 1000 户家庭的渤海社。

随着农业生产合作社的迅速发展，农业社办医疗机构已经势在必行。尽管已经有了南汪村和西建杨村的成功案例，河北省卫生厅对于社办医疗机构的态度仍然相当谨慎。一方面由于联合诊所发展中有"前车之鉴"，而且大

[1] 《关于农业生产合作社医疗卫生组织的调查材料》（1955 年），河北省档案馆藏，档案号：1027－1－198。

部分社都是刚建不久，基础不稳固，有的甚至生产秩序还未理顺，领导干部能力较差，经济力量薄弱，尚不具备自办医疗机构的条件。另一方面，中央没有出台相关的指导性政策，各种医疗卫生组织都处于试行阶段，有一部分社办医疗机构，虽有成绩，但其中不符合政策的问题也不少；有的农业社医生待遇按农民参加劳动办法记工分，或以治病收入买工分，这在当时被认为是"抹杀了脑力劳动和体力劳动的区别"；也有的把办医疗机构当成"副业生产"，多余部分由社员分红，更是混淆了福利事业和农、副业生产的界限。

农业社办医疗机构，是在农民由个体走向集体的过程中，由农民创造出的介于国家和个人之间的新事物，它一方面反映了农民自身的需求，另一方面又因其存在各种问题而不被卫生行政部门认可。从当时卫生行政部门的态度可窥见其在农业社会主义改造过程中的尴尬地位。在同一文件中，前面明确其是今后的发展方向，在具备条件的农业社可做重点试办，"在试办中，必须给医生以固定的工资，医疗对象应面向本社社员，但对个体农民的医疗也应给以适当照顾，以免影响团结"；后面又因其"低价卖药，排挤私人医生业务，其内部医生不参加卫协会，不负担卫生勤务，乱拉医生"，因而规定"没办的不要再办，已办的要由卫生部门逐步接收"①。

针对社办医疗机构中出现的问题，河北省卫生厅采取了以下措施：第一，如村民大部分入社，社内经济条件较好，有一定数量的公益金，可将专业医生改为工资待遇，收费盈余不分红，用于医疗机构的建设；第二，暂时无力按上述措施办的社，可说服双方采取医生本人自愿退社办法解决，医生退社后仍可以私医或诊所的身份与社订立医疗保健合同；第三，半农半医可施行"治病误工不记工，收入归自己"的办法。

为了防止再发生错误，中共河北省委农村工作部对于医生入社问题提出三项意见：一是在乡常年行医，其家庭兼营农业者，应允许其家庭入社，对本人则应说服他们不入社为宜；二是半农半医，对其家庭可吸收入社，本人是否入社应根据其自愿，如自愿入社给群众治病，误工不记工，收入归自己；三是医生系地主、富农身份者，不得吸收入社。②

对于联合诊所，虽然已经过了5年的发展，并且在通、饶两县取得了很

---

① 《河北省1955年卫生行政扩大会议几个主要问题的结论》，河北省档案馆藏，档案号：1027－1－15。

② 河北省卫生厅党组：《关于召开河北省1955年卫生行政（扩大）会议的报告》（1955年4月29日），河北省档案馆藏，档案号：1027－1－57。

好的效果，但由于没有中央的支持，河北省卫生厅依然存在顾虑："在什么条件下才可以办？是否还有不好的方面？"因为"组织起联合诊所来，群众看病更不方便，同时，组织起来，不加强领导，也会发生一些不团结的问题，使得我们的工作更加被动"因而做出"目前仍根据中央精神，在农村暂不发展联合诊所"的决定，等"派人到通县、饶阳进行调查了解加以研究，再确定方向"。①

应该说，在当时的情况下，河北省对社办医疗机构的态度是相当谨慎的，而且做出的决定也比较适合当时的政治大环境和农业生产合作社的发展状况。然而，地方卫生行政部门完全没有把握搞清中央层面会对农业合作化态度发生什么样的转变。

1955 年，河北省卫生行政扩大会议的召开时间是 4 月底至 5 月初，对农村联合诊所和农业社办医疗机构的发展状况，依然遵循的是 1 月 10 日中共中央《关于整顿和巩固农业生产合作社的通知》提出的"停、缩、发"的方针。

但是此时，毛泽东对农村形势的估计已经发生了变化，认为不是快与慢的速度之争，而是将 5 亿多农村人口的大规模社会主义革命运动，视为"带有极其伟大的世界意义"，"我们应该积极地热情地有计划地去领导这个运动，而不是用各种办法去拉它向后退"。② 5 月中旬，中央就开始批判整顿农业生产合作社的工作，认为在合作化问题上，有消极情绪，再不改变，就会犯大错误；并认为农村工作部反映部分合作社办不下去是"发谣风"，并用阶级斗争的观点看待各方面对农村形势的估量。③

7 月 31 日，在中央召集的各省、自治区、直辖市党委书记会议上，毛泽东做了题为《关于农业合作化问题》的报告，主旨是加快社会主义工业化和社会主义改造，使国家迅速繁荣昌盛，使人们早日过上幸福生活。但由于过急要求加快合作化步伐，不恰当地批评邓子恢等人"右倾"，是"小脚女人"，错误断定反冒进的同志是从资产阶级、富农或者具有资本主义自发倾向的富裕中农的立场出发的。从 8 月初到 10 月底，湖北、辽宁、广东、安徽等省先后就农业生产合作化问题给中央写报告，批"右倾"，加速度。中

① 河北省卫生厅党组：《关于召开河北省 1955 年卫生行政（扩大）会议的报告》（1955 年 4 月 29 日），河北省档案馆藏，档案号：1027 - 1 - 57。

② 《毛泽东文集》第 6 卷，人民出版社，1999，第 418 页。

③ 薄一波：《若干重大决策与事件的回顾》（上），中共中央出版社，2008，第 260、262 页。

共中央和毛泽东把这些报告相继批发给全国各地参照执行。以毛泽东《关于农业合作化问题》的报告为转折点，全国掀起了农业生产合作化高潮。

1955年6月，全国入社农户仅占农户总数的14%，年底就达到60%。1956年底，入社农户已占农户总数的96.3%，其中入高级社的农户占总数的87.8%。原定15年基本完成的农业社会主义改造，到1956年底就完成了，用时只有7年。

在这种大环境下，农村医疗机构的合作化进度显然落在了后面。

1955年5月，全国文教会议召开，确定了联合医疗机构的性质是"由独立脑力劳动的医务人员自愿组织起来的合作社性质的社会福利事业"。联合医疗机构是为人民健康服务的福利事业，其成员是脑力劳动者，并兼营售药，不能将其视为和一般合作社一样。全国文教会议把联合医疗机构固定为卫生机构的一种形式，对其进行了充分肯定，并指出在国家过渡到社会主义社会之后，它仍然可以存在，所以联合医疗机构有着远大的发展前途。

此时，在对联合诊所的态度上，河北省卫生厅确有"右倾保守"之嫌。全国文教会议后，许多在乡医生自行组织起来，把章程订好送到了县卫生科，要求批准建立联合医疗机构（在乡医生的社会主义热情如图1－4所示）。但是由于省卫生厅对于在乡医生这种高涨的社会主义热情毫无所知，缺乏适时的政策引导，于是出现了医生自行组织、未经卫生行政部门批准"黑联合诊所"。

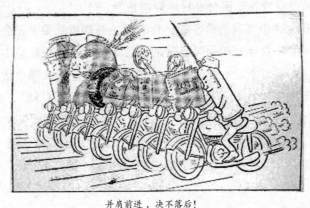

并肩前进，决不落后！
——注射器的决心

关 ●作

图1－4　注射器的决心（载《健康报》1956年2月3日）

直到 10 月，河北省卫生厅才派人到到饶阳、通县做了调查，抽调了 5 个县的卫生科（院）科（院）长到省里汇报，郗光副厅长亲自深入保定市 4 个联合诊所了解情况。10 月 31 日至 11 月 7 日，河北省卫生厅召开由联合医院代表、联合诊所代表、联合保健站代表、各级卫生行政部门和卫生工作者协会负责干部 120 人参加的全省联合医疗机构代表座谈会议，才改变了限制联合诊所发展的状况。

尽管如此，卫生厅仍然纠结于"大发展"还是"小发展"的问题，最后经过副省长张承先的鼓励和各地代表商议才确定，到 1957 年把全省 70% 的开业医生都组织到联合医疗机构中来。

此次会议后，联合医疗机构的发展，发生了 180 度的转向，即原有的状况已不再是冒进，而是发展得不够，落在了客观形势的后面，必须坚决克服纠正"保守思想、右倾情况"。①

1956 年 2 月 2 日，石家庄专署下发《关于发展农村医疗机构的意见》，批评"部分地区的卫生干部存有右倾保守思想，还没有看见广大人民为胜利实现完全社会主义农业合作化所开展的轰轰烈烈的社会主义革命运动的新形势，因之他们还存有严重的右倾保守之一思想，对农村医疗机构的领导重视不足。不少农业社、乡卫生部门要医生组织保健站，有很多的医生申请组织联合诊所，可是卫生行政部门的干部总是小手小脚品头品足，存在怕麻烦、怕垮台、怕冒进的错误思想，看不见群众的迫切要求和可能的条件，只是主观地确定发展三个、五个或是十个、八个，吸取经验再推广。在新形势下仍按常规办事的工作方法已经不适合农业发展的需要，因而就严重地影响着卫生事业的迅速发展"。不仅如此，该"意见"还认为"产生以上右倾保守情绪的原因，主要是有些卫生行政干部缺乏马列主义的学习，政治觉悟不高，看不到新鲜事物的发展，不相信党的领导和群众的力量，因之他们就看不到广大农民在为农业合作高级化和高产化运动的高潮而欢欣鼓舞。只有被群众庆祝胜利的欢呼声和增产的热潮所吓昏头脑丧失领导能力"②。

此时，部分县份还完全没有开展此项工作。在专署文件下发后才开始

---

① 河北省卫生厅党组：《关于召开河北省联合医疗机构代表座谈会议情况的报告》（1955 年 11 月 30 日），河北省档案馆藏，档案号：1027－1－15。

② 河北省石家庄专员公署：《关于发展农村医疗机构的意见》（1956 年 2 月 2 日），深泽县档案局藏，档案号：2－1－129。

酝酿、筹备。2月23～25日，深泽县县委召开了发展医疗机构全体卫生人员大会，与会人员包括中西医务人员和流医、野药商共计324人，其中中西医务人员243人。由于这次会议关系到个人的前途和命运，医务人员都非常重视，第二分会在分会主任张茂山的率领下，除两个严重病号外，将其余75人整队带到城内，其中有3个老医生和1个轻病号都是由农业生产合作社用马车送来的。

会上，县委领导首先检讨了自己在发展联合医疗机构方面确实"存在右倾和保守的落后思想"：1955年上半年和下半年都曾"有人请求过组织联合诊所，但卫生科不敢大胆去领导，怕麻烦、怕垮台，强调上级没指示，看不见群众对组织起来的迫切要求。正如毛主席《关于农业合作化问题》中所说的——好像一个小脚女人，在那里东摇西摆地走路。我们的卫生工作，可能还不如这小脚女人。因此必须迅速整顿、发展卫生组织机构，培养新的卫生技术人才，奋起直追地赶上去，保证人民健康，适应生产需要"。① 随后，会议传达了深泽县1956年卫生机构发展计划，在全县81个社的基础上（其中乡社18个），需建16个社办保健站，18个联合诊所，1个联合医院。每站每所根据情况可设3～5人，联合医院10～15人。计划分三批建成，3月完成5个，4月完成12个，5月底全部完成。其余半农半医者都要转入农业社任保健员和急救员，需要改造转业。

出人意料的是，计划公布后，遭到大部分医生的反对。他们认为县委不敢大胆领导，仍然存在着"右倾保守思想"，看不见群众对"组织起来"的热情很高。针对这些意见，县委对计划进行了一些修订，将原分三批建成的计划，改为3月底建成一批，取得经验后要加强领导，采取"大锅里下米，一火烧成"的办法去指导群众，在5月底全部完成。总而言之，县委对成立联合诊所和农业社保健站的指导思想还是比较慎重的，认为可以加快速度，但也必须注意吸取经验才能指导全盘，然后根据领导力量适当加快速度。不能单看群众热情大，就放手去搞。要给医生和社、乡干部充分考虑的时间，以便能够周密计划、充分协商。要求建成后既能巩固又能围绕大生产进行医疗预防工作，保证社员群众的身体健康。

在主张加速组织起来的激进派以外，还有一部分卫生人员因计划的公布

① 深泽县人民委员会：《发展医疗机构全体卫生人员大会总结》（1956年2月29日），深泽县档案局藏，档案号：2-1-128。

而忐忑不安：有的怕让自己转业参加生产；有的医生认为没有前途了，说"百年之功，毁于一旦，实为英雄，而无用武之地"；有技术高的医生怕与技术低的联合后吃亏，北冶庄头村一个医生说"谁跟他们这虎啦猫啦去联合"；大部分半农半医产生了观望等待思想，特别是年老的半农半医，他们认为参加农业社劳动，无法维持生活，因无人与自己联合，造成生活困难，希望公家给安排个角色，把一切寄托在国家身上；还有的怕调动，抱着宁愿停业也不离家的思想。

　　针对这些思想偏差，会议也对组织政策进行了妥善的解释：改造转业仅是针对流医和药商而言，有一技之长的半农半医还可以看病，此外还可以参加生产，挣些工分，更好地维持自己的生活。收入可以采取"误工不记工，收入归医生"的办法，这样对大家只有更多好处，没有损害。对于医生的布局，要适当调整。医生聚集的地区要适当疏散，但不是山南调到海北，而是采取由近到远的调整，适当地给予照顾。关于合作对象的选择，要统筹安排，防止强的找强的，差的没人要，无论组织联合诊所还是保健站，必须适当搭配好技术，适于群众看病需要。经过说明后，医生们的情绪由忐忑不安转为兴高采烈，觉得有了前途，表示要继续加强政治、技术学习，把技术提高到专业医生的水平，为人民更多更好地服务。多数医生在会议期间即开始组织活动，互相研究合作对象，并表示要把自己的药物、现金全部贡献出来，作为联合诊所或保健站的资金，坚决克服只进不出或维持现状的做法。年轻力壮的半农半医表示一定要到合作社任保健员，积极参加生产，做好生产队的卫生保健事业。①

　　会议结束后，深泽县先后建立了8个乡的农业社办保健站，9个联合诊所，参加联合诊所和社保健站的医生83名，另有个体开业者56名，半农半医176名。② 农村联合诊所和农业社保健站的建立，使延续了几千年的个体行医向集体经营迈出了第一步。这些医疗保健组织，在卫生宣传、防疫、医疗、妇幼保健等方面发挥了很大作用。由于卫生工作密切结合了生产，医务人员服务热忱，受到广大社员群众热烈欢迎和拥护，有的社员反映："社里有了自己的医生，多方便哪！早请早到，晚请晚到，不请也到（指医生巡回

① 深泽县人民委员会：《发展医疗机构全体卫生人员大会总结》（1956 年 2 月 29 日），深泽县档案馆藏，档案号：2 - 1 - 128。

② 深泽县人民委员会卫生科：《1956 年卫生工作第二次修订、补充后的简要总结》，石家庄市档案局藏，档案号：49 - 1 - 67。

和复诊），开个药铺总比开个茶铺强！"①

　　到 1956 年，河北省农业社中的卫生组织，已经出现以下四种：卫生行政组织、医疗保健组织、简易急救组织、妇幼卫生组织。

　　卫生行政组织是在农业社社务委员会下建立的卫生股或文教卫生股，负责社内的全面卫生工作，股以下又以生产队为单位建立卫生组，副队长为卫生组组长，全体生产队员为组员。这一形式不但可以把卫生工作纳入社务委员会的议事日程，而且能够通过社的生产组织，把卫生工作贯彻到每一个社员头上。

　　农业社的医疗保健组织存在三种形式：医疗室，由脱产医务人员主持；保健室，由受过短期训练的保健员主持；与联合诊所订立医疗保健合同。前两种形式皆受农业社卫生股的直接领导。

　　医疗室除负责本社社员的治疗、开展爱国卫生运动和指导妇幼卫生及急救工作外，还负担着很大一部分社外或他社农民的治疗工作，在支持农业生产上起了一定的作用。但是由于贯彻团结中西医政策不够彻底，不少医生参加农业社后待遇降低了，有的社采取单纯给医生记工、秋后分红的办法，以致医生及其家庭平时维持生活都发生了困难。

　　一般小社和缺医少药地区的农业社，都建立了保健室，由受过短期训练的保健员负责，在普及卫生知识、领导群众开展爱国卫生运动、处理外伤急救上起了一定的作用。但是由于对一般平原地区保健员应不脱离生产的原则坚持不够（山区和缺医少药地区例外），很多保健员实际上已成为脱离劳动的"小大夫"。

　　简易急救组织一般皆由不脱产保健员负责。妇幼卫生组织一般由不脱产接生员负责。简易急救组织及妇幼卫生组织的行政工作皆受农业社卫生股的领导，其业务则受社内医疗保健机构的指导。

　　此时，曾受推崇的农业社与联合医疗机构建立医疗保健合同的方式，由于重治轻防和社员赊欠过多等原因，已经不适应农业社发展的需求。②

　　鉴于以上情况，河北省卫生工作组对卫生厅提出了以下意见："对重大工作领导不及时，各地农业合作化已经形成局面，但省卫生厅至今还没一个

①　石家庄专员公署卫生科：《关于发展农村医疗机构报告和意见》（1956 年 5 月 5 日），石家庄市档案局藏，档案号 49 - 1 - 51。

②　《关于我省农业生产合作社建立卫生保健机构的情况和今后意见（草稿）》（1956 年），河北省档案馆藏，档案号：1027 - 1 - 64。

'在合作社如何建立卫生组织和进行卫生工作'的指示。各地虽摸索着在社里进行，但远远落在了需要的后面。省厅应该利用通报形式，总结或抄转一些卫生工作中的经验，以改进各地工作。"①

四 医药行业社会主义改造后的问题与反思

1956 年 5 月，河北省私营医药业已全部实行了公私合营，在乡医生得到安排的已占其总数的 60% 左右。但是，随着社会经济基础的变化，也出现了一些带有根本性质的问题，导致农村医药卫生事业出现空前的紧张情况，部分在乡医生也"在政治上感到很'苦闷'：'农业、工商业、手工业都有了安排和前途，唯有医生不知怎样进入社会主义？'"②

首先，要求过急过快，只追求数量和形式，忽视了农业社的经济条件。如元氏县一个月的时间就建成了 45 个社保健站，但因不能巩固已有 36 个准备转成联合诊所。有的农业社认为高级化了，处处得像个样子，为了闹排场，讲阔气，拿出较大金额办保健站而影响了生产投资。如灵寿县木佛乡社拿 1500 元办站，藁城毛庄乡社拿出 1200 元设产床、购药品，处处要新，样样要好。有的社员反映："建立高级社不过三天半，增产还没有见到一个影影儿，就办这办那，真是'鸡儿拉牛粪——好大的摊呀！'"最主要的是，有的地区不顾农业社的经济条件，过早地降低收费标准，增加社里的负担，使医生生活发生困难。如正定第五区有的社保健站只收药的成本；无极县大汗营乡社干部认为保健站既是社员福利事业就不应当赚钱，社员也认为自己的保健站吃药不应拿钱了，所以该站药无利润，赊欠过多，只一个多月光景，本光药完，社员有病无处看，医生想治也无法干；藁城县贾村保健站是站无收入，社无补助，中医李焕章生活无着，每隔三四天回家带一次干粮充饥度日。不少医生反映："社员免了费，医生受了罪。"有的医生思想已经动摇，打算退社了。③

---

① 河北省卫生工作组：《关于对清苑县卫生工作情况了解的报告》（1955 年 10 月 27 日），河北省档案馆藏，档案号：1027－1－204。

② 中共河北省委：《对〈石家庄专署关于农业社保健站整顿的意见〉的批示》（1956 年 8 月 1 日），河北省档案馆藏，档案号：1027－1－20。

③ 石家庄专员公署卫生科：《关于发展农村医疗机构的报告和意见》（1956 年 5 月 5 日），石家庄市档案局藏，档案号：49－1－51。

其次，部分地区农民反映医生收费过高，治不起病，而在乡医生的生活又甚为困难。据通县、三河、密云、安次、河间等县调查，诊疗人次平均收费约 0.03 元。农民负担医药费用一般皆有困难，因此出现了两种情况：一是有病不治，群众的求医率很低，通县、三河等县平均每人每年的诊疗次数仅为 2.236 次，比城市享受公费医疗干部的求医率低 3/4 多；二是赊账过多影响资金周转和医生生活，安次县全县联合诊所资金的 80.2% 赊欠在外不能收回，通县码头区赊欠的金额已超过了原来资金的半数（因诊所的资金一般只作为药品的周转费用，而赊欠的款项包括诊费和药费，所以赊欠的金额可以大于资金）。

在乡医生的生活一般都较困难，医生收入最多的县，每人每月平均为 30 元左右，一般为 20 元，灾区不过 10 元左右，而且赊账很多，但另一方面，群众对医疗工作有很多意见，反映医生收费高，对收诊费不满，对没钱取不了药不满，并且有人讽刺医生卖药、收诊费是"资本主义"，结果使许多在乡医生情绪低落，感觉"受累不少"，"收入不多"，"在群众面前抬不起头来"。

农村医疗机构除设在集镇上的尚能维持外，设在农村的一般都不景气。安次、河间、三河县联合诊所的平均工资约为 26.5 元，个体专业医生每月的平均收益仅为 14.65 元。如将赊欠除去，农村医生（包括联合诊所医生和专业个体医生）的实际收入平均皆在 20 元以下。沧县、交河、大兴等地有一半左右的联合诊所已不能维持，有的由于赊欠过多没钱买药，只好光用针灸治疗（沙河、安次），有的已经数月未领工资，医生吃饭还得从家里拿干粮（安次、任县、赵县、涿县）。在元氏、蠡县、高阳等地农村联合诊所倒闭的现象屡见不鲜。

赊账对公立医院的影响也很大，仅据河北省医院、河北医学院附属医院等 5 个单位的统计，1956 年上半年的赊欠就有 30 多万元，已影响了工资的开支和药品的购置。另外，赊欠问题还波及京、津及山东等周边地区的医疗机构。

再次，医药机构间的矛盾也很突出，主要是脱销货多。全省县以下药业机构脱销中药 100 多种，其中"真正缺货"而脱销的有 20 多种。由于药业机构刚刚联合起来，业务生疏，计划不周，"甲地积压、乙地脱销"的竟达 80 多种（常用中药共约 200 种）。大黄、生地、桃仁、木香、黄连、枳壳等大路货皆在脱销之列。医生"提笔发愁"，司药"配方困难"，严重影响了群众的治疗。

国营药业机构的经营方式不当也导致了药品不能及时供应。医药公司、供销社在药品批发业务上都采取了"降低库存，加速资金周转"的经营方式，没有适当储备药品以应付突发事件。1956年河北省遭受水灾后，药品需求量骤增，各地普遍不能满足供应，中药脱销尤其严重。

在零售业务上，各地供销社医药部和公私合营药店的经营方式更差。东光、安次等县供销社医药部的医生都有一定的销货指标，医生完不成任务要"搞思想"，因此一般都以开大方、用贵药等方法来完成任务。某公私合营药店医生汪某给李桑园村李某氏治病，本来用两粒牛黄清心丸就可以治好，却又开上安宫牛黄丸一粒（治中风昏迷脑炎的药品，7元一粒，当时在全省属紧缺药品）。患者吃了牛黄清心丸痊愈后，第二天向药店退安宫牛黄丸时，店里不肯退药。丰润疫区常庄乡供销社医药部医生王某使用过期失效的鹿茸精得到了10元的奖金，因其"未使人民财富受到损失"。

最后，农村医疗机构组织形式多种多样，领导关系不统一，各种医疗机构间互争业务现象非常严重。当时，农村中的医疗组织形式有6种：国办的区卫生所、农业社保健站、联合诊所、供销社医药部、公私合营药店、个体开业诊所。在业务竞争中，国办的区卫生所、供销社医药部和公私合营药店一般皆处于优越地位，联合诊所和农业社保健站处于中间地位，个体开业诊所则处于最不利的地位。

国办的区卫生所的优越条件是"有行政力量"支持，有的以统筹安排为名把在乡医生调开，有的收回过去委托的公费医疗任务，还有的与当地全部机关、团体、企业包订医疗合同。

供销社医药部和公私合营药店的优越条件是"有钱有药，药价便宜"，供销社内部采取调拨手段，"脱销货留着自用"，不加利润。沧县兴济医药部，还在澡堂、饭馆、理发馆张贴广告，大肆宣传"药全价低"。

联合诊所和农业社保健站虽然处于国家卫生机构和供销社医药部之下，但对于个体开业诊所医生来说，还是占优势的。联合诊所一般皆明确为各地的基层医疗机构，可以深入农业社内进行巡回医疗，而个体开业诊所医生则不能随便到农业社巡回医疗，导致个体开业诊所医生的业务日渐稀少，三河县个体开业诊所医生的业务量一般比上年同期减少1/3到1/2。个别与农业社关系较好的个体开业诊所医生，也有可以深入农业社进行巡回医疗的。三河县兴都村杨玉斋医生常在联合诊所人员到达前去农业社巡回医疗，联合诊所知道后就去得更早一些。为了争病人，双方是一个比一个去得早。另外，三河皇庄区还发生了个体开业诊所医生冒充联合诊所的人员到农业社巡回治疗的情况。总之，联合诊所与个体开业诊所间的矛盾非常尖锐，除去极个别的技术好的医生外，个体开业诊所医生普遍要求参加联合诊所。三河县李普全老先生（过去每天能治疗10多个病人）希望政府"开恩"，"尝饭"给他吃，叫他参加联合诊所。因此，当时的情况已不是医生愿不愿参加联合诊所的问题，而是各县卫生部门鉴于联合诊所的业务紧张不敢再放手组织了。

此外，医生分布不均的情况也非常严重（见表1-1）。平原地区医生过多，而山区、草原区群众有病又找不到医生。河北省平原地区每1.9～3.7平方公里有一个专业医生，医生数量一般皆超过了群众需要。专业医生每天治疗4～7人次，潜力很大。而山区、草原区每57～80平方公里才有一个专业医生，群众有病找不到医生，意见很大。沽源县第五区大沙坑生产队副队长王从起反映："社员有了病去找医生，跑几十里路，用半天时间。有时由于医生出诊了，还找不到医生。"[①]

表1-1　不同地区医务人员分布比例统计

地名	医务人员 与人口比	专业医生 与人口比	面积（平方公里） 与医务人员比	面积（平方公里） 与专业医生比
沽源县	1:742	1:1023	40.9:1	57.2:1
赤城县	1:928	1:1142	63.7:1	80.1:1
怀来县	1:984	—	11.6:1	—
三河燕郊区	1:663	1:914	2:1	2.8:1
通县马头区	1:565	1:816	1.3:1	1.9:1
安次县	1:521	1:945	—	—
河间县	1:580	1:1251	1.7:1	3.7:1
密云县	1:656	1:1116	—	—

资料来源：《河北省农村医药卫生事业的紧张情况和今后进行统筹安排的意见》（1956年），河北省档案馆藏，档案号：1027-1-207。

出现以上问题的根本原因是在农业和医药行业社会主义改造过程中，只注重了社会制度的变革，而没有顾及农民和农村医生的个人生活。

合作化以前，农村医生虽然专业行医，但并不专以行医维持生活。农村

---

① 《河北省农村医药卫生事业的紧张情况和今后进行统筹安排的意见》（1956年），河北省档案馆藏，档案号：1027-1-207。

医生成分多数为富裕中农、富农，甚至地主。土改前，他们主要依靠土地收入维持生活，行医基本上不收费用。土改后，有一批医生开始收一定费用来维持生活，因还有些土地，仍然不完全依靠行医。但1956年，全省实现高级合作社后，土地收益没有了，农村医生必须靠增加行医收费来维持生活，因此，增加了患者的医药负担。

据调查，河间县第七区、第八区和安次县的202个医生中，过去完全依靠行医维持生活的只有37人。三河县高楼镇专业医生齐兰亭过去每年可以从土地上收进1750斤粮食，占收入的40%。大兴县第四区和第五区72个医生中过去完全依靠行医维持生活的只占19%，1956年已增加到51%。农村医生除个别技术好的收入多以外，大部分医生中，如果子女小，家中无劳动力，仅以行医维持全家生活的，即便其个人收入不比过去减少（事实上都减了），生活也有困难。

从农民角度来看，过去农民看病很多不付现款（农民不付现款除了习惯上的因素外，还有生活困难因素），一般是群众欠医生的钱，医生欠药商的钱。全部成立高级社后，1956年上半年农业社皆忽视副业生产，社员手中都很"紧巴"，欠款比过去增多了，而药业合营后却停止了赊销。

以前农民实在没办法了还可以破产看病。通县里二泗乡1953～1955年有52户农民破产，其中因病和丧葬而破产的有13户，占破产户的25%。生产资料所有制改变后，农民只有衣被可卖，但又所值无几。任县环水村刘纪丑患尿血症，把衣被卖完后，又偷着卖了两间房的木料和砖头。霸县胜芳一个农民足部患病需开刀治疗，本人没钱，农业社也没钱，他说："要是在过去，我卖一亩苇地就全解决了（他有七亩苇地）。"

农村医疗机构自给自足的经营方式亦不适合农村医疗卫生事业的发展。1955年中央文教会在结论中明确提出："今后国家对农村的卫生所采取由多补助到少补助以至不补助的办法。"从1956年情况看来，已经证明是不正确的。

首先，"自给自足"与"预防为主"的原则相矛盾。当时在乡医生一律采取自给自足的经营方式，国家没有补助。因此，对医生而言，"预防为主"是"搬砖砸脚自打饭碗"。

其次，"自给自足"与"合理部署、统筹安排"的方针亦相矛盾。过去医生分布不合理的原因主要就是有些地方人少地贫，医生自给自足有困难。1956年，很多地区情况基本还未改变，因此，合理部署就必须与国家补助相结合才行得通。平谷、房山、赤城等县皆发生过把医生部署出去，又跑回来的现象。

再次，"自给自足"与新针疗法等新技术推广之间也有矛盾。针灸等简易疗法，省药、省钱、疗效高，但是由于用药少，利润低，因而，医生的切身利益限制了它的推广。

最后，医药事业条块分割，不利于医药之间的统筹安排。医疗机构归卫生部门领导，药业机构归供销社或医药公司领导，在统筹安排时，各行其是，互不联系，影响了医疗卫生工作的开展。

其实，农村医药事业的紧张问题，从农业生产初级合作化以来，就已在酝酿发展，只是在社会主义改造进程中，这个问题被忽视了。改造完成后，时人已经认识到该问题的严重性，"乡村医疗机构的问题实质上是个农民问题，也是党的根本社会政策问题。这个问题的彻底解决尚有困难，但也不能再拖下去，如不积极解决，农村医疗机构很多都会垮台的，那时，一定会出大乱子，影响农民的健康"。因此，除了必须对农村基层医疗机构进行适当整顿外，还应有如下措施：一是将全部医药事业由卫生部门统一管理，统筹安排，以纠正各类医药机构互争业务的不合理现象；二是适当降低收费，以减轻农民的负担，收费降低后，对公私医疗机构统一增加补助；三是恢复农村历史习惯，实行赊销，即由国家药品批发机构向基层医疗机构恢复赊销，基层医疗机构向农民恢复赊销，或银行向基层医疗机构直接贷款的办法解决赊账问题。[①] 以上建议中，银行向基层医疗机构贷款的问题当年就得到解决，但其他问题则伴随着"大跃进、大精简"带来的制度和社会的变革不断变化积聚，直到1972年以后才得到真正解决。

第三节 "团结中西医"

河北建省时，无论城乡，医务人员都极度缺乏。全省仅有高等医校一所——河北医学院，设于天津市，学制6年，教职工、学生较少。该医学院没有附属医院，仅设有妇幼保健所一处，有门诊，无住院病床。为快速培养专门技术人才，增设了专修科，学制2年。另在唐山有卫生学校、中华助产

---

① 《河北省农村医药卫生事业的紧张情况和今后进行统筹安排的意见》（1956年），河北省档案馆藏，档案号：1027-1-207。

学校各一所，培养医师、助产士、护士，学制 0.5 ~2 年。

因急缺卫生行政干部和助产人员，1949 年 10 月下旬，河北省特设卫生干部训练班，学制 6 个月。卫生行政干部高级班招收高中生 30 人，普通班招收初中毕业生 60 人，助产士班招初中毕业生 60 人。此外，为提高现有医务人员的业务水平，培养技术骨干，还选派省市级医院业务骨干 20 余人赴上海医学院进修 4 年。①

培养医务人员周期较长，因此，医疗卫生工作的开展，主要还是依靠在乡医生。当时河北省有中西医 22448 人，仅占全省人口总数的 0.7‰，其中80% 以上是中医。因此，"团结中西医"，主要就是如何充分发挥中医的力量以及如何对待中医的问题。

一　从医药联合会到卫生工作者协会

新中国成立前后，河北省的中医组织经历了由医药联合会（以下简称"医联会"）到卫生工作者协会（以下简称"工协会"）的变迁。前者由思想进步的医生于抗日战争时期自发组织而成；后者则是在政府指导和帮助下筹建的。由于所处的政治和社会环境不同，该组织的成员、作用也发生了相应的变化。

（一）医联会："医生都以自己是医联会员为荣"

医药联合会是医务人员组成的群众性团体，其前身是医生抗日联合会。抗日战争时期，河北省的部分医务人员在乡配合民兵作战，积极救护伤员。因为敌人的分割封锁、摧残破坏，药品器械极为缺乏。一些思想进步的医生将个人的药品捐献出来，还有的医生在恶劣的条件下，开办地道治疗室。随着彼此间联系的增多，很多医生感到有成立医药联合会的必要，于是自 1944年起，在政府领导帮助下，先后在原冀中区的安国、定县、蠡县等地，组织了医生抗日联合会，当时有会员 1400 多人。

日本投降后，局面好转，在冀南、冀西、冀中大部及冀东一部分地区先后组织了医药联合会或医药研究会。随着医联会逐渐健全，有些地区建立区分会及小组，定期召开会员会议。一般的小组会，半月或十天一次，区会员

---

① 《1949 年大事纪要》，河北省档案馆藏，档案号：1027 - 1 - 44。

大会一季一次，县会员大会半年一次。各级会议之主要内容多以座谈形式学习技术，交流经验。同时，进行新医务道德教育，检讨、改进旧医疗作风，倡导医务人员介绍良方、秘方，并批判了秘方不传的保守做法，使医务人员更好地树立为人民服务的新观念。随着医联会的发展，会员中浓厚的保守自私、盈利过高、骄傲自满、自以为是、墨守成规，以及中西医的隔阂与互相嫉妒、"医不见医"等旧作风逐渐消除，有的医生已经尝试通过会诊互相学习。在1948年解放平津战役中，全省数千名医联会会员参加前线和后方的救护工作，多次带药品在冰天雪地里和民兵、民工、担架队、运输队配合行动，历尽艰险困苦，完成了救护任务。在屡次支前中，医联会会员将自己的东西给伤员用，用自己的钱给伤员买东西，甚至有50多岁的老先生也不分昼夜跋山涉水，东奔西走，食不得饱、睡不得暖，毫无怨言。如安国县医联会主任陈海川，亲自带头支前数十次，三次立功。在他影响下，该县立功者达19人之多，其他县也有多名医生立功，提高了医联会在群众和政府各部门中的威信，医生都以自己是医联会会员为荣。但也有少数医生，认为参加医联会没有好处，甚至嫌常开会麻烦，耽误时间，还要掏会费等。对这些人，政府和医联会采取团结改造的方针，通过教育，使其提高觉悟；与此同时，医联会日益壮大，威信不断提高。

平津解放后，河北省转入全面和平建设时期。因为当时卫生行政组织及医院均不健全，广大群众的防疫医疗任务仍然主要由医联会来承担。这一阶段，医联会得到扩大和巩固，许多新区也先后建立医联会。医联会各行署区统一了组织及名称，并制定了简章。在蠡县、唐山市、蓟县、安国县、定县、邯郸镇等地，医联会还建立了学习制度，除定期学习，聘请专门人员讲座、讨论外，还利用会费出版学习小册子和购买书籍。

1949年1月，华北人民政府召开了全区卫生工作会议，提出了改造中西医的方针。首先组织医联会成员进行技术学习及为人民服务的思想教育，并根据政策处理其切身问题。例如，纠正了在土地改革中因错定成分及对保护工商业的政策不明确而没收或封闭药铺的做法；减免热心为人民服务的医生战勤；等等。截至1949年底，河北省有县医联会86个，区分会629个，会员已达17581人，占医药人员总数的70%。日常医疗中，中医也发挥着重要的作用。[①] 据统计，1950年，新河县13名中医3个月共治疗病人4770人次，

---

① 《河北省医联会工作总结》（1950年7月1日），河北省档案馆藏，档案号：1027－1－48。

治愈率为 82.5%。①

（二）卫协会："有神有庙，就是不起作用"

1951 年，根据中央卫生部指示，医联会更名为卫生工作者协会。作为一个群众性技术团体，卫协会由党政机关直接领导，是沟通党政部门与广大中西医药人员的桥梁，同时也是党的统一战线的组织形式之一。② 其宗旨是团结广大卫生工作者，提高会员的政治思想觉悟与医药技术水平，维护广大劳动人民的身体健康。卫协会的主要任务包括以下几个方面：协助卫生行政机关推行卫生保健工作；团结教育全体会员，提高政治水平，加强自我思想改造，贯彻国家政策；组织会员学习医药技术，开展学术研究，继承与发扬祖国医学遗产；向有关部门提供咨询和建议。③

卫协会成立后，成员队伍迅速壮大起来。1955 年，河北省已有市、县卫协会 155 个，950 个区分会，5905 个小组，会员 6 万人以上。卫协会会员共组织了个体诊所 18297 个，联合诊所 1856 个。

1952~1953 年，卫协会组织中医参加爱国卫生运动 2 万多人次，并多次参加传染病的防治，种痘 1000 多万人，注射各种疫苗 600 万人，得到免费治疗的群众就有 13.6 万多人次。广大中医，在人民政府及卫协会的领导、组织下不断地进行政治、政策和技术的学习，思想觉悟逐渐提高，数千年传统的"医不叩门""医不见医""秘方不外传"的保守思想以及互相歧视、讥讽的现象已大大好转，并逐渐树立了为人民服务的思想。有的中医亲自为鳏寡孤独的病人取药、煎药，对贫苦烈军属和群众予以免费治疗，还有的在卫生防疫工作中几次立功，受到了政府奖励和人民拥护。群众普遍反映"医生好请了"。

在支持生产建设方面，几年间，3000 多名中医参加了兴修水利工程和防汛、打堤等工地上的医疗工作，有 1000 多人参加了灾区和山区的巡回医疗，有的还到工矿部门工作，积极支持生产建设。在日常医疗上，中医不仅负担了部分公费医疗任务，还担负了全省多数城乡居民的医疗工作。④

---

① 《河北省五年来中医工作总结和今后意见》（1955 年），河北省档案馆藏，档案号：1027 - 1 - 60。
② 河北省地方志编纂委员会编《河北省志·卫生志》，中华书局，1995，第 514 页。
③ 石家庄地区卫生志编纂委员会编《石家庄地区卫生志》，河北人民出版社，1990，第 493 页。
④ 《河北省五年来中医工作总结和今后意见》（1955 年），河北省档案馆藏，档案号：1027 - 1 - 60。

然而，由于组织管理不严格，卫协会成立后，也出现了一些问题。首先，卫协会成员复杂、组织混乱。与医联会相比，卫协会会员中，除了民间的中西医生、公立卫生医疗机构中的医药人员等专业技术人员外，还有卫生行政人员，以及农村中仅受过短期培训的卫生员、接生员，甚至部分兽医和"江湖流医"也加入进来。从组织活动来看，公立卫生医疗机构中的医药人员因工作忙，多不能参加会内活动，不缴纳会费；村卫生员、接生员、兽医虽也做卫生工作，但工作性质、任务、技术都和专职医生相差甚远；"江湖流医"因为有一定的欺骗性且中医历来与其不相容，卫协会吸收"江湖流医"伤害了中医的自尊心，打击了中医的情绪。卫协会成员的复杂性也增加了管理的难度。①

其次，各级卫协会的专职干部人数少、素质低，还多被长期抽调去做其他工作，使卫协会形同虚设。② 河北省除山区外，每县有300～500名中西医生，但仅设一名专职干部。全省应配备203名卫协会专职干部，但直到1955年才只有173名，其中有22名只在卫协会领供给，不能工作。另有将近一半身体弱、能力差，都是各单位不好分配的干部，被安排在卫协会。7个专区还没有配备卫协会办事处主任，29个县卫协会没有专职干部。张家口专区只有一个长期做卫生科工作的专职干部，不管会务。1955年检查该专卫协会工作时，卫生科科长才说："今后从头做起。"有的县卫协会自从1952年成立后，从未开过会，专职干部不知道会员是谁。还有的专职秘书不做专职工作。邢台专区有两个专职干部：一个是病号，长期休养；另一个被长期派去做其他工作，虽有专职干部仍是无做卫协会工作之人。龙关县卫协会秘书因长期做卫生院工作不管会务，不了解卫协会情况，该会的公章也从未启用过。迁安县卫协会秘书是休养三年无处安置的病号；新乐县卫协会秘书是肺结核病人，调来卫协会是为了休养；怀来的卫协会秘书是药社的兼职医生。枣强、晋县、新乐、无极等县虽有秘书，亦同样被长期抽去参与春耕、夏锄、秋收、三定等中心工作。有的专职干部被抽去做中心工作，卫协会则摘了牌子锁上门，邮差送去文件、信件从门缝里塞，被风刮得满地皆是。所以有的会员反映说："卫协会是有庙有神，就是不起作用。"

---

① 《关于团结中医问题的报告》（1953年11月16日），河北省档案馆藏，档案号：1027 - 1 - 194。

② 河北省卫生厅党组：《关于召开河北省卫生工作者协会第二届会员代表大会的情况和存在的问题向省委的报告》（1955年4月2日），河北省档案馆藏，档案号：1027 - 1 - 15。

从卫协会专职干部与医生比例来看，管理的工作量本来就比较大，而卫协会干部又长期缺岗，使"团结中西医"方针的落实受到影响，在对待中医的态度和方式上不断出现政策性的错误。

迁安县卫协会于1955年3月开除了3名中医的会籍，据查，其中有两人不应开除：一是67岁的中医王某某，因为工作不主动、学习差、有个人主义；二是李某某，因为工作消极、思想落后。这种情况应该通过教育、改造帮其进步，而不应简单粗暴地予以开除。其他地方也有此种现象发生。井陉县卫协会秘书在布置政治学习工作时，将全县中西医生分区集中起来，在会上提出："坦白从宽，不坦白从严。"结果有两个诊所的医生坦白了漏税问题，税务部门借此罚了6家诊所1700元，其中有4家是错罚，严重违反了"团结中西医"的政策。①

另外，卫协会会费一般仅能支付卫协会脱产干部的工资（县以上设有秘书），很少能给会员解决福利问题，却过多强调会员要带头参加防疫、治疗、种痘等工作，忽视对非会员的动员，因而有些中医不参加卫协会怕被说"落后"，"没有为人民服务的思想"，参加卫协会从心里不大愿意。

导致以上问题出现的重要原因是各级党政领导忽视卫协会工作，很多地区主要领导从未听取过卫协会的汇报，不了解卫协会情况。而更深层次的原因则是其历史原因和上层对中医的看法存在分歧，使中医在新中国成立初期的社会转型中遭受了各种不公正的待遇，影响了中医事业的发展。

二　中医政策的扭转

中医在中国历史悠久，有深厚的民间基础。然而近代以来，西风东渐，中医的统治地位亦受到极大挑战。民国初年，西医队伍迅速壮大，与中医形成对峙局面。1929年，"废止中医案"使中西医之争由余云岫和杜亚泉、恽铁樵之间学理层面的论争，上升为中医为谋求自身生存而进行的抗争。中医界的抗争不仅成为各界关注的社会问题，而且成为国民政府必须应对的政治问题。虽然国民政府迫于中医界声势浩大的请愿活动而撤销了废止中医的法令，但中医的生存危机并未消除，西医界与政府对中医的打压之势并未根本

---

① 河北省卫生厅党组：《关于加强党对各级卫生工作者协会的领导向省委的请示报告》（1955年12月14日），河北省档案馆藏，档案号：1027 - 1 - 17。

减弱，中医界谋求多年的将中医纳入学校课程体系的努力亦未实现。虽然此后中医界因此开始了科学化之努力，但并未因此减弱西医界对中医的打压。20世纪30年代，傅斯年再次提出的废止中医问题，引发了新一轮的废止中医之争。①

虽然中医在抗日战争期间发挥了巨大的作用，但无论上层还是民间，歧视中医的现象依然存在。1947年冀中"反特"时期曾限制大部分医生的活动，出村治病要经过村治安员的许可，并曾有过"无医不特"之说。农村的中医，在新中国成立前一般为有产阶级，在划分成分时，多被定为富裕中农、富农，甚至地主。有些干部和群众把医生的阶级成分和本人职业混淆，致使中医依然受到歧视和打击。新中国成立后一段时期内，仍只强调了医生要为人民服务，却没有给予他们足够的尊重。对民众亦未加强尊医教育，甚至有的民众吃了药不给钱，治不好病还骂大街，个别地区把请医生叫作"牵牛"。新城县某村一个民兵挎着枪去请一个老年中医，因老医生步行时走得慢些，民兵即大声催促："快走！"老中医说："学医算犯了罪！"②

1950年，第一届全国卫生会议确立了"团结中西医"的指导原则，从国家政策层面开始转变对中医的态度，提出"只有中西医开诚布公地紧密团结，相互都无保留地进行帮助，相互都无成见地进行学习，才能解决中国人民的健康问题，才能开辟新中国的新医学的道路"③。然而，当时在中央和地方层面，对中医的态度依然存在分歧。在这次大会上，曾经极力主张废除中医的余云岫作为特邀代表出席，重提"废止中医案"。是年，时任东北人民政府卫生部部长在东北第四次卫生会议上做了题为《在一定的政治经济基础上产生一定的医药卫生组织形式与思想作风》的报告，其中提出了一套既有理论又有办法的完全消灭中医的"纲领"。该报告同时发表在《东北卫生》杂志第一卷第九期上，后又编入《医务工作者的道路》的小册子，作为"卫生人员思想学习文件"的"政治教材"，在东北地区乃至全国的医务人员和卫生干部中组织学习。1953年，东北人民政府卫生部部长调任中央卫生

---

① 左玉河：《学理讨论还是生存抗争——1929年中医存废之争评析》，《南京大学学报》（哲学·人文科学·社会科学）2004年第5期。

② 《关于团结中医问题的报告》（1953年11月16日），河北省档案馆藏，档案号：1027-1-194。

③ 《第一届全国卫生会议总结报告》（1950年），河北省档案馆藏，档案号：1027-1-47。

部副部长后，对中医的态度依然未发生变化。是年，卫生部未出台一份关于中医的文件。

基于以上原因，当时在中医中普遍存有"西医掌大权""政府相信西医"的说法，尤其是某些地区粗暴对待中医，甚至在对中医进行改造教育中采取了斗争的方式，将出现过医疗事故的中医判处徒刑或者开除卫协会会籍，致使有的中医因害怕处分而自杀。这些事件使中医感到没有前途，认为"吃这碗饭是一只脚站在监牢里，一只脚站在监牢外"。① 此类事件在中医中引起恐慌和不安，以致部分中医将行医视为一种负担，认为"行医只有责任，没有好处"，出现"三怕"现象——怕给干部治病、怕治重病、怕治不好追究责任坐监狱，因此普遍存在治病开"和平药"的现象。"和平药"使轻病延长了治愈时间，重病不能及时奏效，即使患者死亡，检查医生用药也发现不了问题。如果给干部治病或诊治重病，医生就恐怕自己的"和平药"还不够保险，于是互邀"会诊"，几个医生从"和平药"中再选择"和平药"，以便推卸责任，结果是贻误病情。有的甚至医生说："我宁愿每年拿出十块钱也不当医生！"②

在中医的使用上，也是经常动员他们参加各种卫生防疫工作，而在经济上则补助很少。1952年，有些中医曾连续三四个月参加种痘、防疫、预防注射及爱国卫生运动，但除了每人每日发给5000元（旧币，相当于人民币0.5元③）的补助外，一切费用自行负担。自行车坏了自己修，病了无人照管，所发补助常不足一日伙食，自己还得赔钱，甚至因公受伤，也得不到救济。定兴县第二区高丽村某中医在1952年下乡防疫时摔了腿，经数月才痊愈。其养伤期间，县卫生院、区卫生所都未有人去看望一次，医药费也毫无补助，在医生中影响非常不好。同时由于这些医生长期外出，家中大人孩子生活无着，还要照常纳税、补勤，加之有药价利润不超过30%的限制，很多医生反映"当医生还不如当小工"；也有的医生心里虽不满，嘴里却不敢说出来。

这种情况在当时非常普遍，浙江部分地区把预防工作都交给私人开业

① 《浙江部分地区卫生部门团结中西医有偏差》，《内部参考》第138号，1953年6月18日。
② 《关于团结中医问题的报告》（1953年11月16日），河北省档案馆藏，档案号：1027－1－194；河北省卫生厅党组：《关于召开河北省卫生工作者协会第二届会员代表大会的情况和存在的问题向省委的报告》（1955年4月2日），河北省档案馆藏，档案号：1027－1－15。
③ 本书中人民币的单元如角、分、毛，依据资料照录。

医生去做。1952 年，乐清县私人医生做义务防疫工作时间就达四五个月之久，青田县有的医生甚至长达 10 个月。由于长期不开业，私人开业医生的生活非常困难，有的医生不得不靠卖表卖衣服维持生活。① 中南区不少地区卫生部门不重视和排斥中医，使部分中医处于失业或半失业状态。"武汉市中医共七百多人，失业和半失业的有二百多人。广东省约百分之七十的中医每日收入仅四五千元，甚至有数日没收入的。有些中医因生活困难已转业或打算转业。"② 山西、湖南、青海、内蒙古等地区歧视中医的现象也很突出。

在中医进修方面，由于对中医学术的科学性与落后性缺乏恰如其分的估计，往往看到其落后的一面，站在西医的立场上去企图"改造"中医，而未把中医学术当作宝贵遗产去研究、接受。当时西医被认为是科学化的标志，因此，中医进修的课程都是西医所学的生理、诊断、病理、药物等，力图通过这种方式实现"中医科学化"。经过进修的中医虽在这方面有所提高，但不能与其原有之学术理论相结合，成了中不中、西不西的医生，失掉了进修的意义。某些中医认为"西医时兴"，治病时往往诊断不清即草率卜结论，打针、用西药；向病人解释发病原因时，也专门扯一堆西医的学术名词，导致医疗事故增加。

另外，干部和工人实行公费医疗和劳保医疗后，由于未把中医治疗纳入公费医疗和劳保医疗中，城市中医的接诊量也锐减。上海市卫协会对 2261 名中医的门诊状况进行了调查；其中，每天门诊人数为 5～10 个的只有 536 人，1～4 人的有 1442 人。还有些中医经常没有一个诊号，生活很困难，依靠典卖度日。③

总之，"中医吃不开了""中医要取消了"的思想已成为中医比较普遍的问题，甚至有的中医已经打算改行。中医学术也不再往下传了，几乎没有人再学中医。1951 年，保定市的中医年龄都在 30 岁以上，中医的数量已在逐渐减少。④

排斥和歧视不断使中医数量减少，而西医又远不能满足民众就医的需

---

① 《浙江部分地区卫生部门团结中西医有偏差》，《内部参考》第 138 号，1953 年 6 月 18 日。
② 《中南区中医受到歧视》，《内部参考》第 154 号，1953 年 7 月 7 日。
③ 《上海市中医情况》，《内部参考》第 247 号，1953 年 10 月 21 日。
④ 《关于团结中医问题的报告》（1953 年 11 月 16 日），河北省档案馆藏，档案号：1027 - 1 - 194。

要，不少地区处于无医无药的状态，结果导致尚未发展巩固的县卫生院就诊量大增，应接不暇，医务人员的医疗质量难以保证，医疗事故增加。更多民众只能求神拜佛，不但影响了生命健康和生产，还被各种会道门利用，造成社会混乱。1953 年，新华社《内部参考》集中刊登了江苏、山西、浙江、热河、绥远、河北等地求"仙水""圣水""圣药""仙草"的现象，其中仅一个地方涉及人数即达数万人。河北省仅 3 月一个月就发生 80 起求"圣水""圣药"的事件，波及 26 个县；其中，不足 50 人者 36 起，50～500 人者 28起，500～1000 人者 10 起，1000 人以上者 6 起。上述事件主要集中于沿海之沧州专区，发生 57 起；其中尤以沧县、盐山两县居多。据查，制造事件的 42 个首要分子中，一贯道、先天道、混远门、圣贤道，以及道士、尼姑、巫婆等即占 34 人。在邯郸，被巫婆诱惑去看病的农民挤满街道。各地还发现有 7 人因服"圣水""圣药"中毒死亡，而且在求药途中摔伤、流产等现象时有发生。①

以上事件引起中央的高度重视，1954 年中央发出了《关于加强中医中药工作的指示》，并通过在《人民日报》《健康报》上多次发文等形式对中央卫生部两位副部长的错误思想进行批判，还先后撤销了此二人的职务。同年，河北省相继召开了中医代表大会和河北省卫生工作者协会第二届会员代表大会，明确了"团结中西医"其实就是如何对待中医的问题。这两次会议强调了中医中药是我国几千年来劳动人民向疾病做斗争的经验积累，是祖国宝贵文化遗产之一，否定了过去对中医的轻视、歧视、鄙视的观点，扭转中医自暴自弃的思想。中医代表纪应田说："过去我觉得中医没前途，改学西医用西药，中医书籍不看了。这回我才明白祖国医学遗产的宝贵，对研究中医药又有了信心。"西医代表于云浦说："我是西医外科医生，听到了郎副厅长的报告才知道中医药学术高深，蕴藏着很多科学内容，回去动员西医学习祖国医学，和中医共同钻研。"中医代表李文远说："我们千万不要因中医药的提倡而冲昏了头脑，以一技之长即骄傲夸张，应深刻钻研与西医合作，担负起继承和发扬祖国医学遗产的光荣任务。"

这两次会议使以往认为"中医吃不开了"的认识和不愿钻研业务、不敢大胆治病的现象有所转变，很多中医给政府写信感谢毛主席的关怀，纷纷贡

---

① 《河北省十七个县发生八十起求"圣水"、"圣药"的事件》，《内部参考》第 103 号，1953年5月8日。

献出自己的秘本医书、秘方、良方，表示一定要为人民健康、支持祖国社会主义建设与支援解放台湾而奋斗。①

石家庄专区在调动中医积极性方面卓有成效。该区大约有 6000 名医生，大部分是中医。建屏县过去曾有 19 名老中医认为"中医到了末路"，工作消极，在"团结中西医"政策贯彻后又积极起来。衡水中医张固本认为中医没有前途，一度弃医放羊，在政策贯彻后表示还是要很好地去给人民治病。衡水县老中医杜延年曾表示不但自己不行医了，而且自己的子孙也不让他们行医了。政策贯彻后，大部分中医对继承和发扬祖国医学遗产有了正确的认识，学中医的人也逐渐增加，据统计，仅行唐第四区就有学中医者 87 名，其中张补裁一人就有徒弟 20 人，冀县第四区也有中医一人就带徒弟 30 人。

在部分地区还掀起了积极钻研祖国医学的热潮。行唐县组织了 50 余人的中医学习班；无极等县也组织了以区为单位的中医学校；束鹿县 80 多岁的老中医杨老宪过去曾对政策有所怀疑，退出了卫协会。政策贯彻后，老先生又积极起来，甚至徒步三里地去学习。为了配合国家建设，辛集镇医生梁凤登把自己祖传四代治妇女病的秘方贡献了出来，使其能够为更多人的健康服务。

广大中医还积极参加了爱国卫生运动，对控制各种传染病的发生和流行，特别是在流行性乙型脑炎、痢疾、麻疹等危害人民身体健康的重大疾病的防治上，充分发挥了作用。灵寿县老中医康照福曾在炎热的天气下出诊，抢救脑炎患者，经过 5 次治疗救治了 15 岁的脑炎患者张秀珍。②

由于过去对卫协会性质不明，不少地区把卫协会当成卫生行政工作的组成部分，致使关系不明，工作范围不清，卫协会工作没人管，会务陷于停顿。卫协会代表大会再次明确了卫协会的性质是"群众性的医药技术团体"，宗旨是"团结全省卫生工作者，提高医药技术水平，培养会员业务能力，以维护人民健康"。此次会议对会前和会上收到的 851 件会员意见中的 800 件进行综合解答，并完成了第二届卫协会委员会的选举。③

---

① 《河北省 1954 年卫生工作总结》，河北省档案馆藏，档案号：1027－1－54。
② 河北省委文教部批准《石家庄地委批准专署文教卫生党组关于执行团结中西医政策问题向地委的报告》（1956 年 4 月 27 日），河北省档案馆藏，档案号：1027－1－17。
③ 河北省卫生厅党组：《关于召开河北省卫生工作者协会第二届会员代表大会的情况和存在的问题向省委的报告》（1955 年 4 月 2 日），河北省档案馆藏，档案号：1027－1－15。

这两次会议初步解决了一些在乡医生的出勤、纳税等问题，调动了中医的积极性。

然而，对于贯彻"团结中西医"政策而言，从中央到地方，不是一蹴而就的，许多具体问题尚未得到解决。由于卫生部门对于政策的宣传、贯彻不够，广大基层干部还没有很好地把握，一部分卫生人员及西医仍然存在轻视、歧视中医的思想，对中医只限于表面上的尊重或口头上的重视，违反政策的现象仍不断发生。有的把中医视为农民，动员其入社；有的把中医视为商人，强迫其参加工商联合会。对小商小贩改造时，不少地区又把中医当作小商小贩来改造。在灾区防疫工作中，偏重组织巡回医疗队与群众的免费医疗，而没有考虑在乡中医的业务收入与其积极性的发挥。此外，随便扣押中医生的行为也没有停止。①

有些地区的卫生行政部门和工商税务部门对党的政策缺乏认真研究，仍把医院、诊所当作私人资本主义工商业，而不是社会卫生福利事业，没有执行中央的免税规定。行唐县税务局局长把城关的开业医生看作私人工商业者，对他们征税。中医师王维周开设的诊所虽早已具备免税条件，税务局却仍按工商业者看待，每月超过90元的营业额即按章纳税。由于王维周身兼数职（县人民代表、县工商联委员、政治学习委员会委员、县卫协会委员及分会主任），在忙于工作的情况下每月的营业额并未达到90元，税务局又给其扣上了消极营业的帽子，让其1955年9个月纳税20.4元。中医郭哲仁开设的诊所本来是符合免税条件的，但是由于税务局让其任税管区副主任，每季就得拿出一个月左右的时间来做税务工作，影响应诊。因家中孩子多，又无其他生活来源，郭哲仁不得不对非就诊病人售药，这样就得照章纳税，使其诊所原有资金540元降到280余元，即将不能正常开业。这严重违反了中央第三届卫生行政会议中"在城市应有领导地发动中医组织联合诊所，并应加以支持和扶助，其性质是医师自愿组织起来的社会卫生福利事业，可以附设药柜，不征收工商业税，但以对就诊病人售药为限"的规定。行唐县税务局除对带有社会主义因素的联合诊所不及时免税外，还对其与农业生产合作社所签订的医疗保健合同征印花税0.5元，使医生为农业生产合作化服务的积极性受到影响。元氏县工商行政部门让卫生院办理企业执照，缴纳执照规

---

① 河北省卫生厅党组：《关于召开河北省1955年卫生行政（扩大）会议的报告》（1955年4月29日），河北省档案馆藏，档案号：1027 - 1 - 57。

费。行唐县长期让城关和口头镇的医生参加工商联组织，进行工商业登记，有些医生还担任着工商联的主要干部。①

在机关干部中亦有人仍然不把私人医疗机构当作社会福利事业来对待，有的基层供销社的医药部故意不收诊费、压低药价，与私人诊所争买卖，企图把私人医疗机构击垮。另外，对于私人医疗机构的业务指导不够，也使其未能充分发挥作用。②

即便是被安排进入公办医疗机构的中医，也并未被真正接纳。石家庄专区在其第一人民医院和18个县的卫生院都建立了中医科或中医门诊部，但各县的中医机构长期不能纳入国家编制。衡水县不承认中医是国家工作人员，把所有的中西医都当成雇员。有些地区在中医的工作安排上，有用非所学的偏向。平山县不让中医坐诊，而是让其充任西医的司药兼会计。赵县区卫生所和行唐第七卫生所有中医却没有中药。参加工作的中医在生活待遇上也存有问题。新乐县只给很有威望的中医师史奉章卫生技术级第21级待遇，灵寿县将行医30多年的老中医李玉田确定为技术级第19级，无极县中医席瑞林连级别都没有，待遇还不如卫生院的一个护士。更严重的是个别县份一度规定，干部吃中药必须经过卫生科批准。③ 另外，中西医之间的学术隔阂，也使其难以团结。这些都限制了广大中医作用的发挥。

以上问题在全国的普遍存在，可从新华社的《内部参考》刊登的相关报道中获悉。1954年下半年，《内部参考》即有8篇关于各地召开中医座谈会以及各地中医对中央中医政策反映的文章。1955年，该类文章数量有所下降，仅为7篇，1956年又上升为14篇。上述文章反映的问题主要集中于以下几个方面：一是轻视、排斥、打击西医的现象仍然存在；二是中医依然生活困难，工作条件很差；三是各地中药收购困难，脱销严重；四是西医学习中医难度较大，难有收效。

相比之下，河北省中医政策在基层的落实虽然存在上述问题，但在省级

---

① 河北省委文教部批转《石家庄地委批准专署文教卫生党组关于执行团结中西医政策问题向地委的报告》（1956年4月27日），河北省档案馆藏，档案号：1027－1－17。
② 河北省卫生厅党组：《关于召开河北省1955年卫生行政（扩大）会议的报告》（1955年4月29日），河北省档案馆藏，档案号：1027－1－57。
③ 河北省委文教部批转《石家庄地委批准专署文教卫生党组关于执行团结中西医政策问题向地委的报告》（1956年4月27日），河北省档案馆藏，档案号：1027－1－17。

层面挖掘整理中医土单验方、中药种植采收和中医培养、激发中医工作热情等方面，还是取得了较为显著的成效，并且走在了全国各省级单位的前列。这些成就的取得主要得益于卫生厅的两位领导的重视和支持。

1955 年，段慧轩由河北省卫生厅副厅长升任厅长，郗光调任副厅长。段慧轩（见图 1-5）出生于 1887 年，清末民初时期曾留学日本 8 年，先后在爱知医科大学和熊本医科大学习，专修西医内科。抗战开始后，曾在冀中军区卫校、冀中战区、晋察冀军区、延安高干休养所担任教师和医生；解放战争时期，在冀中军区卫生部任医药顾问。虽然他本人是西医，但对中医非常认可与支持，虽然任厅长时已年老体衰，但仍致力于发展中医药事业。

郗光时年 33 岁，参加抗日战争之前学过中医，对卫生工作并不陌生，并深知基层

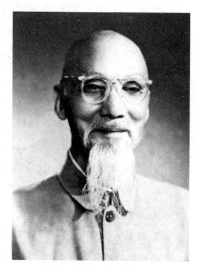

图 1-5　段慧轩

医疗诊所的优势与难处，非常赞同并认真执行段慧轩支持中医的各项举措。为改善中医整体水平偏低的状况，1953 年河北省厅在保定市开办了中医进修班。随后唐山等地也先后组织了为期 3 个月的中医进修班。1956 年，段慧轩主持成立了河北省中医研究院暨河北省中医进修学校，以提高本省中医的科研和技术水平。中医进修学校设在石家庄市，任务是培训在职中医人员，每半年为一期，系统学习西医基础课和中医基础理论及临床各科。1958 年，毛泽东提出"中国医药学是一个伟大宝库，应当努力发掘，加以提高"，让两位厅长看到了中医发展的巨大潜力和美好前景。已年届古稀的段慧轩不顾病体尚未完全恢复，抓住这个有利时机，提出要在河北省建立中医学院。

是年 6 月，位于石家庄的中医进修学校迁至保定，与中医专科学校（原中医进修班）合并，命名为河北中医学院。2017 年 10 月下旬，笔者有幸采访了当年中医进修学校的学员，83 岁的李彬之老先生。李老 1954 年开始在姐夫所在的联合诊所边司药边学医，1957 年下半年考上中医进修学校，次年又考入该校首届中医师资班。关于那段经历，李老依然记忆犹新：

（19）57年考中医进修班是在县里考的，考试由各县卫协会组织。进修班的临床课由校附属中医院（现石家庄市中医院）的老师讲课。医学课程除了中医四部经典外，还有中医内科、中药、方剂、诊断医史等科目。进修学员大多数是中医所带的徒弟，没有参加过系统的正式学习。有的人虽然吃力，但也跟得上，毕竟都是通过考试进来的，大家非常珍惜学习的机会，收获很大。这半年的系统学习，为我后来为进入师资班，奠定了良好的基础。

1958年初，河北省中医进修学校招收师资班，招收行医满8年，有一定理论知识和有实践经验的医生。我虽然还不够要求的行医年限，但由于进修班成绩好，医疗技术高，获取了考试资格。当时，因为治好了多例疑难杂症，我已经在当地小有名气。师资班是在石家庄统一考试的，本来打算招收200人，由于符合条件的人太少，出的题目难度又大，只招收了108个学员，分成两个班，号称"一百单八将"，我是最年轻的一员小将。师资班虽然也是招收在职医生，但学员标准提高了，必须有行医经验和理论基础，教学内容和方法也与普通班不同。师资班是培养老师的，不但医术要高，还要会讲课。因此，采取了边学习、边写讲稿、边上讲台的教学方法。为了办好师资班，经河北省卫生厅同意，由河北省中医专科学校校长黄月庭专程从南京中医学院请来18位优秀老师，分别在位于石家庄和保定的中医进修学校任教，教给学员怎么写讲稿怎么讲课。每个学员都得试讲，锻炼授课能力，必须会写讲稿，能上讲台。然后老师根据讲课效果评分，并提修改意见。因此，这届师资班毕业生的水平都比较高。

除了学习讲课，师资班的学员还参与编写中医教材。根据开课的科目，成立了医史组、金匮组、伤寒组等几个编写小组，我被安排到中国医学史编写组。编写的中医教材，交学校备用。其中，《新编伤寒论》已由日本学者武藤达吉、永冈孝子译成日文公开发表。《伤寒简明释义》由河北省卫生厅厅长段慧轩作序，在河北人民出版社出版。其他小组的成果由于校舍搬迁都遗失了，很可惜！

除完成教学任务外，校方还组织师生献方工作。进修学校从1956年建校以来，共有22个班，进修班和师资班的全体师生争先恐后地献出自己的秘方和验方，汇集验方20多册。学校组织师资班学员对验方进行审选，我参加了这项工作。在审选中，以"一般方剂而治疗特殊的

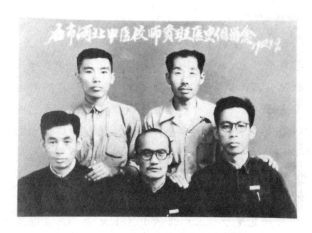

图 1-6　河北中医进修学校师资班合影

疾病和特殊的方剂而治疗一般疾病"作为编选的大原则，对于同种疾病而治疗方剂不同，且都有良效者，可兼收并蓄，治疗一般疾病的一般方剂不予选录。在 1000 多个验方中，依据上述原则，选出 133 方，编辑成《验方集选》一册。其中内科 60 方，外科 40 方，妇科 16 方，儿科 8 方，五官科 9 方。

　　1958 年 7 月，叶剑英元帅视察河北中医学院，学校特意按排我们中医师资班的同学，冒着小雨在学院门口迎接叶帅的到来。这是中央对河北中医教育事业的关怀和支持，叶帅指出：日本对中药有研究，中医学院应增加日语课。从此，全国中医高校都增加了日语课。

　　师资进修班下半年的课程以实践为主。这年夏秋，河北省暴发了新中国历史上最严重的一次伤寒疫情。伤寒病人自 8 月份开始增加，10 月份达最高峰，这次伤寒流行面积广，传播快，流行面积达全省总市县数的 94%。这次疫情受到河北省委和卫生厅的高度重视，中医进修学校师资班的学员参加了伤寒防治工作。我们被派往白洋淀附近的徐水、安新、雄县一带。我所在的三台乡伤寒病人较多，病情危重，体温大都在 39 度左右，有的达 40 度。当时基层没有医院，只好在村里找了三间房作为病房，地上铺些干草被褥作为病床。这三间病房收住了 30 多人。我采取了同病同治法，开了一个 30 多个患者用的重剂量药方，放在一口大锅里煎药。让患者同时同剂量服药，一日三次。经十几天的治疗，30 来患者全部痊愈。我将这次防治伤寒的经验，撰写了一篇论文——《葛根黄芩黄连汤加减治疗肠伤寒经验介绍》。疫情稳定后，我们师资班的学员才回到学院。

1958年底，师资班学员毕业（见图1－6），1959年正式安排工作。其中，5人留校任教；我和20多个同学到河北省中医研究院工作；还有5名分别分配到河北医学院二院和天津总医院；其他同学大都充实到地区、市、县级医院工作。研究院主要研究方向：一是中医文献情报的研究，二是中医临床的研究，三是针灸经络机制的研究。上班第一年，我那篇关于伤寒治疗的论文发表在国家级刊物《中医杂志》上。这是河北省中医研究院建院一年后，首次在刊物上发表学术论文。我因此被评为"五好干部"。

我到中医研究院后，河北省的中医十大运动正在进行中，我们参加了其中的采风访贤工作。我和同事们在省内150多个市县以及天津、山东部分市县，进行广泛的采风访贤工作，通过拜访各地的名老中医，收集了大量民间土单验方和中医藏本珍贵资料，为新成立的中医研究工作打下了深厚的基础。①

中医十大运动是由有卫生厅发起的，开始于1956年，主要包括以下内容。

第一，发动全省卫生人员学习中医政策运动。针对各级卫生行政人员政策素质普遍偏低的现状，抓住消极的典型人和典型事，做了深刻批判。各级卫生部门的干部，自上而下地进行自我思想检查。同时，逐级召开中医代表会，征求意见，听取批评。不少市县把贯彻中医政策列入政府工作内容，在人代会、三级干部会上进行传达贯彻。卫生行政部门除了深刻检查过去不符合政策的做法外，还拟定出今后执行中医政策的具体措施，如组织西医学习中医，建立中医机构，对中医业务做了合理部署、统一安排。东光县委编写了贯彻中医政策的宣传材料，对全县广大群众进行了广泛深入的宣传教育，严厉批评了排斥中医的思想，迅速提高了卫生人员的思想政策水平，扫清了贯彻中医政策中的障碍。

第二，开展中西医大团结运动。为了进一步加强中西医的团结合作，河北省卫生厅在全省卫生人员中开展了一个中西医大团结运动。所有的专、市、县、区均召开了中西医大团结运动大会，并在大会之后，积极开展不同

---

① 笔者与李彬之访谈录，2018年10月27日于李彬之家中。李老还保存了大量中医研究院成立初期出版的刊物，以下刊物图片均摄于李老家。

形式的团结慰问活动，不少市、县的党政领导亲自召开了中医座谈会或茶话会。如围场县第一、第二书记及正副县长在中秋节当晚，亲自主持召开了30余名老中医茶话会，畅谈了几年来的中医工作。年逾古稀的老先生张景明和李世泽兴奋地说："中国有史以来，从未像现在的政府对中医这样重视，我们一定做好治病救人的工作，把晚年献给人民。"年过花甲的老中医边金耀非常激动，当场从怀里掏出珍藏多年的秘方三本，双手献给了县委书记。通过这次运动，中西医之间的团结出现了崭新的局面，广大中西医在形容当时的盛况时说："中西医团结振人心，欢乐犹如庆新春。"

第三，开展访贤求贤运动。为发掘中医人才，河北省卫生厅在全省范围内发起了访贤求贤运动。先由省里组织了拜访中医工作团，深入各专区进行访问。然后各专区、市、县、乡也相继组织拜访团，通过召开座谈会和登门访问的方式，了解中医情况，讲解党的政策，征询意见，挖掘宝藏，发现人才。对于中医提出的一些问题和要求，能够解决的当即予以解决，当时不能解决的经过政府部门统一研究后，逐步予以解决或安排。这次运动历时9个多月，所到之处，受到广大中医和当地干部群众的欢迎和重视。许多中医主动向党和政府献方、献宝、献书，决心为继承和发扬祖国医学遗产而奋斗。

第四，开展全民性的采风运动。为了进一步挖掘祖国医药宝库，河北省卫生厅发起了一个全民采风运动。口号是"人人献计，个个献宝，把散在民间的东西挖深、挖透、挖光"。据不完全统计，通过这次运动，采集单方、土方达16.2万多件。这些药方治疗范围很广。据河间县统计，苦战3天，就收集到1790个方子，经初步审查，有1092个方子具有很高价值。该县小黄家村有一位60多岁的史老太太，用燧石割治顽癣有特效，曾先后治愈过600多名顽癣病人。沧州专区一位70多岁的老农民，献出了一个治疗顽固性皮炎的特效方，对于癣、疥、湿疹等多种皮肤病有显著疗效。保定专区民间有一种针灸治疗流行性感冒的方法，只用针刺破手指头上的少商、中商、老商3个穴位，即有显著疗效。经过对80例病人的治疗观察，一次治愈的即达80%以上，有效率为100%。

第五，依靠群众，大办中医教育运动。仅仅几个月时间，河北省的中医学校就由原来的几所发展到121所。这些医学院校以中小型为主，办学简陋，经济适用，理论与实践结合。这是当时党在教育工作上的一项重要原则，也是应该遵循的方针。在这次运动中，河北省各地出现了许多新的教学形式。如河间县中医学院创造性地采取了巡回医疗队的形式，在讲完一段时间课程后，即组织医疗队由教师分别率领学员深入农村，边学边实习，把田间当课堂，把病家当门诊，树下上课，场边讨论。结合实际病例，一面讲一面治，随学、随治、随总结，学以致用，教学质量很高。易县中医学校先学《药性赋》《脉决》《医学入门》《中医捷径》《针灸学》，然后再学《内科》《妇科》《儿科》，最后学《伤寒论》《内经》《金匮》等经典著作，循序渐进，学员易于接受，学习劲头大、进步快。老中医带徒弟也有了新发展。如定兴县由一师一徒，发展到一师多徒或多师多徒，采取随师出诊、学生治病、教师指导的办法进行学习。

第六，普遍开展西医学习中医运动。为推动中西医结合和中医事业的发展，河北省还普遍开展西医学习中医运动。首先通过召开会议，研究方案、制订计划，然后以动员报告、电台广播、组织讨论等方式广泛宣传，进行酝酿。其次在"系统学习、全面掌握、整理提高"的方针指导下，采取了业余自修、拜中医老师、随中医伴诊、上业余中医学校、听中医学术报告、组织中西医会诊、建立西医学习中医在职和脱职班等多种形式，促使西医学习中医。在7个省辖市建立了8个在职西医学习中医班，有279名学员。随后又组织了一个有24名学员的脱产班。在这次运动中，广大西医纷纷向党写申请书，表示决心。有的主动拜中医为师，开拜师大会，使学习中医运动很快形成高潮。

第七，发动群众，大搞中医研究运动。除中医院校外，河北省还建立了许多中医研究组织，负责总结和研究中医经验。1956年成立河北省中医研究院后，又在一些大医院建立了中医研究组织，中医研究工作取得了较为显著的成绩，比较突出的有石家庄的治疗流行性乙型脑炎疗法、唐山市的治疗脑脊髓膜炎疗法、承德专区研究推广的治疗梅毒特效药——"清血搜毒丸""三仙丹"。鸡苦胆治疗百日咳、四妙永安汤治疗栓塞性脉管炎不用截肢、清肠饮治疗急性阑尾炎不开刀等在民间流传较广的土、单、验方也在中医研究中得到认证。此外，正骨、针灸治疗聋哑和精神病，以及肺结核、破伤风、肿瘤等疾病的中医疗法研究也取得了一定的进展。在探讨和整理中医学理论与临床经验方面，也取得了一定成绩。短短几年中，共出版发行《医学衷中参西录》、《十万金方》（包括《内科一集》《外科一集》等15个分册）、《妇产科治疗法》、《麻疹中医疗法》、《流行性乙型脑炎中医治疗法》、《医学传心录》和《民间验方》等十几种书籍20多万册（见图1-7、图1-8）流传于国内各省和南洋一带，深受国内外医界欢迎。20世纪70年代以后再版的部分书籍如图1-9所示。

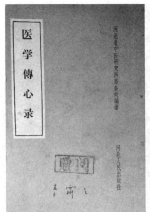
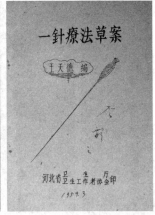
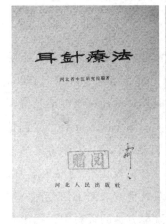
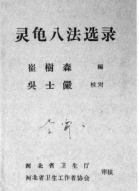
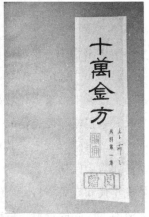

图1-7　河北省中医研究院出版的部分书籍原版

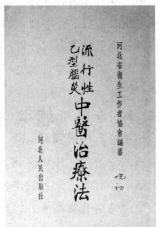

治疗经验和反覆地讨论研究，取得了此较一致的认识。为了有助于今后脑炎的治疗及广泛开展治疗脑炎的研究，会后指定了钱乐天、李同样等中医整理值得大家参考。希望诸位以这。

本题题在於贯徹「预防为主」的方针，大力减疾、防蚊，减少感染机会。因此，应介绍和研究治疗脑炎的经验。同样，介绍和研究中医治疗脑炎的还好。中医和西医应该团结起来，被此学习、帮助和合作，共同作好脑炎的防治工作。因急於付印，缺点在所难免，希望提出补充或修正意见。

河北省新生雾县眼长
河北省卫生工作者协会主任
　　段慧轩

一步提高中医治疗的作用。

当然，及时的正确的治疗是十分需要的。但是，防治脑炎的很

流行性乙型脑炎，是一种带有季节性的急性传染病。近几年来，我省部分地区曾经发生过流行。由於党和人民政府的正确领导，贯徹了「预防为主」的方针和採取了一系列的防治措施，降低了病死率，是全體卫生工作者和全省人民一致努力的结果。

在防治脑炎的过程中，中医发挥了很大积极性，尤其在实践治疗中，中医更有顯著的效验。证明中医对於传染病的防治同样有其有很高的实用价值及研究价值。

为了发揚中医治疗脑炎的作用、維护人民健康、支持社会主义建设，一九五五年五月我省曾经召开了一次「中医防治乙型脑炎座談会」，邀請了十名富有脑炎治疗经验的中醫参加，經過彼此交流。

序　言

河北省卫生工作者协会编著

河北人民出版社

图1-8　《流行性乙型脑炎中医治疗法》扉页及段慧轩所作的序言

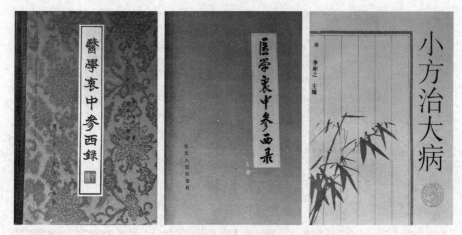

图1-9　20世纪70年代以后再版的部分书籍

上述书籍中，最为珍贵的是段旭晨老先生献给河北省卫生厅的清朝太医院"治方"和"配方"抄本。段旭晨早年在清宫供职，于光绪二十六年（1900）请书吏按原书抄录，秘藏数十年，视为珍宝。民国时期，历经军阀混战及帝国主义武装侵略，段逃避战祸，亦随身携带，唯恐遗失。新中国成立后，受到党的中医政策感召，不私其藏，于1954年将其献出。1959年，卫生厅将该书移交河北省中医研究院。为查证段旭晨所献"治方"与"配方"的原书名称、集成年代和有关资料，该研究院派人赴北京图书馆及其他较大图书馆查询，均无清朝太医院的资料。后在国家档案馆的清朝太医院配方类的资料中，找出与段献抄本有关资料6种。经过详细查找和比对，确定了该抄本内容的真实性，同时也发现段献抄本搜集的范围很广，多是从历代方剂和清宫临症记录簿中，逐渐积累起来的方剂资料，并选优分类编纂。因当时尚无比较完善的太医院配方文献，段献抄本又残缺不全，因此，河北省中医研究院在段献抄本基础上补充整理的《清太医院配方》（见图1-10），是我国医学史和临床上史难得的珍贵资料。该书的出版，使"旧时王谢堂前燕"，终于"飞入寻常百姓家"。

第八，中医温课运动。为了提高广大中医的医疗技术水平，继承和发扬祖国医学遗产，1956年河北省在全省范围内开展了大规模的中医温课运动。不到半年时间，全省就建成了165所中医业余学校，有2.164万名学员。广大中医情绪非常高涨，举行了开学典礼，互相祝贺，盛况犹如过节。1958年以后，中医业余学校有了进一步发展，有的并入业余中医大学，有的改为中医进修学校。全省有中医业余大学7所，中医进修学校35所，中医业余学

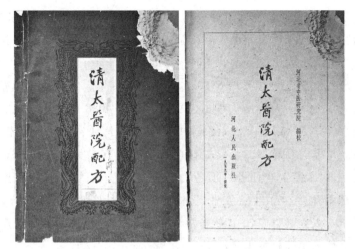

图 1-10 《清太医院配方》封面及扉页

校 96 所，有 2.394 万名中医参加业余学习和进修。河北省中医学院增设了中医进修系，培养师资；开办了中医进修班，使广大中医在业余学习的基础上，继续深造，进一步提高其医学理论和医疗技术水平。通过中医温课运动，有 2.39 万多名中医学完了《内经》《伤寒论》《中国医学史》等课程，不但提高了理论和技术水平，而且思想觉悟也得到显著提升。

第九，普及针灸运动。针灸是我国医学中的重要组成部分，具有经济、简便、疗效高、易懂、易学的优点，对保证人民健康有重大作用。为了普及针灸，河北省卫生部门举办针灸训练班，培养针灸师资 400 余名，每县有针灸教员 2~3 人。张家口专区针灸师培训本地医生、干部、群众，有 15.49 万多人学会了简易针灸。宣化、商都、万全、阳原、怀安等县基本达到户户有针灸员、家家会针灸的程度。

第十，开展群众性药材生产、收购运动。随着工农业生产的发展以及中医政策的深入人心，对中药材的需求逐渐增加。河北省开展了群众性药材生产、收购运动，提出"大力发展祖国医药遗产，在党的领导下，发动群众，协作各方，鼓足干劲，力争二三年内改变河北省药材工作面貌，人强马壮，发展生产，建设社会主义"的奋斗目标。为完成以上目标，首先批评了药材生产经营上重大轻小，重数量轻质量，重贵重的大宗药材轻不值钱的小品种药材，不敢大胆引种、试种珍贵药材等保守思想。其次在山海关等地建立了数十处药材试验场，并开办了药材技术学校，实行就地生产，就地供应。1958 年，河北培植药材面积比 1955 年增加将近 3 倍。红花、生地、党参、半夏、佛手等 27 种药材全部引种成功。黄芪、甘草、马兜铃、全虫等 25 种野生动植物药材的家种家养也先后试验成功，并开始大量培植、饲养。

在大力开展十大中医运动的同时，河北省还开展了上山寻宝运动。在各地商业局统一组织下，共派出 6780 多人次进山探宝，在当地牛羊倌、老药农的配合下，勘察了大青山、都山、小五台山等 4088 座大小山头，发现野白芷、百合、党参、海蛆、佛手参等 42 种曾认为河北省不出产的药材。

在各级党委的领导下，紧紧抓住药材生产季节，发动群众、依靠群众，采取了"三摸（摸生产任务、摸劳力、摸药源）、一统（统一安排劳力）、六结合（药材生产与卫生、农业、林业、畜牧、水利、商业结合）"等办法，开展了"人人尝百草，个个当神农，上下左右齐动员，保证药材都下山"的群众性采集药材突击运动。

在药材供应方面，河北省建立了星罗棋布的供应网点，广大医药商业的职工披星戴月、跋山涉水送货上山、下乡、下厂，做到哪里有人有医，哪里就有药。在"产什么，收什么，产多少，收多少，哪里有哪里收"的口号下，医药商业职工普设收购点，采取"就地收购，就地加工，就地保管，就地运输"的办法，使药材收购工作取得了很大成绩。

短短几年，河北省中医药十大运动取得了突出成效。各地的国家医疗机构普遍设立了中医院、中医科或中医门诊部，吸纳了 3700 多名中医。随着"人民公社化"运动的开展，全省绝大部分中医都进入了人民公社医疗卫生组织。大量中医院校和业余学校的建立，提高了中医技术水平，培养了后继人才，中医人数发展到 4.3 万余名。

中医政策的贯彻落实，改变了对中医歧视、限制、排斥的现象，使广大中医的社会地位大大提高，尊重中医逐步成为社会风气，并选举出很多中医为人民代表和政协委员。全省中医被选为各级人民代表和政协委员的有 1868人。河北省的中医工作走在了全国各省级单位前列。[①]

1958 年 11 月，全国中医中药工作会议在当时的河北省省会保定召开。为此，卫生厅特地在会前举办了"河北省中医中药展览会"。该展览会共分红旗（采风）、回春、卫星、神农四个馆，展品 2973 件，其中展出实物 1388件，展牌 1585 件，展示了中医中药工作十大运动的部分成果（见图 1-11）。

---

① 郗光口述，白正整理《岁月无痕——郗光口述回忆录》，中国文史出版社，2014，第 226～238 页。

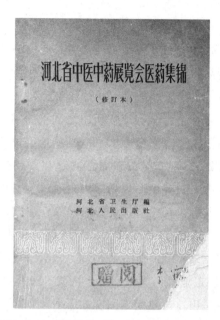

图1-11 1958年11月编撰的《河北省中医中药展览会医药集锦》

在随后的全国中医中药会议上，卫生部就今后中医中药工作的安排提出7点意见：（1）开展西医学习中医的群众运动；（2）大力培养中医新生力量，一方面广泛发动中医带徒弟，另一方面努力办好中医学院和中医学校；（3）开展群众性采集秘方、验方的运动；（4）大力推动医院工作改革；（5）加强中医药研究工作；（6）大力发展中药生产，加强中药经营管理工作；（7）对民族医学也应予以尊重和重视，做认真挖掘和发扬的工作。

当时，河北省已经做到了上述7点意见中的绝大部分。令人惋惜的是，"大跃进"和随之而来的三年自然灾害，打乱了原来的工作安排，"有设备、有技术，总之有条件生产而缺乏安排，更吃紧的是原材料排不上队"，是当时医药生产的主要问题。同时，医疗器械生产被其他机械生产"挤掉了"，小品种"丢掉了"，合厂并社把一些品种给"并掉了"，医药生产受到严重影响。在中草药采集方面，"从领导问题上说有被忽视的现象，特别是劳力排不上队，所以部分野生药材产新时无人刨采，家种药材缺乏田间管理，产量下降，收购计划只完成88.7%，比上年下降6%。张家口赤诚、怀安生产贯众无人刨采，来了疫情要求天津市支援。邯郸地区大量出产苍术和黄芪，1957年收购27万斤，1958年收量甚微，不得不从山西调入5万斤，这是极不应该出现的反常现象"①。1959 年初，浙江、江苏、上海、辽宁等地也出现严重的中药供应紧张和脱销等问题。浙江省是全国中药材主产区之一，全省已收购应用的中药品种达 400 余种。1958 年第三季度末，在批发环节上全省脱销的就有 195 种，供应紧张的有 120 种。② 辽宁省市场脱销的中药达 100 种以上，中药配方常常不全，影响疗效和中医政策的贯彻。归纳起来，造成中药材供应紧张的原因主要有 5 个方面：一是实现人民公社化后，各地农村普遍建立了医疗保健网，特别是保定中医会议以后，吃中药的人空前增多；二是中药材生产尚未纳入农业生产规划之内，对采集与培植药材所必需的劳动力缺乏统一安排，药材生产没有保证；三是库存空虚，在"双反"中对库存药材有不适当的批判，以后商业部门即把收购药材由 100 多种压缩到 10 多种，生产上也相应压缩产量；四是医疗部门需要和轻工业需要存在矛盾，"大跃进"开始后，轻工业部门大量利用土茯苓、桔梗、车前子等药材造酒、制饼干、造纸等；五是出口与自用之间存在矛盾，如杏仁、蜂蜜等就是如此在自用与出口上。③

虽然 1959 年中药材生产有了"巨大发展"，比 1958 年栽培面积扩大一倍左右，达 360 多万亩，总产值也比上年增长 39%，④ 但是由于上述问题没有得到解决，加上"大跃进"，其后果就更加显露，1960 年中药材供应存在严重的紧张、脱销现象。紧张脱销的药品由 1959 年的 45 种增加到 95 种。有些药厂追求产值、利润，中药成品粗制滥造，质量低劣。如湖北武汉的两个中药厂生产的 200 余种中成药不合格，乱改乱代的即有 81 种，其中 29 种根本不能用。1960 年入冬以后，全国发生了人数较多的水肿病、干瘦病和妇女病（闭经和子宫脱垂），药品供应顿时更加紧张。

中药材生产方面持续存在的问题主要有以下几个方面。

第一，农业连续两年遭灾，中药材主要品种产量下降，种植面积减少。1960 年当归、附子、川芎等种植面积比 1959 年缩小 40% 以上，加上各种自然灾害，如广东砂仁受冻、东北红花遭水淹等，收成受到严重影响。有的地

---

① 河北省委批转省卫生厅、商业厅、农林厅、化学工业局党组《关于医药生产供应问题的报告》（1959 年 2 月 17 日），载中共河北省委办公厅编《河北建设》（党内刊物）第 451 期，河北建设编委会编印，1959，第 21 页。
② 《浙江省中药材生产和经营业务上存在的问题》，《内部参考》第 2674 期，1959 年 1 月 2 日。
③ 《辽宁、江苏中药供应紧张》，《内部参考》第 2694 期，1959 年 1 月 26 日。
④ 《1959 年中药材生产有巨大发展》，《内部参考》第 2960 期，1953 年 1 月 15 日。

方片面理解以粮为纲而忽视全面发展多种经营，抽走药材生产的土地、劳力和肥料，或是缺乏统筹安排，不加管理，使药田发生草荒。甘肃省把大批当归迁移上山，而分配劳力、肥料不足，又遭天旱，当归的亩产由 250～300 斤降至 1959 年的 80 斤、1960 年的 73 斤。黑龙江的鹤岗、华川、宁安等县甚至毁掉了 50% 已种的多年生药材，改种了其他作物。此外，群众把药材当副食品吃掉的现象也很严重，据甘肃、青海、湖北、河北、辽宁、天津等 11 个省市的不完全统计，被吃掉的药材就有 45 种，达 1200 多万斤。

第二，"浮夸风"也成为药材供应紧张、脱销的原因之一。1959 年全国药材种植面积原为 722 万亩，年终落实为 305 万亩。原布置种植附子 3 万亩，实际上种子只够种植 6000 亩。有的地区上报不实，使供应计划落空。甘肃省计划种当归 7.1 万多亩，实际只种 8200 多亩，只占计划的 11.5%。在药材收购上也有浮夸现象。云南楚雄上报收购龙胆草 40 万斤，实际只有 1 万斤；丽江上报收购青木香 100 万斤，实际只收 3 万斤，结果云南省内根据原报数字和省外订的供应合同不能执行。

第三，药材生产、收购中的收益分配不合理和某些药材收购价格偏低，影响了社员生产药材的积极性。有的地方不贯彻中央指示，把社员房前屋后种植的药材和利用假日工余采挖的药材全部归公，不给报酬。有的购销店不愿收购社员出售的药材，认为这是制止"自发势力"，或者对某些药材压低收购价格，影响社员收入。

第四，药材运输的迟缓或排不上队，形成了产地积压、销地脱销的现象。云南各专县积存 1 万吨左右的药材，有的已积压两年以上，霉烂变质，损失严重。治疗妇女病急需的当归，全国脱销，而在丽江就堆积了 10 吨，大理的 5 吨当归已经堆积了两年。治疗水肿病急需的党参、黄芪、茯苓和全国紧张脱销的黄连、川芎、砂仁、牛膝、乌梅等，云南省也有积压；新疆、青海、甘肃、内蒙古、山西等地都积压着大批量的多种药材。运输中包装不好，损耗也很严重；福建 1959 年从新疆起运甘草 3 万斤，由于包装不好，运到后只剩 8000 斤；北京从外地调入的 39 万斤药材，在途中损失 4.5 万斤。

第五，资本主义经营思想也加重了药材供应的紧张和脱销状况。不少单位存在不顾医疗需要，追求产值、利润的作风。昆明市药材公司把拨给他们加工白药用的 250 斤三七，加工成三七补酒等向外地销售。江苏个别药材公司把供应紧张的当归制成药酒运销外省。许多药厂不接受小品种、产值低、利润低的加工任务，而对产值大、利润高的却自动加码，同时提高出厂价格。

第六，不按照国家批准的出口计划，自行增加出口额。对安徽出产的白芍下达的出口任务是 3200 担，实际出口则达 8000 担，超过计划任务的 150%；湖北的黄连出口超过计划的 465%；河南的半夏没有出口任务，也出口 1100 多担，而对于 1600 担的调拨计划却只完成 79%。河南、广东、云南等地区，外贸部门还直接向县、社生产单位收购药材，甚至采取了抬高价格和承诺赠送汽车和拖拉机的方法，增加出口药材。[①]

虽然卫生部举行的全国药政会议提出了许多改进的意见和建议，但是很快就因"大跃进"后的调整时期经济政策的变更以及大批医疗卫生人员的精简下放落不到实处。"大跃进"中突击建立的三级医疗保健网坍塌，中医学校也在调整时期纷纷下马。直至 20 世纪 70 年代合作医疗制度普及后，1958 年及随后几次中医药会议提出的发展方向才得以落实。

第四节　医疗卫生制度的"跃进"与调整

20 世纪 50 年代后期，是农村基层医疗卫生机构变动极为频繁的时期，新事物新名称一个紧接着一个，令人目不暇接。在县一级，1956 年，县卫生院改为县医院，然后以原卫生院公共卫生股为基础建立县防疫站（按甲、乙、丙、丁县分设 13 人、9 人、7 人、5 人），并普遍建立县妇幼保健站，但因这两类站人数少，缺乏领导，工作难以开展，1957 年 4 月即与县医院联合办公。在乡一级，1957 年底，联合诊所尚被认为是发挥社会医生潜力和积极性的较好形式，是符合"调动一切积极因素建设社会主义"这一原则的，是"将要长期存在，国家不接办。政府已确定联合诊所为基层医疗机构的基本形式，并决定要加强领导，大力扶持"[②]的。但到了 1958 年，联合诊所已被认为带有资本主义性质，与个体开业医一样已与社会发展不相适应。1958 年下半年，"大跃进"和"人民公社化"运动的开展，使农村医疗机构也随人民公社的建立和行政、经济基础的变革而进行整顿，以适应新形势的发展和需要。

---

① 《卫生部召开药政会议，检查解决中药材的严重脱销问题》，《内部参考》第 3158 期，1961 年 1 月 4 日。
② 河北省卫生厅：《关于联合诊所工作的问答材料》（1957 年 11 月 28 日），石家庄市档案局藏，档案号：49-1-78。

一 卫生工作"大跃进"

在医疗卫生制度方面，人民公社化后最显著的变化就是以取消私人单干和自营自收为变革目标，号召以原有的区卫生所、联合诊所、保健站为基础改建人民公社卫生院（附设产院），负责全社卫生防疫、妇幼保健和疾病治疗工作。每生产站设一分院（附设产科），负责本地区医疗预防和开展新法接生工作，每一分院设病床和产床。每自然村设一保健站（小型产院），小村可设一保健员（保健室），每生产队均有3员（保健员、急救员、接生员），县医院附设产院和精神病院（或疗养院），以达到社员小病不出村、中病不出站、住院不出社、大病不出县的目标，以便治病方便，节省时间，保护劳动者的健康，支持工农业建设。①

受"大跃进"的影响，如当时深泽县还提出豪气冲天的行动口号："大干二十天，实现十大化，四害全灭完，控制疾病危害，人人心情舒畅，愉快健康生产，技术革新闹翻天，千项创造，万项革新，论文雪片传，处处凯歌起，人人争状元，各级成学校，各层设医院，全面大跃进，月底报喜到省专；学先进，赶先进，最后还要超先进，盖石市，超全专，挑战面向藁（今藁城）、无（无极）、乐（新乐），乘驾卫星和火箭，最后全专（石家庄专区）全省要领先。"②

公社医院成立后，医疗力量得到了统一安排使用，对集中防治主要疾病、改造医务人员的思想等方面起了很大作用；但由于原有医疗机构一律集中到公社，管理一度出现混乱，再加上公社化后"平调"现象严重，结果发生了不少问题。其一，"上调"联合诊所和一部分生产队办的保健站的资金，有些未逐步还清，甚至没还，原投资的医生和生产队意见很大，认为属于"平调"，要求迅速处理。其二，农村医务人员中存在国家医务人员和非国家医务人员两种待遇，不一视同仁，打击了部分医务人员的工作积极性。其三，医务人员过于集中，公社卫生院一般有15～25人，技术好的医生大多集中在卫生院，卫生院以下只有若干卫生所，对半农半医的"土医生"作用

---

① 中共深泽县委员会、深泽县人民委员会：《关于高举共产主义的红旗、乘驾卫星火箭，使全县卫生工作跃进再跃进的意见》（1958年），深泽县档案馆藏，档案号：2-1-149。

② 中共深泽县委员会、深泽县人民委员会：《关于高举共产主义的红旗、乘驾卫星火箭，使全县卫生工作跃进再跃进的意见》（1958年），深泽县档案馆藏，档案号：2-1-149。

又估计不足，怕他们收费高，出医疗事故，在若干方面对他们进行限制和排斥。对农村的接生员缺乏业务指导，生产队又不重视接生工作，使部分接生员不起作用，又恢复使用过去的旧法接生。这些都导致生产第一线医疗力量薄弱，群众就医不便，因此不少生产大队要求将医生下放回村，由生产大队自办保健站。①

为了解决县、公社医疗机构人员拥挤与基层卫生工作薄弱的矛盾，各地对农村医疗机构进行了整顿，精简公社卫生院人员，恢复和建立卫生所和地段医院；合理分设医疗保健站，适当安排医务人员。实在不能在卫生所（地段医院）、保健站工作的老年中医，采取与卫生所（地段医院）或保健站挂钩的方式，即医生只能开方，病家到挂钩机构取药，医生报酬亦到挂钩机构领取。

这次整顿对改善人民公社化初期医疗工作的混乱状况及其给广大群众带来的不便起到了一定作用。但由于仍实行单独核算、各计盈亏、开大方、要大价，要求保健站必须上缴利润等的现象依然存在，不仅加重了病人负担、浪费了药品，而且影响卫生防疫工作的开展，当年的伤寒疫苗多数未全部注射下去。妇幼工作也缺乏专人管理，导致产院、幼儿园、托儿所的卫生保健工作都存在问题，不能及时解决。因此，农村医疗卫生机构亟须进一步整顿。

1959年7月，庐山会议召开，旨在进一步总结1958年以来的经验教训，继续纠正实际工作中的"左倾"错误。然而，由于众所周知的原因，"纠左"转向"反右"。庐山会议后，在"反右倾、鼓干劲"的口号鼓舞下，全国再次发动"大跃进"，掀起新的生产高潮。在工业、农业相继提高计划指标的同时，农村医疗卫生工作也随之卷入了新的"跃进"高潮中。

9月29日，河北省委批转卫生厅党组关于《整顿农村医疗保健组织问题的报告》；紧接着，河北省人民委员会在交河县召开了全省农村卫生工作会议。会上，卫生厅厅长韩启民做了题为《更高地举起总路线红旗，掀起农村卫生工作跃进的新高潮，积极为工农业生产的更大跃进服务》的报告。会议始终贯彻了"反右倾、鼓干劲"的精神，使与会代表"更加深刻地体会到党所制定的'鼓足干劲，力争上游，多快好省地建设社会主义'的总路线

---

① 晋县人民委员会卫生科：《关于三年来的卫生工作总结简报》（1961年11月20日），晋州市档案馆藏，档案号：26-1-5。

是完全正确的"，因而"情绪异常高涨，干劲很足，许多地区在会议期间制定跃进计划，有的拍电报向当地党委汇报会议情况，争取提前贯彻会议精神，力争上游"。此次会议"确定今后卫生工作的主要任务就是彻底反掉右倾，鼓足更大干劲，大搞以除害灭病为中心的爱国卫生运动，带动全面卫生工作大跃进……力争明年全省基本消灭四害，后年彻底消灭四害，实现四无省"。在农村基层医疗机构方面，提出"结合整风整社，全面整顿公社医疗保健组织"，"必须坚决坚持社会主义方向，对个人开业医生和退回联合诊所的医疗机构，经过整顿，加强教育，吸收到公社医疗机构中来"①。为完成以上任务，河北省还发起一个"学先进、比先进、赶先进"的竞赛活动。

12月10日，省委在各级医院院长会议上对农村医疗保健组织的性质、任务和体制做出了明确规定。

在机构设置方面，将现有地段医院、卫生所、联合保健站改为公社一级，设公社卫生院，管理区设卫生所，生产队根据自身条件、医务人员的多少适当设置保健站或保健室（设有专业中西医务人员的定名为保健站，仅有不脱产保健员、接生员的为保健室）。在人员编制上，遵循"维持现状、个别调整、服务生产、便利群众、充实基层"的原则，卫生所设5~7人，并明确专人管财务、卫生防疫、妇幼保健等工作；保健站根据情况设3~5人；保健室设不脱产的保健员、接生员各3~5人。在领导关系上，公社卫生院在行政和政治思想上受公社党委和公社管委会领导，业务上受县医院指导；管理区卫生所行政上受管理区领导，业务上受卫生院领导；生产队保健站（室）行政上受生产队领导，业务上由卫生所指导，保健室业务上受保健站领导。在财务管理方面，卫生院、所保健站（室）的资产（包括原联合诊所的公积金、公共基金）为公社集体所有，由卫生院（所）掌握，用于发展本公社的集体卫生福利事业。在经济管理上，卫生院、卫生所、全部或部分保健站（室）实行统一核算、共负盈亏，其余保健站（室）由生产队承包起来；或采用卫生院、所实行统一核算、共负盈亏，保健站（室）由生产队包起来的办法。在医务人员工资方面，如束鹿县规定凡国家下放的人员仍原薪照发，其他人员一律采用固定工资加奖励的办法。医生工资一般在30~

① 河北省卫生厅党组：《关于召开全省农村卫生工作会议情况向省委的报告》（1959年11月18日），石家庄市档案局藏，档案号：49-1-103。

45 元，最高不超过 60 元。行政人员和其他人员工资在 20～35 元，最高不超过 50 元。①

这样整顿后，基本达到了预期的整顿目标，不仅保证了医疗机构的福利性质，解除医务人员在生活上的顾虑，减少滥用贵重药品、多用药品的浪费现象，减轻群众负担，保证疗效，而且使"几千年来医生收入建立在病人痛苦基础上的生活方式一去不复返了，从而使医生生活质量在生产不断发展的基础上也得到逐步提高，广大医务人员的积极性大大发挥出来"②。

正当河北省医疗卫生工作的"学先进、比先进、赶先进"运动兴起之时，11 月 12～21 日，全国农村卫生工作现场会在山西省稷山县召开，目的是推广稷山县农村卫生工作的经验，"反右倾、鼓干劲"，组织农村卫生工作继续"大跃进"。此次会后，在全国范围内掀起了"学稷山、赶稷山、超稷山"的热潮，并出台了《关于人民公社卫生工作几个问题的意见》，提出"现阶段应广泛推行社员集体保健医疗制度"，③ 得到中共中央的肯定，并传达到全国各省区市。

稷山会议后，多数农村公社医疗机构实行的"自负盈亏、自给自足""谁看病、谁拿钱"的经济管理办法和收费制度，已被认为与当前社会主义建设飞跃发展的新形势很不适应。因此，河北省卫生厅在继续大力推行公社卫生院、卫生所、保健站统一领导、统一经济核算制度的基础上，要求各地必须积极创造条件，因地制宜地推行社员集体保健医疗制度，并提供了 4 种可行办法：一是有条件的公社从公益金中把医疗机构的经费和社员的医药费全部承担起来，或减收药费逐步达到免收药费；二是实现公社补助与社员交纳保健费相结合的办法；三是实行公社补助与社员自费医疗相结合的办法；四是实行社员集体保健医疗制度。以上 4 种办法的出发点都是减轻群众负担，有利于开展各项卫生工作，最终实现公社所有制下社员看病全免费的目标。

但是当时大部分地区正在进行医疗机构整顿，并不具备实行集体保健医

---

① 束鹿县人民委员会文卫党组：《关于整顿、改进农村医疗保健机构的报告》（1959 年 12 月），辛集市档案局藏，档案号：13 - 0 - 531。

② 束鹿县人民委员会卫生科：《1959 年卫生工作总结》（1960 年 1 月 5 日），辛集市档案局藏，档案号：13 - 0 - 531。

③ 中央转发卫生部党组：《关于农村卫生工作现场会议的报告》（1960 年 2 月 2 日），石家庄市档案局藏，档案号：49 - 1 - 117。

疗制度的条件，加之受随后进行的大调整的影响，河北省农村的集体医疗保健制度只是浅尝辄止，并没有推行开来。

1960年1月，中共中央政治局扩大会议在上海召开。该会议估计1960年还将有一个"大跃进"，情况可能比1959年更好，并提出8年完成人民公社从基本队有制过渡到基本社有制的设想。这次会议后，经济计划指标不断加码，不切实际的高指标纷纷出台。医疗卫生部门也步步紧跟农业"大跃进"的步伐，不断提出新的奋斗目标。

3月，河北省卫生工作会议召开，再次发出号召，"希望各地大鼓干劲，继续掀起轰轰烈烈的学、比、赶、超、帮运动"，"立志在全省农村学太阳（笔者注：山西省稷山县太阳公社，是当时全国学习的卫生榜样）、赶太阳，在城市学青岛、赶青岛"①。随后，出台了《河北省1960—1967年卫生工作规划（草案）》，目标是"经过八年的努力，对全省人民健康危害最大的传染病、寄生虫病、职业病、地方病，均被消灭。广大城乡，呈现人人讲卫生，家家爱清洁的新风气。全省人民将全部实行公费医疗制度。各种医疗卫生机构也将用最新的和最尖端的设备装备起来，医药科学技术攀上世界最高峰，到那时全省卫生状况和广大人民的健康水平，将发展到一个新的更高的阶段"②。

在"大跃进"和人民公社化的热潮中，农业生产的规模不断扩大，劳动力比过去有了更大的集中，"大兵团作战"已成为农业生产的重要形式。大面积生产方田的发展，使广大社员的生产和生活更加集中到方田，集体劳动、集体生活和学习。方田化的出现及耕作制度的改革，为卫生工作提出了新的任务。1960年春，石家庄市委根据"预防为主"和卫生工作必须"从生产出发，配合生产，为生产服务"的方针，发出了"三建立"（即建立田间休息棚、开水供应站、田间厕所）、"三到田"（即医药卫生人员到田、医药供应到田、卫生宣传到田）的号召，以加强田间劳动保护。5月，市委又发出卫生工作"六到方"的指示，要求卫生组织领导到方、医药卫生人员到方、医药供应到方、卫生宣传教育到方、除害灭病到方、卫生设施到方，使田间劳动保护工作在原有的基础上提高一步，卫生保健工作更加深入群众，适应生产，提高卫生工作的服务质量，以保证农业劳动大军人强马壮，安全

---

① 《河北省卫生厅韩启民厅长在全省卫生工作会议上的结论》（1960年3月6日），石家庄市档案局藏，档案号：49 - 1 - 121。
② 《河北省1960—1967年卫生工作规划（草案）》，石家庄市档案局藏，档案号：49 - 1 - 121。

生产，力争提前完成《一九五六年到一九六七年全国农业发展纲要》所要求的指标。①

伴随着农业生产的"大跃进"，农村医疗卫生事业无论是经济管理体制、收费制度，还是工作方式都实现了质的飞跃。与此同时，生产"大跃进"的高强度劳动以及"大跃进"带来的大饥荒，使单纯性浮肿、干瘦、子宫脱垂、闭经等因营养不良而导致的疾病频发，麻疹、百日咳、肝炎等各种传染病也乘虚而入。而卫生工作通过"六到方"的形式组织医务人员和社员同吃同住同劳动，有病治病，无病参加生产，并且利用生产的空暇时间，宣传卫生知识，密切了卫生人员与群众的联系，保障了劳动大军的身体健康，鼓舞了社员生产情绪。

医疗卫生事业的"跃进"，在群众"低指标、瓜菜代"而导致的营养不良、身体虚弱的情况下，一定程度上控制了传染病的发生和流行。在消灭"四害"的同时，对长期威胁人民健康的最严重的几种主要疾病，开展了计划防治。农村医疗机构也得到相应发展，医务人员大量增加。

在"大跃进"过程中，"跃进"与整顿并存，即边"跃进"边整顿。整顿工作虽注意到了农村的实际需求，但更侧重于为新的"跃进"做铺垫，因此，不可避免地脱离了农村的客观条件。

1960年秋，"大跃进"所带来的问题越来越严重，"任务要求过急，指标过高，规模过大，速度过快，并提出一连串大搞，如大除四害、大讲卫生、大灭疾病、大办医学教育、大搞妇幼卫生、大搞科学研究等。1956年的中央农业发展纲要提出的用12年除四害灭疾病计划，想在一两年、几个月甚至几次突击即要求实现，结果导致卫生工作出现了严重的'五风'。首先是瞎指挥风，硬把城市经验搬到农村去推广，在农村搞街道美化，农村卫生要求几周之内一律周村化，农村产院要求正规化，等等，主观片面地把重点单位能做到的事情，不分地区条件，要求一律，结果又导致了强迫命令风，好心变成坏事。在爱国卫生运动中，过高估计了卫生工作的成绩，在争上游、争第一思想的支配下，助长了浮夸风，采取了'先上马后加鞭'，任务没完成即先行报捷的做法。由于浮夸成风，出现形式主义，为了应付参观，开现场会，不惜浪费人力、物力，搞外表，摆形式，又导致了一平二调的共

---

① 《适应新形势，大搞卫生"六到方"》（1960年8月19日），石家庄市档案局藏，档案号：49－1－123。

产风。在办公社医院、生产队保健站、农村产院、托儿所、修公厕、建澡堂等工作中，动员群众腾房献料，出义务工，平调了社员的房子、家具和劳力。在实行全民医疗工作中，存在急于过渡的思想，认为多数人拿钱，少数人看病，既解决了贫困社员治病问题，又减少了社会救济资金的开支，打算把'谁看病谁拿钱'的医疗制度很快过渡到合作医疗。结果好事没办好，反而伤害了群众的生产积极性"①。

另外，由于所有制改变过急过快，联合诊所和个体开业医生都由公社包下来，在布局上过多过大；在工作上统得过多过死，还不适当地吸收和安插了一些初级卫生人员和行政、勤杂人员，致使机构庞杂，脱产人员过多；工资待遇也有平均主义，医生的工资一般都比公社化以前有所降低，挫伤了医务人员的积极性。

二 基层卫生组织由便民到减压的调整

1960年"大跃进"的继续，使以高指标、"浮夸风"、"共产风"和"瞎指挥风"为主要标志的"左"倾错误再度严重泛滥，并且持续的时间更长，给国民经济带来严重的危害。7月，中共中央在北戴河召开工作会议，决定对国民经济进行调整。会议重申农村实行以生产队为基本核算单位的三级所有制。从10月开始，在农村部署整风整社。为了进一步落实这项工作，11月，中共中央发出《关于农村人民公社当前政策问题的紧急指示信》，规定公社实行"三级所有，队（相当于原高级社）为基础"且至少7年不变，彻底纠正"一平二调"的错误，坚持生产小队的部分所有制，允许社员经营少量自留地和家庭副业，坚持按劳分配原则，有计划地恢复农村集市，发动群众整风整社等一系列措施，② 得到农民群众的拥护，对扭转农村形势起到了重大作用。但随后进行的农村医疗机构整顿工作，却事与愿违，严重影响了农村医疗卫生事业的发展。

伴随着整风整社推进，农村医疗机构再次整顿。此次整顿是为了适应"三级所有，队为基础"的人民公社体制，整顿原则为"精简上层，充实下层，便利生产，便利群众"。下放后的财务管理有两种核算方式。一种是公

---

① 河北省石家庄专员公署卫生局：《关于三年来卫生工作总结》，石家庄市档案局藏，档案号：49-1-133。注：档案中虽提到"五风"，但只列举了其中的4种表现形式。
② 《建国以来毛泽东文稿》（第九册），中央文献出版社，1992，第338页。

社卫生所、生产队保健站实行两级核算；卫生所人员工资仍为固定工资加奖励；保健站人员收入方式大部分为固定工分加技术津贴，吃饭免费，并分有自留地，小部分或与卫生所相同或单纯记工分。另一种是卫生所和一部分保健站统一核算；医生待遇为固定工资加奖励；其他保健站与生产队一起核算，工资待遇不外乎上述三种收入方式。

这次整顿中的下放工作虽然也存在对医生安排不当的问题，但总体而言还是比较符合医生、生产队和社员要求的，因此受到广大社员群众和生产队的欢迎。下放的医生大多回到本村，与干部、社员关系融洽，工作比以前积极主动。如总十庄公社赵兰庄生产队医生回生产队后，每天自制豆汤、糠枣丸到食堂与社员分发，全村 24 名浮肿病人有 17 名治愈，其余 7 人也已好转；和睦井公社朱家庄大队医生与生产队干部分包食堂，在他包的食堂内，不仅食具干净卫生，而且饭熟菜热，做得细、软，受到社员好评。他还主动到外地找来牛骨头给病人熬汤喝，全村 6 名浮肿病人有 5 名治愈。还有的医生归队后，主动组织粪便管理专业队。社员反映"看病方便了，再也不担心有病请不到医生"；医生说"工作有了死地方（指固定地点），不来回折腾，工作好做了"；公社卫生所觉得"卸下了个大经济包袱，就能够集中精力考虑如何加强对医务人员政治思想领导，做好督促检查工作"。[①]

总之，这个阶段的调整主要是为了纠正公社医疗机构人员过于集中的问题，目的是"便民"，而不是"减压"。由于下放工作做得比较细致、稳妥，而且公社卫生院和部分保健站保留了原来的核算方式及人员的收入方式，未对农村医务人员及医疗卫生工作造成明显的负面影响。

1961 年 1 月，中共八届九中全会正式通过了对国民经济实行"调整、巩固、充实、提高"的八字方针。此后，我国国民经济进入了调整阶段。在此过程中，精简职工、减少城镇人口被确定为减轻困难时期城镇粮食压力和国家财政压力的一项重要措施。中央要求从 1961 年初到 1963 年 6 月，全国共精简职工约 2000 万人，减少城镇人口 2600 万人。[②] 为落实精简政策，华北局指示，1961 年医疗卫生部门的调整方式为：农村设置县医院、地段医院、公社卫生所、大队保健站 4 层医疗机构。县医院职工的工资、补助工资、职

---

① 束鹿县人民委员会卫生科：《关于整顿农村医疗机构情况的报告》（1960 年 12 月 20 日），辛集市档案局藏，档案号：13 - 0 - 615。

② 郭大钧：《中华人民共和国史（1949—1993）》，北京师范大学出版社，1995，第 159 页。

工福利 3 项费用由国家财政开支；公社卫生所的性质和经营方法，完全属于医生联合小集体所有，自负盈亏，并接受公社党政领导。公社医疗机构的医务人员吃商品粮，大队以下医务人员为社员，分给自留地、口粮和副食。为提高卫生医务人员的体质，对公社以上吃国库粮食的所有卫生医务（防疫）技术人员的口粮指标均有所提高。①

1961 年春，石家庄专区开始本着"精简上层、充实基层、有利生产、便利群众、充分发挥医生力量"的精神，下放医务人员，并积极帮助生产大队建立保健站，把精简下来的医务人员尽量安置在本村或离家较近的生产大队保健站工作。精简原则为卫生技术人员按实际情况精简，行政勤杂人员按 3% 名额精简。但在具体实施过程中，各县执行的标准、下放进度颇不一致，而且问题很多。② 有鉴于此，河北省下达文件，紧急叫停下放工作，并出台《河北省农村人民公社医疗保健组织的几项规定（试行草案）》，对该"草案"进行试点工作，以解决现有问题，调整整顿标准。

1962 年 1 月 30 日，《河北省农村人民公社医疗保健组织的几项规定（修正草案）》出台，调整工作逐步进入正轨。6 月，根据中央提出的"精简机构，减少经费开支，减少商品粮，加强农业战线"的精神，农村基层医疗机构的调整力度进一步加大。这次调整的重大改变是地段医院自负盈亏、撤销公社级医疗机构和首次明确允许个人开业，这样，吃商品粮的医务人员数量急剧减少，大大减轻了国家对基层卫生机构的财政负担和粮食负担。

然而，生产大队对于如此大规模的机构与人员下放的接纳与承受能力又怎样呢？一方面，由于严重缺粮导致的"低指标、瓜菜代"难以满足人们维持健康所需要的营养，农民早已饱受浮肿、小儿营养不良、子宫脱垂、闭经四大营养缺乏性疾病的侵袭与折磨，而身体虚弱又使各种疾病有机可乘，因此，农村的确急需大批医疗资源；另一方面，生产大队已是自顾不暇，国家在把医务人员和医疗机构下放到生产大队的同时，加剧了农村粮食供应的窘况，难以满足下放人员的社员待遇。农村医疗卫生事业陷

---

① 中共石家庄专员公署卫生局党组：《关于调整农村医疗机构等几个问题向地委的请示》（1962 年 1 月 2 日），石家庄市档案局藏，档案号：49 - 1 - 153。

② 河北省石家庄专员公署卫生局：《关于对〈河北省农村人民公社医疗保健组织的几项规定（试行草案）〉试行情况的报告》（1961 年 10 月），石家庄市档案局藏，档案号：49 - 1 - 152。

入两难境地。

更为严重的是，由于生产大队积累不足，且对保健站是社会福利事业的性质认识有所欠缺，大部分生产大队把保健站当副业看待，视其为"小银行"，有的仅1961年就从中取款达6000元之多。有这种情况的保健站大约能占到生产大队保健站的2/3。而医生认为保健站是生产大队办的，自己是当"长工"的，缺乏主人翁的责任感。医生待遇偏低，基层医疗机构变更频繁，医生经常被调上调下，因此对党的政策有顾虑，采取"当一天和尚撞一天钟"的态度，对工作缺乏主动性。有的生产大队对年老、患病等失去工作能力的医生不给工资和其他生活必需品，使其生活无着。还有的医生因给生产大队干部提过意见，队里就不要他们了，医生们反映："当医生真不如当社员，队干部说句话就碰掉饭碗，自己子女干什么也不要学医。"医生个人生活受影响。由于要上缴生产大队规定的"任务"，因此保健站多治病多收钱、重治轻防现象加重，卫生行政部门对医生指挥不灵，医生们反映，现在保健站是生产大队办的，医生吃队里的、花队里的，也必须听队里的，卫生部门说的话可以不听，大队干部的话不服从就有"砸锅"的危险，"县官不如现管"。

而生产大队干部认为，调整后的基本核算单位主要是生产队，生产大队已成为虚级，人员减少，事业摊子尽量不办或下放生产队。但是如果把保健站交给生产队，带来的问题必将更多。医务人员认为过去参加保健站主要是为了解决吃粮问题，那时为了分点粮食、蔬菜、烧柴，医生们愿记工分。1961年农村贯彻党的各项政策后，生产生活形势逐渐好转，部分技术较高的医务人员又愿意实行交款记工分的办法，这样，既可以多劳多得，还可以留个零用钱。从总的发展趋势来看，医务人员已逐渐摆脱生产大队供应粮食的约束，实质上部分医务人员已走向单干的道路，给卫生工作的管理带来更多的困难。①

由此可见，医生与生产大队的结合不能单靠上级一声令下，而必须听取双方的意见和要求，才能合理解决农村卫生机构的实际困难，从而调动医务人员的积极性，方便群众就医。因此，解决农村基层卫生组织的所有制和分配问题，建立小型、分散、布局合理的基层卫生组织成为下一步调整的主要任务。

---

① 石家庄专员公署卫生局：《关于重点调整束鹿、藁城县生产大队举办保健站情况的报告》（1962年9月1日），石家庄市档案局藏，档案号：49－1－153。

当时农村基层卫生组织的所有制形式有 4 种：国办、医生集体办、公社（大队）办、个人开业。其中，国办是最好的办法，但当时国家的主要经济力量放在社会主义建设上，已无此余力；而按《农业六十条》规定，一般社队又不办企、事业单位，这样，就只剩下医生集体办和个人开业两种方式了。

为此，卫生部于 1962 年 8 月 1 日颁布了《关于调整农村基层卫生组织问题的意见（草案）》，明确提出："为了减轻国家和公社（大队）的负担，更好地适应当前农村经济情况，就必须依靠群众自办卫生事业，坚决改变由国家和公社（大队）包得过多的做法。根据上述原则和当前农村的实际情况，农村基层卫生组织在相当长的时期内，应该以医生集体举办为主要形式，少数确有条件的公社、生产大队也可以举办；还要允许医生个人开业；县以下国家办的区卫生所、地区医院等，可以转为集体办（少数情况特殊的地区可保留一部分，作为县医院的派出机构）。"医生集体办的医疗机构，是在国家和公社（大队）的扶植下，由医务人员联合举办的社会主义性质的卫生福利事业，是小型的集体所有制。其人权、财权、管理权属于医生集体，实行看病收费、独立核算、自负盈亏、民主管理、按劳分配等原则。其名称，可以叫诊所或联合诊所，在其前冠以所在集镇或村庄的地名。对于个体开业医生，该"草案"也肯定了其地位，认为其是"独立脑力劳动者，是全民所有制和集体所有制卫生事业的补充和助手"。在不妨碍全民所有制和集体所有制卫生事业的巩固和发展的条件下，应该允许一部分适合开业的医生个人开业。个体开业医生可以单独挂牌行医，也可以采取在药铺坐堂等形式。除没有药铺或医疗机构的地区及偏僻地区外，一般不设药柜。个体开业医生必须严格执行政府规定的收费标准，并对其业务收入免予征税。[①]

至此，农村基层卫生机构的主体形式基本退回到了 1957 年的状态。但与 1957 年不同的是，为减轻生产大队的粮食压力，凡是经过调整以后的专职医务人员（包括医生集体举办的医疗机构和个体开业的医生），由国家供应商品粮，口粮标准与当地国家脱产干部相同。另外，国家和社队行政力量的撤离，集体化以后被忽略的群众性组织卫协会又有了用武之地。为加强对农村基层医疗机构和个体开业医生的业务监督和指导，该"草案"提出恢复

---

① 中华人民共和国卫生部：《关于调整农村基层卫生组织问题的意见（草案）》（1962 年 8 月 1 日），石家庄市档案局藏，档案号：49 - 1 - 154。

或建立卫生工作者协会，并明确了卫协会的性质和任务。因其是医药卫生人员的群众性组织，县卫协会的专职人员不得列入国家编制，工资从会费中解决。

然而，精简工作还远远没有结束。1962 年 10 月，根据卫生部的指示，河北省结合自身实际情况和中央"继续压缩城镇人口、减少商品粮销量和国家财政开支"的精神，对基层医疗机构提出了新的精简调整方案。与卫生部指示不同的是，河北省对于商品粮供应的范围依然限制在公社及以上医疗机构人员，大队保健站医务人员和个体开业医生仍吃农业粮。[①]

1963 年卫生系统面临着更加艰巨的精简任务，前两年一直保留的少数国家办的地段医院，这一次也未能幸免。以石家庄专区为例，该专区原有地段医院 57 个，在编 592 人，1963 年除保留平山等 5 个县的 89 个人员编制外，其他一律转为公社集体经营，实行单独核算，自负盈亏，但人员按原来指标继续吃商品粮。全区地段医院医务人员中，转集体制的 246 人，23 人外调，其余 324 人均退职或回村务农。[②]

这次调整大大减轻了国家财政负担，但对于农村基层医疗卫生事业无疑是一次重创，三级医疗网功能被严重削弱，人力、物力的散失使其难以满足农村医疗卫生服务需求。精简后，县级医院的床人比是 1:1.1，市级都在 1:1 以下，与中央规定的 1:1.26 至 1:1.46 差距很大，而且医院的门诊量都大于规定的定额（规定病床与门诊比例为 1:2）。1963 年 8 月，河北省中南部遭受洪涝灾害，更加重了医疗机构的负担。

首先，县医院人员减少，与其当前任务不适应。尤其是灾区，由于病人增多，医院的收容量也较大，医务人员每天工作十几个小时，对医疗质量和医务人员的健康均有一定影响。卫生防疫、妇幼保健人员的编制也偏少，深泽、栾城、高邑等县卫生防疫站编制为 4 人，妇幼保健站为 2 人，却担负全县的卫生防疫、妇幼保健任务，实在是力所不及。[③]

其次，公社级医疗机构名存实亡。大部分公社卫生院，人员流散过半，

---

① 河北省卫生厅：《关于全省卫生事业机构调整精简方案》（1962 年 10 月 10 日），石家庄市档案局藏，档案号：49 - 1 - 154。
② 石家庄专区精简委员会：《关于文教、卫生系统精简中若干具体政策问题的通知》（1963 年 4 月 22 日），石家庄市档案局藏，档案号：49 - 1 - 154。
③ 石家庄专员公署卫生局：《关于 1963 年卫生事业机构调整精简工作的报告》（1964 年 1 月 8 日），石家庄市档案局藏，档案号：49 - 1 - 163。

有的绝大部分人员均退职或归农，造成设备分散或闲置，失去了技术中心，使原本就比较贫瘠的医疗资源不能充分发挥作用，导致县医院压力过大。从管理角度而言，公社卫生院的缺位，使农村医疗网络失去了承上启下的中间环节，形成上边任务落实不下去，下边情况反映不上来的尴尬局面。各项政策、信息上传下达的通路断裂，生产大队保健站各自为政，县卫生科指挥不灵，医务人员的自身利益和群众的健康又出现无组织、无保障状态。

最后，数量最多、问题也最多的还是生产大队保健站。1961年以来，虽然卫生部明确提出基层医疗机构最好是医生集体经营，但实际上大都是落实到生产大队。医务人员的口粮、工分等都由生产大队负担，卫生部门指挥不灵，导致群众性的疾病防治工作无法开展。而生产大队将保健站视为副业，只分红不投资，有的生产大队甚至要求保健站上交全部利润。这样做的直接结果就是促使医疗机构抬高药价，非法经营，加重患者负担。据正定县重点调查可知，一般药品利润在40%以上，有的药品利润甚至高达81%，还有的生产大队拒绝保健站执行国家药品降价的规定。

从社员角度来看，医疗机构下放后，社员认为保健站是生产大队的，因此，赊欠药费现象十分严重。多数县的保健站外欠资金占资金总额的半数以上，有的高达76.1%。保健站有医无药，甚至因外欠过多无法经营，严重影响疾病治疗。

同时，医务人员的口粮供应、工资福利等方面也存在不少问题。特别是受灾以后，不少医务人员家中房屋倒塌，东西损失，但灾后灭病任务繁重，无暇顾及，影响其工作情绪。由于赊欠多，大队提款多，遭灾损失及药品连续降价，不少医疗单位工资无法开支，福利更是无从谈起，医生生活困难，思想出现波动。

除上述问题外，由于1961~1963年基层医疗机构及其人员不断精简下放，放松了行政管理，卫协会组织涣散，会务活动不经常，对医务人员社会主义教育不普遍、不深入，存在的一些实际问题不能解决，这一切使医生感到前途暗淡，丧失了依靠集体奋发前进的信心，滋长了走回头路、回家单干的情绪。个体自行开业者显著增多。以石家庄专区为例，1963年底，全区个体开业机构332个，336人，较1961年底增加了4.5倍。

表1-2大致反映了"大跃进"及大调整前后农村基层卫生机构的变化状况。

表1-2　石家庄专区农村基层医疗机构情况变化统计　单位：个，人

年份	合计		地区卫生院		公社卫生所		生产大队保健站		联合诊所		个体开业	
	机构	人数	机构	人数	机构	人数	机构	人数	机构	人数	机构	人数
1957	903	3366	78	423					794	2911	31 *	32 **
1960	1882	7399			89	1966	1781	5421			12	12
1963	3003	5820	16	182	281	1030	2350	4122	24	150	332	336

说明：两处星号所示数字明显有误，因为仅深泽县1957年个体开业医人数就达65个，据此推算，全区总数应远远高于此数。

资料来源：石家庄专员公署卫生局《关于基层医疗机构情况和今后意见的报告》（1963年10月），石家庄市档案局藏，档案号：49-1-163。

基层卫生组织的频繁变动，不但影响到卫生工作的开展，而且使基层领导苦不堪言、忍无可忍，以至于在正式文件中说出如此"犯上"的话来："上级应及早确定方案，很（应为尽，笔者注）快将基层卫生组织安排下来，以后无特殊情况短期内最好不再变动。"[1]

小　结

从建省到20世纪60年代初，河北的卫生行政和医疗机构体系经历了从无到有和从少到多的曲折发展过程，几乎每一项工作都无先例可循。卫生政策从中央，到省、专区、县、区、乡，最后落地于农村和农民，都需要经过各级行政部门工作人员的接收、消化、转化和输出，任何一个环节出现问题，都可能使上行下达的渠道流通不畅甚至淤堵；尤其是农业生产合作化和人民公社化的出现，使数千年分散的小农经济短时间内过渡到集体经济，这本身就是从国家领导人到普通农民都从未过的经历，一切都是在摸索和尝试中进行的，因此作为连接国家与乡村社会的渠道，各级政府部门就显得更为重要。但其中各级卫生行政部门由于工作人员量少质低，在卫生领域，国家由上而下的制度创建及其推广与农民自下而上的生活实践及其经验总结，经由各级部门上下传送后不断出现碰撞与摩擦，在此过程中，这些中间环节

---

[1]　石家庄专员公署、石家庄专员公署卫生局：《关于1963年卫生事业机构调整精简工作的报告》（1964年1月8日），石家庄市档案局藏，档案号：49-1-163。

使国家与乡村、理想与现实之间的距离拉大。

20 世纪 50 年代至 60 年代初期，卫生行政和医疗机构的体系框架已经搭建起来，虽然尚显低效、空洞，但一直在不断完善和细化中；农村医疗机构的组建虽然左摇右摆，但毕竟在脚步蹒跚中，一步一步走近农村和农民。到"大跃进"初期，"肩负着三千万人民的健康和生命"重任的河北省医疗卫生体系已经在防治传染病、地方病和发展中医中药方面取得了显著的成效。然而，"大跃进"运动以及随后的大调整、大精简，使刚刚建立的以集体经济为基础的具有社会主义性质的三级医疗保健网遭受重创，基本回到了 1957 年时的状态。

第二章　变革与完善：医院"革命化" 与医药下乡

"卫生工作的主要矛盾是社会主义和资本主义的矛盾，具体而言就是：为工农兵大多数人服务，还是为少数人服务；预防为主还是孤立地进行治疗；救死扶伤、发扬革命的人道主义，还是追求个人名利；创办社会主义的、适合我国人民生活特点的医院，还是死抱着资本主义和修正主义的规章制度不放；政治统帅技术，还是政治服从技术；勤俭办事业，还是贪大求洋和追求所谓'正规化'；等等。"① 今天仍能从这段充满时代气息和意识形态色彩的话语中见出新中国医疗卫生事业在曲折发展中的时代特点。下面，让我们通过钩沉历史来回溯新中国医疗卫生事业所走过的"革命"历程。

第一节　办"农民自己的医院"

经历了 1962~1963 年的精简下放后，在大部分地区，县卫生院（县医院）成为农村硕果仅存的国办医疗机构，其成员也成为农村医疗队伍中唯一的"正规军"。四清工作队将此问题及时反映到党中央，引起了国家领导人的高度重视。1964 年全国医院工作会议确定了"以县医院为重点，从领导骨干、技术力量、医疗设备、基本建设等方面加以充实"的整顿目标，并"树立了一个用革命精神办好社会主义医院的光辉榜样"——哈尔套医院。哈尔套医院是辽宁省彰武县一个地方偏僻、设备简单的农村医院，却被当地群众称为党办的"救命院"。其之所以深受农民欢迎，就在于该院"坚持面向农村，从农村实际情况出发，适应农民需要，把有利于农业生产、为农民

---

① 《关于农村卫生工作革命化的几点意见》（1965 年 6 月 13 日），河北省档案馆藏，档案号：1027 - 2 - 608。

健康服务，定为办院的指针。他们的一些制度和规定，也总是先到农民群众中征求意见，然后才订立的"。该院还有一个经验，就是办好农村医院，"要有一批坚持为农民服务，和农民群众相结合的医务人员"①。1964 年四五月间，《人民日报》《健康报》先后发表社论，介绍哈尔套医院的办院经验，号召广大农村医院向哈尔套医院学习，在全国掀起了农村医院"革命化"的高潮。

下面，笔者以河北省农村医院"革命化"的典范——石家庄专区的深泽县卫生院为个案，以点带面，再现这次农村医院"革命化"的过程。

深泽县卫生院建立于 1950 年 8 月，设两股一部，即防疫股（后改为公共卫生股）、医疗股和中西门诊部，负责全县的医疗、预防以及卫生行政管理等职责。县卫生院成立初期，普遍存在人员紧缺状况，当时深泽县卫生院编制应是 14 人，实际仅有 9 人。石家庄专区所辖 14 个县中，除束鹿县外，其他县卫生院均缺编 1～7 人不等。1952 年 7 月县卫生科成立后，卫生院不再负责全县卫生行政管理工作，职能范围缩减为医疗救治和区、村卫生业务指导。

在 20 世纪 50 年代基层医疗卫生机构随着生产关系的变革起伏跌宕之时，唯有县卫生院一直稳步发展，即使在 60 年代初的大调整大精简中，也基本没有受到影响，反而由于下放技术较差或医风恶劣者、补充新生力量而得到加强。1963 年，深泽县卫生系统国家编制由 58 人减至 46 人，而县卫生院反而由 36 人增至 39 人。当年遭受严重水灾后，又得到国家多方支持。1964 年全国医院工作会议后，石家庄专区 120 名大中专毕业生中的大部分充实到县卫生院，同时对县卫生院的医疗设备进行了补充，使各县卫生院均能做大中型腹部手术和难产处理，在技术上基本能够负担起当地常见疾病和一些疑难病症的诊断与治疗，逐步成为开展农村医疗卫生工作的技术指导中心。

一 工作作风中树立"全区医院工作的一面旗帜"

1964 年，结合农村社会主义教育运动，深泽县卫生科从思想教育入手，先后召开三次全县基层医务人员会议和多次卫生所（院）所（院）长会议，

---

① 《农村医院要全心全意为农民服务》（《人民日报》社论），《健康报》1964 年 4 月 25 日。

反复贯彻卫生工作方针，还组织基层医务人员学习毛泽东著作和当时先进人物、先进集体的模范事迹，如毛泽东的《为人民服务》《纪念白求恩》《反对自由主义》等文章、模范医生崔铁林、青海省多林公社卫生所勤俭办院等模范事迹，以及断肢再生技术、湖南省石木冲诊所的经验等，提高了医务人员的思想境界，鼓舞了干劲。当年，深泽县卫生院就改革了32项医疗制度，并调整了手术、检验等339项收费标准，平均降低一半左右。为减少就医环节，方便患者就诊，医院实行24小时门诊治疗制度、医生代售成药、医护合作、老护士和辅助医生开方治病、医生包病房与护士一起照顾病人等措施。在饮食上，遵照医嘱病人应吃什么就做什么，需要什么时候吃就什么时候做。此外，还设立简易病床，农民可自带被褥住院。这样的改革，因充分考虑到农村的经济状况，以病人为中心，处处为病人着想，很受农民欢迎。他们说深泽县卫生院是"农民自己的医院"，是"老八路医院"。① 经过学习，深泽县卫生院由过去的"规模小、设备差、任务大、问题多"的四类医院转变为"通过大学毛主席著作办好社会主义医院的一个典型"，人的精神状态的改变使全院出现了"六多六少"（读毛主席书的多了，看文艺小说的少了；关心病人的多了，闹个人问题的少了；治愈率增多了，医疗事故减少了；团结互助的多了，互相扯皮的少了；勤俭节约的多了，贪图生活享受的少了；群众表扬多了，批评意见少了）的新景象，并成为"全区医院工作的一面旗帜"。②

1965年3月，专区卫生工作会议将毛泽东"卫生工作必须面向工农兵"等指示传达到基层后，深泽县卫生院再次掀起医院工作"革命化"的新高潮，并确立了新的"革命化"目标：第一，必须坚持面向农村、面向群众、面向生产的正确方针；第二，必须有强烈的阶级观点、群众观点和生产观点；第三，必须把有利生产、便利群众作为医院工作的根本出发点；第四，必须有一套适合农村特点和农民需要的医疗制度；第五，必须坚持勤俭办院，合理用药，降低收费，尽量减轻病人的医药经济负担。

深泽县委对医院"革命化"工作非常重视，为确保此目标的完成，还协助卫生部门成立了农村医院"革命化"领导小组，由一名副县长和县委宣传

---

① 深泽县人民委员会卫生科：《关于1964年卫生工作总结》，石家庄市档案局藏，档案号：49－1－190。

② 河北省石家庄专员公署卫生局：《1964年卫生工作总结报告》，石家庄市档案局藏，档案号：49－1－175。

部副部长挂帅，成员包括卫生科长，县卫生院支部书记、院长、副院长、住院负责医生、门诊负责医生等，并设立办公室，由3名具体办事人员分别掌握情况。

由于此次农村医院"革命化"的力度远远大于以前，所以即使已有上年改革基础，还是在医生中引起了思想骚动。县委做完农村医院"革命化"动员报告后，医务人员即出现各种说法，如："合并科室会降低医疗质量，医生下农村乱跑一气，看病不多，不如在门诊效果好"，"现在搞医院革命化，是为了眼前，一阵风过去了，还是办正规的"，"大城市的专家下乡是暂时的，是为了改造思想，我们的医生就住在农村，用不着再下去改造"，等等。这些议论反映了部分医务人员中存在的"五怕"思想：怕下乡、怕艰苦、怕困难、怕做群众工作、怕不能发挥专长。针对这些问题，各级领导尤其是县卫生院领导做了大量思想工作，并亲自在门诊部搞"试验田"，并亲自带医生到距离县城最远的铁杆公社搞家庭病床试点，以理论和实践说明了农村医院"革命化"的可行性，终于打通了医务人员的思想，树立了为广大劳动人民服务的正确思想观念。60多岁的老医生张锦春也主动报名下乡给农民看病，从未到过农村的天津籍护士彭新更是背起铺盖卷到农民家里同吃同住开展卫生医疗工作，常被洋框框束缚着的大学毕业生也伸出手来在农村做起小手术；全院人员都验了自己的血型，以备抢救病人时解决血源缺乏的困难。孤庄生产大队副业股轧花厂女社员贺香素不慎碰伤手，截了一个手指，穿衣、睡觉都不方便，护士桂玉华看到她的困难，就搬到病房去住，给她穿衣、铺被，照顾得无微不至，家属放心回家参加生产。护理人员的努力付出，使陪床家属由为病人数的50%，下降到15%左右。孤庄大队支部书记张怀印感慨地说："现在住院得省多少钱、少耽误多少劳动力呀！你看，把病人送到医院就可以放心回家了，医院就把病人的一切都包起来啦！"①

二　医疗制度"革命化"：办"农村式"的医院

医务人员思想障碍的解除使农村医院"革命化"工作得以顺利开展，大

---

① （深泽县医院1965年年终总结）《用不断革命的精神，办"农村式"的医院》（1965年12月25日），深泽县档案局藏，档案号：16-1-71。

家集思广益，探讨如何改进医院各项制度，以便在现有条件下尽可能满足农民需求。在各级领导和医务人员的共同努力下，深泽县卫生院针对农村医疗的特点以及农民就医的需求对卫生院工作进行了如下改进。

首先，简化门诊医疗手续，方便农民就医。门诊部是医院每天接触病人最多、病种最复杂、与群众联系最密切的地方。加强门诊工作，不仅是广大群众的迫切要求，而且是早期发现病人、早期诊断、早期治疗、贯彻"预防为主"的重要措施。所以改进门诊工作，被列为农村医院"革命化"的重点。

深泽县卫生院原有内、外、五官、中医、针灸、妇产6个科室和挂号、化验、放射、中药房、西药房5个辅助科室。门诊日为250～300人次，集日时最多能达到五六百人次。作为农村医院，分科过细，手续繁杂，排队太多，群众看病实在不方便。一个病人如果从挂号开始，拿到药为止，需要跑5～8个科室，即挂号、诊断、划价、交款、取药。如果还要注射、化验、透视，又要经过划价、交款、化验、透视等几道手续。这样，看一次病就要排5～14次队。一般病人治病过程需要40分钟至1小时，最多2个小时以上。这样带来的问题是：病人本来就身体很弱，看病时由这屋跑到那屋，在这里排了队，又在那里排队，给病人增加了很大的痛苦。北马生产大队贫农社员翟新俊（女），患胃病多年，在医院转了一个小时，才拿到一点健胃药，累得上气不接下气，她说："医院什么都好，就是跑路多，排队多，病人实在（累得）够呛。大医院还不如公社卫生所看病方便哩。"有些不识字的农民，到医院看病不知道看病手续，这里走走，那里看看，搞得晕头转向。有一个病人挂号后，在内科排了半天队，结果不是看这科的，气得病也没看就走了。更重要的问题是，病人一来就是半天或是一个整天，远道来的病人，还要在医院喝水、吃饭，用一两个劳力接送，不仅增加了病家的经济负担，还使一些劳力不能生产。

有鉴于此，县卫生院在改进门诊工作中，首先合并大科室，即内科、外科、五官科合并为西医科（西医科附设超声波诊断室、五官检查和外科换药室，便于诊断、防止感染），中医科、针灸科合并为中医科，妇产科由于节育技术指导任务大，4种手术多，继续保留。经群众讨论，多数人认为门诊挂号既不方便病人，又增加病人负担（初诊0.1元，复诊0.05元），科研价值不大，因此，将门诊挂号取消，改为门诊登记，住院病人仍保留病历，由护士办公室兼管，以便系统观察病人的变化和治疗情况。中西药房搬到中医科、西医科的中间，将划价、交款、取药三个口合并为一个，同时新添一辆流动送药车，在集日或门诊病人较集中的时间，流动车到候诊走廊送药，减少病人取药排队的现象。化验、透视改由门诊医生划价（照相除外），病人交款后就直接去化验、透视，以减少中间环节。为方便病人候诊，卫生院在诊断室前边修了一条候诊走廊。最为人性化的做法是，各科室的牌子采用"看图识字"的办法，上边写字下面附图，如西医科附有医生听诊图，中医科附有老中医把脉图，这样，即使是不识字的农民，一看图也知道是什么科室。

门诊合并后，医疗手续也简化了许多，农民看病不再需要挂号，一走进候诊走廊，就可以在服务人员的指导下，按次序看病、取药、打针。病人跑路、排队的现象基本消灭，看一次病，一般病人不超过半小时，最多也不超过 1 小时，比过去节约 1/3 至 1/2 的时间。科室合并后，门诊医生也由过去的 12～18 名减少到 7～9 名，这样，就能抽出将近 1/2 的医生下农村进行巡回医疗。另外，大科室看病还可以加强医生之间的协作关系，进一步发挥"一专多能"的作用。

其次，根据农民生活水平，创办农民式病床与家庭病床。农民有病，历来习惯在家治疗，而医院则总是强调正规化，尽量收容病人住院集中治疗，故病床即使年年增加，也仍不够用。1965 年，深泽县卫生院有正规病床 51 张，简易病床 34 张（另外在城关附近村庄设立部分家庭病床），住院病人日均 70 余人，最多曾达到 105 人。病人住院虽便于治疗，但是农民收入低，住院一次就得花几十元甚至几百元，广大社员特别是贫下中农，有病住不起医院，就是入了院，病人的吃饭用药花钱过多，也给病人家庭生活带来一定的困难。所以医院在改革中，从农村实际情况和农民现有生活水平出发，采取"两条腿走路"的方针，一方面医院办农民式的病床，另一方面在农村大量设立家庭病床，采取集中与分散相结合的办法，使病人都能够得到及时治疗。

经过调整，卫生院病床由 85 张减少到 60 张，主要收容基层不能治的大中手术病人、疑难杂症和急性传染病、危重病人。病床不再强调正规化和一律化，而是根据农民不同的经济情况，采取不同的收容方法。在住院押金方面，入院时不能全部交的，可以预交一部分，也可以分批交；分批交有困难的，也可以临时拿药交费；确实无力交费的危重病人，也可以先治疗后交款。病人伙食方面，有粮票的就入病号食堂，没有条件的也可以从家里带粮食换饭票；不愿人伙的病人，带来的米、面、鸡蛋等，可由伙房加工代做。病人的住院费，自带被褥的收房费 0.2 元，用医院被褥的多收 0.1 元钱的拆洗费；不愿住院治疗的，也可以在附近自己找房，由医生上门治疗。病人出院时，家中无人来接，医务人员就用自行车把病人送到家里。

对于不能住院又需要治疗的病人，则采取用家庭病床收容治疗的办法，同样使病人得到及时治疗和护理照顾。为了摸索家庭病床管理经验，县卫生院在大直要、铁杆、西固罗、城关 4 个公社建立家庭病床 120 张。其组织管理办法为：一个公社即作为一个农村分院，一个生产大队作为一个病区，一个病区以当地诊所、保健站为主确定一两名责任医生，责任医生先对病人进行一次调查摸底，对发现的传染病人、危重病人和需要治疗的慢性病人，即作为家庭病床收容的对象。病人被收容入家庭病床后，进行编号登记，填写简单病历，制定查房制度，实行上门治疗。一般的轻病、慢性病，每日或隔日查房一次，重病人每日查房两三次，危重病人给予守治，随时组织医生进行抢救。对不能确诊或久治不愈的病人，邀请有治疗经验的医生会诊，需要化验、透视的病人，农村医生直接介绍到县卫生院检查（不再经过县卫生院的门诊）。病人病情好转即作为病人出院处理。家庭病床不收出诊费和诊断费，取药交款时暂时不能交费的，经生产大队批准，可以记账，麦、秋两季社员分红时扣回；五保户和贫困烈军属的医药费，从生产队公益金中解决。由于家庭病床简单易办，治疗及时，护理方便，节约劳力，花钱有限，很受农民欢迎。大直要公社过去住院治疗的病人不过四五名。有些病人手中缺钱，只好在家乱投医，听说医院派去医生建立家庭病床后，社员们就主动报病，请医生上门治疗，仅半月时间就建立家庭病床 46 张，其中 80% 以上家庭病床收容的是贫下中农。铁杆公社铁杆生产大队贫农社员刘振平有两个孩子发高烧，被家庭病床收容后，医生每天登门治疗，"送药到手，看服到口"，3 天时间病情就见轻，病人家属高兴地说："家庭病床就是好，用不着到医院就把病治好了，不仅没花什么钱，连出工也没有耽误。"烈属全喜竹老大娘患脑血管外溢，家里无人照顾，被收容家庭病床后，医生采取"三包"（包治病、包护理、包生活）的办法，每天数次上门探视，在治病同时还帮老人打水、打扫卫生。老大娘感激地说："毛主席对我太关心了，生产队照顾我的生活，医院派医生给我看病，像我这样的病老婆子，在旧社会早埋到地里烂掉了。"

最后，合理用药，减轻农民医药负担。能否减轻农民经济负担，是医院工作是否为农民服务的重要标志。深泽县卫生院以"不赔也不赚，稍有盈余，适当发展卫生事业"为原则，尽量降低医药收费，特别是减轻住院治疗的危重病人和大中手术病人的经济负担。参照省卫生厅 1960 年颁发的收费标准，适当下调收费标准：甲级手术由 25～30 元降为 20～30 元，乙级手术由 20～25 元降为 15～20 元，丙级手术由 10～15 元降为 8～12 元，丁级手术由 5～8 元降为 4～6 元；注射费（皮下、肌肉）由 0.1 元降为 0.05 元；住院费由 0.3 元降为 0.2 元（不带被褥），化验费有 6 项降低 20%，取消了出诊费。

对病人的用药，也本着治病"一厘钱"的精神，在保证疗效的基础上，只要能用针灸治疗好的病，就不用药物治疗；能用一般药品治好的病，就不用贵重药品；能够确诊的疾病，就不用化验、透视；能在家庭病床治疗的病人，就不收容入院治疗，千方百计让病人少花钱治好病，减轻病人的经济负担。无论门诊或住院大夫，无论在医院还是下农村，人人都使用针灸治疗。就连卫生院的书记、院长也都学会了针灸疗法。李惠臣院长下乡巡回随身携带"一针疗法"，凡牙痛、胃痛等一般小病，都用针灸，不用药物。门诊大夫对病人细心观察，详细询问病史，尽可能不化验、不透视即做出正确的诊断。放射科能透视解决问题就不拍片，能拍小片解决问题就不拍大片。过去有些医生往往从医疗效果出发，很少考虑病人花钱多少，现在医生处处为病人打算。赵八生产大队社员冯英惠患胆道蛔虫，家中生活比较困难，张冬立大夫在城关找了一间房，把病人安置妥当，每天去打针、送药，仅仅花了 3.6 元钱就把病治好了，病人感激地说："你们真像个'红管家'的，恐怕病人多花一分钱。"

县卫生院在医院建设中也继承了过去"勤俭办院、艰苦创业"的优良传统，一切开支精打细算，尽量少花钱多办事。如修门诊走廊需要花 2000 多元，领导也已批准，可是大家都嫌花钱多，就将其改为外砖里坯，以降低成本。后又听说照相部有一堆烂砖头，大家就利用早晚休息时间把砖头拉来用以填槽，这样，一下子就少花 600 多元。走廊修好后，又把剩下的碎砖头、石灰渣收集到一起，修了一条门诊小甬路。调整科室、清理药库时，人们只要见到一个瓶、一根棍、一块砖头都要捡起来。①

---

① 《深泽县医院工作革命化的报告》《俺们决心办成一个像农村样子的县医院》（1965 年 5 月 20 日），石家庄市档案局藏，档案号：49－1－193。

三　巡回医疗"把病人控制在第一线"

以往组织医生下乡巡回医疗，都带有季节性，如春耕、麦收、三秋等，大都是采取"满天飞"的办法，走到哪里治到哪里，哪里有病人就到哪里去，结果跑路不少，治病不多，效果不显著。由于巡回没有一定的路线、时间和地点，群众有病治疗一两次就找不到人了，农民称其为"游击队医生"。这样，不仅病人得不到系统治疗，而且也达不到"把病人控制在第一线"治疗的目的。

为了改进巡回医疗的方法，扩大下乡工作范围，贯彻"预防为主"的方针，深泽县将原来以县卫生院为中心的医疗预防工作改为以县卫生科为中心，县级建立卫生工作大队，公社建立卫生工作中队，生产大队建立卫生工作小队，统称"县卫生工作队"在县卫生科的统一领导下，采取"定队、定片、定线、定任务"的方法，实行有病治病、无病防病、既治又防、防治结合，千方百计地让农民不生病或少生病，有了病早发现、早治疗。并将医院人员轮流下农村开展巡回医疗预防作为一项制度，坚持常年如此。巡回医疗情况如图 2-1 所示。

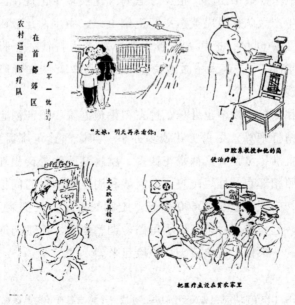

图 2-1　巡回医疗（载《健康报》1965 年 4 月 3 日）

县卫生工作大队由县防疫站、妇幼保健站和县卫生院共同组成，卫生科科长肖永和任大队长，防疫站站长石玉、县医院院长郭振英分任副大队长，下设卫生工作大队办公室，科、院、站各确定一名卫生人员分别负责掌握情况和汇报。具体工作采取"下去一把抓，回来再分家"的办法，即卫生人员到农村后，卫生行政、卫生防疫、疾病治疗、妇幼保健、计划生育一齐抓，回来后各整各的材料，这样可以统一领导、统一分配、工作全面、节省人员、减少报表、汇报及时。两站一院共有卫生人员51人，除年老有病、单人科室（如化验、放射等科室）、参加四清和抽调做其他中心工作的人员外，当时能参加卫生工作大队的人员有32名。这些人员实行院、站搭配，中、西搭配，新、老搭配，防、治搭配，医、护搭配，统一编为10个分队，每个分队3～4名卫生人员。一期5个分队，10名卫生人员，每个分队包两个公社，采取"点面兼顾、蹲点转面"的巡回方法。在每个公社设2～3个固定点，以点为中心深入周围村庄进行巡回医疗，每个公社住7天，隔两周巡回一次。在巡回期间，向社员广泛宣传卫生知识，引导群众开展爱国卫生运动，培训农村卫生人员，提高基层卫生人员的技术水平，配合当地医生加强家庭病床的管理，开展节育手术，治疗常见疾病。医生下农村时间，一般为一个月，人员的换班采取"抽梁换柱"的办法，即每月下去几个人，就上来几个人，以便熟悉情况，工作衔接，防止上下脱节。

公社将全社卫生人员编为一个卫生工作中队，并选择3～5名思想好、技术好、身体好的医务人员组成技术指导小组，结合巡回和出诊，开展防病、灭病活动。如发现疫情，就采取"集中优势兵力打歼灭战"的办法，就地发现就地消灭，把疫情控制在点上。公社以下，根据村庄的远近和医疗力量情况，划分了3～5个责任片，每个片将生产大队保健站医生统一编为卫生工作小队，实行分村包队，开展各种预防活动，负责家庭病床病人的治疗，发现病情就地进行处理。

改进后的巡回医疗取得了显著的成绩。首先，紧密配合农村生产、积肥，广泛开展以防病灭病为中心的卫生活动。派到铁杆公社的卫生工作分队，狠抓饮用水井改良工作。他们到武羊铺生产大队巡回时，发现水井没有改良，就与保健站医生利用给生产大队干部治病的机会，宣传改良水井的好处，组织社员利用生产空隙时间，将4眼公共饮水井，全部加高加盖。全村还划分了10个卫生区，制定了10天一打扫的卫生制度，使卫生工作坚持如常。在大直要的卫生工作分队，边治病边宣传，发动群众清街道、修水井、送粪便、平院落，处处搞得干干净净，卫生面貌焕然一新。其次，县卫生工作队还帮助大直要、铁杆、西固罗等公社卫生所建立了简易手术室，以带徒弟的办法，教会他们做小手术。例如，铁杆公社卫生所建立小手术室后，仅4个手术日，即刮宫、放环37例。社员们说："过去放环到县医院，连来带去就是一个整天，现在一会儿就完了。"他们还采取学术座谈会、跟班出诊、共同会诊等形式提高基层卫生人员的技术水平。再次，由于县卫生工作队实行定点、定时、定线巡回医疗，农村情况比较熟悉，疾病实情比较清楚，群众有病也能得到及时医治。特别是一些危重病人被收容家庭病床治疗后，县卫生工作队都本着负责到底的精神，自始至终观察病情的变化，使治疗得到良好效果。最后，县、社、队三级卫生工作队实行统一领导、层层把守、上下挂钩、左右联系、密切配合、互相支援，使农村医疗预防工作形成了一个有机的整体，基本做到农民小伤小病不出村，小手术和一般常见病不出公社，大中手术及一般疑难病症不出县，大大方便了农民就医，支援了农业生产。

经过上述整顿改革，县卫生院发生了翻天覆地的变化：由医院内部"革命化"发展到医院外部"革命化"；由在医院大门内办医院发展到在全县办医院；由患者来医院找医生发展到医生下乡找病人，基本实现了面向农村、为农民服务的目标。农村群众反映说："这才真是我们所需要的医院。"

在得到群众认可的同时，深泽县的农村医院"革命化"工作也获得了上级部门的肯定和赞扬，深泽经验被整理成文下发石家庄专区所辖各县。1965年6月，专区农村医院"革命化"经验交流会在深泽召开，河北省卫生厅也派代表出席会议并讲话。此后，在整个专区直至全省掀起了一股"学深泽县医院、赶深泽县医院"的竞赛活动风潮，使深泽经验得到广泛推广，初步改善了农民的就医条件。

综上所述，社会主义教育运动的大背景、领导支持和医务人员的思想观念转变是使农村医疗卫生制度变革的原动力与助推器，此次变革中，农民作为农村社会的主体受到空前关注。在当时的医疗卫生条件下，广大医务人员的确是"竭尽全力"使农民的生命和健康得到了最大限度的保障。而农民则把感恩的心意直接回馈给党和国家，其最朴素的表达——"要不是党和毛主席派来的医生，我这病就带到土里去了"——就是"中国共产党始终代表最广大人民的根本利益"的最佳体现。自此之后，在农村医疗卫生方面，国家与农民的良好互动长达15年。

第二节　医药下乡：贯彻"六二六"指示

1958～1963年，河北省暴发了新中国成立以来最严重的一次伤寒疫情，虽然省、地级政府非常重视这次疫情，但是"大跃进"期间的无暇他顾和调整时期大精简导致的底层医疗机构空虚，使伤寒疫情防而不止。[①] 1964年夏，被列为国际检疫的烈性传染病副霍乱传入河北农村，因副霍乱的极大危害性和对国家声誉具有不良影响，且河北环绕北京，并有重要港口城市天津和地位特殊的北戴河，故河北副霍乱疫情受到中央政府的高度重视。在防疫过程中，副总理陆定一多次提到要培养农村医务人员和建立农村医疗保健体系。当时，城乡医疗资源不平衡的状况非常严重：占全国人口总数80%的农村人口仅拥有占总数31%的高级卫生技术人员和43%的中级人员，卫生事业费占27%。而在县以下，这一比例分别低至10%、27%和16%。[②] 这一问题也引起了毛泽东主席的重视。

1965年2月，毛泽东指示，要"为农村培养医生"。河北省卫生厅当即传达了该指示，号召全省"要以革命的精神，打破原来的清规戒律，取消烦琐哲学，采取多种多样的方法，加速为农村培养医生"[③]。3月各专区制定具体措施，到5月，培训工作依然只在个别县或公社进行试点，大部分地区的工作计划还只停留在文件层面。深泽县到6月才在县卫生院办起一个仅有20名医生和5名卫生员的培训班，但是培训名额平均每公社只有2人，根本无法满足71个完全没有医生的生产大队的需求。[④] 黄骅县7月中旬才完成报名考试，而且全县326个行政村，只招收26名学员。[⑤]

这样的工作效率显然不能满足中央的要求。1965年6月26日，毛泽

---

① 王胜：《新中国最大一次伤寒疫情及其社会成因》，《河北学刊》2013年第7期。

② 曹普：《改革开放前中国农村合作医疗制度》，《中共党史资料》2006年第3期。

③ （石家庄专区卫生工作会议报告）《高举毛泽东思想的红旗，坚持以阶级斗争为纲，以革命精神搞好1965年卫生工作，全力支援农业生产大丰收》（1965年3月22日），石家庄市档案局藏，档案号：49－1－192。

④ 深泽县人民委员会：《关于"选送农村知识青年参加医生训练班"的通知》（1965年5月1日），深泽县档案局藏，档案号：2－1－218。

⑤ 黄骅县人民委员会：《关于选送在乡知识青年用速成方法为农村培养医生的招生通知》（1965年7月5日），黄骅市档案局藏，档案号：4－1－157。

东在与保健医生谈话时，对当前的医疗卫生工作表示了极大不满，严厉批评卫生部只给占全国15%的城市人口服务，而且主要为干部服务，广大农民得不到医药，并做出"把医疗卫生工作的重点放到农村去"的重要指示。从此，农村医疗卫生工作进入了以培训农村医务人员为主的快速发展时期。

遵照"六二六"指示，卫生部组织了4个农村卫生工作队和一个城市卫生工作队，由部长钱信忠和副部长崔义田、贺彪、史书翰等人带队，分别以北京市通县、江苏省句容县、湖北省麻城县、湖南省湘阴县和北京市西城区为试点，进行调查研究。农村卫生工作队的主要任务是，通过调查研究和进行试点，系统总结农村卫生建设的经验，其中包括如下经验：培训农村卫生人员，整顿农村卫生组织，建立健全从县到生产队的农村卫生医疗网；开展循环医疗，防治农村主要疾病；开展以管理粪便、改良饮水为重点的爱国卫生运动，进行卫生宣传，普及卫生知识；加强农村卫生人员政治思想教育；等等。①

农村医疗队伍的组织建设是医疗卫生工作的关键，农村医务人员的数量和素质直接决定着农村医疗卫生工作的质量。"卫生工作能否适应革命和建设的需要，最根本的问题还是人的问题，队伍的问题"，② 所以为农村培养医生，充实和加强农村医疗技术骨干力量，改变农村卫生队伍的政治思想和技术状况，成为做好农村卫生工作的根本问题。

一 农村卫生工作队："哪里需要哪里去，哪里艰苦哪里干"

1965年7月15～26日，河北省卫生厅在邢台召开了农村卫生工作会议，该会议明确提出："解决农村卫生工作问题，要有个干劲，有个声势，有个速度，要有敢于革命、敢于胜利的精神，不要像小脚女人那样，摇摇摆摆，慢慢腾腾，要说干就干，雷厉风行。"③ 该会议还针对农村当前一缺医、二缺

---

① 王力夫、武润田：《在部长和副部长等负责同志率领下卫生部组织工作队到基层蹲点 河北省卫生厅成立农村卫生工作办公室在涿县蹲点办公》，《健康报》1965年11月17日。
② 河北省卫生厅：《傅大为副厅长在专市卫生局长会议上的结论（摘要）》（1965年3月7日），石家庄市档案局藏，档案号：49-1-195。
③ 河北省卫生厅：《穆涛同志在农村卫生工作座谈会上的总结发言（摘要）》（1965年7月26日），石家庄市档案局藏，档案号：49-1-195。

药、三无现钱治病的问题，从人、财、物、组织4个方面对解决农村卫生工作问题，提出了具体措施。首先，解决农村缺医的问题，要采取"两条腿走路"的方针。一方面，在若干年内，为每个生产大队培养2～3名政治思想好、劳动好、热心为社员群众服务的半农半医的农村医生，为每个生产队培养1个卫生员、1个接生员。另一方面，要组织万人卫生大军上山下乡。城市卫生医疗机构要拿出30%～50%的人员支援农村（包括去海河工程和四清医疗队人员）。其任务是培训半农半医和卫生员、接生员，防病治病，开展卫生宣传和爱国卫生运动，整顿基层卫生组织，以及自我改造。其次，降低收费标准，减轻群众用医用药负担；坚持勤俭办院，节约一切开支；降低医疗费用，取消出诊费；教育医疗人员合理用药，千方百计从病人需求出发，做到少花钱治好病，不花钱也治病。再次，大量生产有效成药，组织药品下乡；基层供销点要设立成药代销，广泛宣传成药知识，便利群众购药治病；成药分配上要先农村，后城市；药品不同于一般商品，必须减少生产利润，降低药价。最后，整顿农村基层卫生组织，建立以生产大队半农半医医生为主体的卫生网。

按以上文件要求，当时的河北省省会天津迅速从市属医疗预防单位按1/3的比例抽调医护、技术人员约2500人，以及若干政治、行政工作干部和后勤人员，于1965年9月和1966年1月前后分两批下乡。由于如此大规模的医务人员下乡尚属首次，为了加强领导，便于检查工作和总结经验，天津市卫生局成立了农村医疗卫生工作队办公室，负责办理日常工作，下设组织人事、宣教动员、后勤供应3个组，每组均指定专人负责；下乡医务人员分别按所往专区、县、公社编成大队、中队、小队，并根据需要设队长及政治工作干部若干人。

为确保下乡的农村卫生工作队的政治素质和工作的顺利开展，卫生厅提出了"一学、二抽、三编队"的具体工作步骤。首先，在全市医务技术人员中传达学习中央、毛主席和省委的指示，通过召开城市医务人员下乡动员大会进行普遍动员，掀起了一波"到农村去，为五亿农民服务"的教育运动风潮。其次，在进行思想教育的同时，采取自愿报名与领导审定相结合的原则，确定名单，进行编队，组织好队伍。最后，对组织起来的队伍进行训练，深入学习毛主席的有关著作，用毛泽东思想武装头脑，树立阶级观点、群众观点、生产观点和全心全意为人民服务的思想；对政治工作干部则着重做好思想工作、注意工作方法的训练；同时，还要做好后勤工作，如准备冬服、携带必要的医疗器械等。①

（一）农村卫生工作队的组成

在省卫生厅的具体指导下，石家庄专区分级成立了农村卫生工作队。专区组成农村卫生工作大队，由郭志副专员任大队长，地委宣传部丁祥志副部长任政委，专署办公室李一枝副主任、专署卫生局赵庆恒秘书和市卫生局肖荔副局长任副大队长。农村卫生工作大队办公室设在专署卫生局，由专、市卫生局共同派员组成。各县组成农村卫生工作中队，由县医院、防疫站、妇幼保健站和石家庄市派出的农村卫生工作队统一组成；以下统称"卫生工作队"或简称"工作队"。各县由一名县长任中队长，县委宣传部部长任教导员，县卫生科科长、市级卫生医疗单位的带队同志和县医院院长任副中队长。市派去的卫生人员一般单独编组，也可以与县卫生人员混合编组。各中队成立党支部和团支部，根据党、团员人数和工作地区，划分若干党小组和团小组，在县委、县团委统一领导下，进行组织活动。

参加农村卫生工作队的人员构成为：县医院抽调50%医务人员；县防疫站、妇幼保健站的全体人员；石家庄市级医院和河北省医学院各附属医院抽30%～50%医务人员。县医院人员抽调分两步走：第一步，1965年抽30%；第二步，1966年再抽20%；合计达到50%。专、市防疫站、妇幼保健站抽调40%的人员。县级以上医疗单位的全体人员，除一年以上的病休、外出学习、外出工作及勤杂人员外，按现有人员计算（参加四清和根治海河的卫生人员均在抽调人员之内）。医生、护士、辅助科室人员、行政人员，要全面安排，统一搭配。留院人员和下乡人员，都要注意配套，便于开展工作。下农村的时间为一年，其间一般不换班。如有特殊情况，经农村卫生工作大队同意后，可以个别调换，但必须以同等质量先下后回。

做好思想政治工作是下乡人员做好工作的重要保障，因此要求各农村卫生工作队，必须由医院领导干部带领，且由他们负责思想政治和行政工作。农村卫生工作分队、小队也要由政治上较强的干部带领，切实做到把队伍带好、管好，把工作完成好。

---

① 中共天津市委、天津市人民委员会：《关于贯彻执行主席对卫生工作指示的报告》（1965年8月19日），石家庄市档案局藏，档案号：49－1－195。

（二）农村卫生工作队的主要任务及活动方法

根据上级要求，农村卫生工作队的任务包括培训农村卫生人员、防病灭病、开展爱国卫生运动、整顿基层卫生组织、开展计划生育、进行自我改造6项。其中，培训农村卫生人员，是整个任务的中心，故要求下最大决心，拿出最大力量，利用各种形式尽快为农村培养出一批半农半医的医生和不脱产的卫生员、接生员。总的要求是：农村卫生工作队所到的10个县，在一年内为每个生产大队至少培训一两名半农半医的新型医生，三五名接生员；每个生产队培训一名能发挥作用的卫生员。对其他县培训多少，也要做出规划。培训方法：坚持半耕半读，以小型不脱产走读为主，大型脱产集体培训为辅。有农业中学的地区，也可以附设卫生班。要实行无产阶级的新教学方法。可以先教专业课，后学基础课，无论是专业课还是基础课，都强调以实际教学为主，少讲多做。培训中可采取"我做你看—我做你帮—你做我帮"的方法。培训时间，半农半医的医生，教半年，带半年；卫生员教半月带三四个月；要教中有带、带中有教、教带结合，切实做到包教、包带、包会。课程的内容可以西医为主，中医为辅，也可以中医为主，西医为辅。人人要学会针灸和战伤救护。秋前做好一切准备，秋后立即进行培训。

农村卫生工作队到农村后，应采取"点面结合、以面为主、蹲点转面"的活动方法，即选择一两个地区卫生院为基地，设人员7～10人，公社所在地设固定点，每个点驻1个农村卫生工作小组，每个小组有卫生人员5名左右，其中至少要有2名医生。如公社所在村庄较小或在偏僻的山区，村庄分散，也可以不驻在公社所在地，另选择适当的生产大队，卫生工作队的人员以点为中心，深入周围村庄，有计划地开展农村医疗卫生工作。农村卫生工作队还可选派政治好、技术好的骨干，直接到已搞过四清的公社卫生所任所长（可以是临时的，也可以固定下来），或抽调部分医务人员，直接到生产大队当半农半医的医生，工资仍由原单位照发。医疗队的人员还应拿出一半以上的时间和贫下中农生活在一起，同吃、同住，便于接触农民，改造思想。

（三）药械、财务和生活等安排

农村卫生工作队应携带必备的器械，每个组要有一般的手术器械，驻工区卫生院的要携带成套的外科和五官、妇产器械。一般手术解决在基层，石家庄市下乡的农村卫生工作队原则上不带药，一律用当地卫生所的药品，其利润全部归卫生所，但售药必须执行国家规定的批零差价，取消劳务费。农村卫生工作队一律不收劳务费，同时要推广针灸、按摩、验方治病，尽量减轻贫下中农的医药经济负担。下乡卫生人员的办公费、差旅费、烤火费、住勤补助等，按财务规定标准和手续，向本单位报销，在农村下乡一律没有住勤补助。农村卫生工作队人员吃饭问题，在点上可以入当地机关伙食，下乡巡回由生产队派饭，吃住要到贫下中农家里。吃粮标准暂时为每人每月36斤，除自己的指标外，其不足部分，由本单位造册，向粮局报销。农村卫生工作队人员要参加一些集体生产劳动，每人每年争取达到30个劳动日以上。

为确保农村卫生工作队各项任务的顺利完成，专区农村卫生工作大队还制定了学习制度、工作制度、会议制度、请假制度、汇报制度、评比与奖惩制度，以及下乡卫生人员八大守则（见附录一）。另外，对下乡卫生人员应该注意的几个问题也做出了详细的规定。[①]

在专区的具体安排部署下，1965年9月初，石家庄的省、市级9个单位，先后抽调429名卫生人员，分赴赵县、深泽、栾城、元氏、藁城、束鹿、晋县、新乐8个重点县，其中深泽、赵县、栾城、藁城、新乐5个县以及另外9个没有上级农村卫生工作队的县（包括石家庄市郊区）也从县级卫生医疗单位抽出卫生人员337人。全区共组织了766名优秀卫生人员（包括医生305名、护士255名、其他卫生技术人员116名、卫生行政人员90名），在专区农村卫生工作大队统一领导下，由32名科、院、站长等领导干部率领，组成16个县农村卫生工作中队，58个分队，深入16个县和市郊农村的165个公社。[②]

回忆起那段经历，曾在深泽县城关公社下乡的遇俊清大夫仍然感慨万千：

笔者：你们当时下乡的人选是怎么确定的？

遇俊清：先开动员大会，然后大家就报名，谁也得报，谁也不能落后啊。和现在一样，如汶川地震了，谁去呀？都去，都表态，都写大标语"我要去！我坚决要去"，谁愿意说我不去？

---

① 河北省石家庄专区：《农村卫生工作大队工作安排意见》（1965年9月1日），石家庄市档案局藏，档案号：49－1－192。
② 石家庄专员公署卫生局：《关于农村卫生工作开展情况的报告》（1965年11月10日），石家庄市档案局藏，档案号：49－1－194。

笔者：那名单出来了，有您，那您当时心情如何？

遇俊清：高兴啊！有谁谁高兴。有的没有选上的还去找领导要求下去。

笔者：那您认为你们当时这么做的动力是什么？

遇俊清：那是毛主席的教导呀！毛主席的话一句顶一万句啊！我们就相信他老人家说的话。他说的话就是真理，错不了。那时就是那个样子。

笔者：那时你们给病人治好病后，他真的说"感谢毛主席派来的医生，毛主席万岁"吗？

遇俊清：真是那样，因为就是毛主席派的呀！毛主席不下令，你们能下来吗？就是感谢党感谢毛主席，一切归功于党，归功于毛主席。但是现在人们就不理解。如果外国人遇到这种事，他不说感谢某个人，他会说，我命好，这是上帝保佑的，是上帝的安排。但是咱们中国人不这么认为。那个时期，在中国，你为什么到这里来，那就是毛主席派来的。

这就是文化不同。我们那时最大的特点是，没有一个掉队，没有一个哭哭啼啼去的，那真是高高兴兴就去了。到县医院里后，开个欢迎大会，公布名单，分配谁谁到哪个公社，哪个公社来人接，马上就走，你还能问"那里条件好不好？远不远？"没有一个那样问的。就是哪里需要哪里去，哪里艰苦哪里干。就是革命的螺丝钉，就是那个样子，你不承认不行。

那时农村确实缺医少药，老百姓对医生都特别尊重。我们那时候给老百姓看病，就在老百姓家吃住。比如，小孩得病挺危险，我们晚上就在老百姓家住着，什么时候有事什么时候叫我们。什么时候孩子输液完了，我们什么时候休息。我那时候印象最深刻的是，有一次，早起醒来一看，嗬，给我们盖的是缎子面的被子，那是人家要娶儿媳妇了，还没用的新被子，就给我们盖上了。我觉得老百姓真实在。比如，面条吧，老百姓家也很少吃面条，但就给我们做点。拿着那香油瓶子控啊控啊，哪怕能控出一滴香油也高兴得不得了。老百姓实在啊！当时条件非常差，可就算他很穷，也会尽其所能，拿出最好的东西招待我们。比如说那新被子，人家还没用呢，就给我们先盖上了。我们不给人家看好病治好怎么对得起人家？①

---

① 笔者与原河北省医科大学附属第三医院院长遇俊清医生的访谈记录，2008 年 8 月 19 日。

二 培训农村医务人员的"革命化"

深泽县农村卫生工作中队由河北医学院第三医院和石家庄市传染病医院派出的 51 人和深泽县医院抽调的 11 人共同组成。为创造性地完成以培训工作为中心的 6 项任务，农村卫生工作大队将中队划分成 10 个小队，并以县医院为中心划出了 3 个医教片，建立了 51 个巡回医教点，以蹲点转面、点面结合的方式具体负责附近 2~4 个村的全部医疗教学及卫生等各项工作。

深泽县农村卫生工作中队是全专区 16 个中队中培训进度最快的。1965年 9 月 18 日第一个农村医生训练班即正式开学。其他 9 个公社卫生班也先后在 10 月 5 日之前开课，加上 6 月县医院办的一个卫生班，全县共举办半农半医卫生班 11 个，卫生员、接生员培训点 43 个。

（一）半农半医学员的选拔

学员素质直接决定着培训工作的质量和效率，因此农村卫生工作队对学员选拔工作非常重视。

首先，坚持群众路线。农村卫生工作队在开始选择卫生员培训对象时，有不少基层干部和社员对这项工作认识不足，存有种种顾虑，如生产队干部怕占用劳力，怕影响生产；社员则认为学三早晨两后响，顶不了什么用，"瞎子点灯白费蜡"；在乡知识青年认为当个卫生员，落个"半瓶醋"，小病治不了，大病没人找，学习劲头不大。但在选择半农半医的学员时，情况则恰好相反，大部分知识青年愿意当医生，认为学医是铁饭碗，受人尊敬，又可以不参加劳动。针对这些思想状态，农村卫生工作队队员结合巡回医疗，向干部、社员深入宣传这项工作的重大意义，和社员算好"三笔账"（政治账、经济账、健康账），让贫下中农回忆过去无医少药的苦处，深思有病请医的难处，没有自己的卫生人员的害处，使他们懂得现在是为自己培养卫生人员。在提高认识的基础上，生产大队干部协助农村卫生工作队队员访贫问苦、扎根串连，物色学员对象，填写登记卡片，然后再交贫协讨论，征得生产大队支部同意后，报公社审批，以达到"四同意"，即本人同意、家长同意、群众同意、领导同意。

其次，严格学员选择条件。深泽县以前也曾培训过一些卫生员和接生员，但在选择学员时，不重视政治素质，不注意思想态度，不强调热爱劳动，以至于所挑选的学员中，不少人学医是为了当短工、挣工分、找出路、不劳动。由于思想混乱，加之缺乏有效管理，大部分卫生员没有发挥应有的作用。有了这个教训，农村卫生工作队在选择学员时，强调必须是成分好、思想好、劳动好、作风好、热爱卫生工作、愿为农民服务、具有一定文化水平的农村知识青年，并注意女学员要占一定比例。在方法上，农村卫生工作队首先宣传党的方针政策，以避免生产队干部拉人凑数或只找自己子弟的偏向。然后由卫生部门提出条件，生产队贫协提名，大队党支部同意，报请公社批准。农村卫生工作队对选拔工作非常慎重，经常深入社员家里了解情况，有时为一个学员要反复斟酌四五次才决定下来。对个别不合乎条件的，还要进行调换。因此，这次培训的卫生人员，政治思想好，出身成分好，文化程度相对较高，贫下中农子女占80.7%，党、团员占45%。半农半医学员高、初中生占60%，高小毕业生占40%，卫生员高、初中生占5.48%。[①]

最后，统一搭配、全面安排。卫生工作队在安排学员人选时，尽量考虑到各社队的不同情况、不同条件，因地制宜地进行人选安排，对一些缺医少药的偏僻村庄就多培训一些，有卫生室的村庄就少培训一点。卫生室现有人员政治思想好、有一定技术水平、年纪轻、群众满意的，也可以不培训或少培训。对卫生室学徒人员，合乎学员基本条件，干部、群众没有意见，也可参加学习，毕业后仍回村当半农半医的医生。同时，人选安排尽量做到男女搭配，实行一员兼多员，即女医生和部分女卫生员学会新法接生和上环技术，使其兼任接生员；无论半农半医的医生还是接生员、卫生员，都兼任计划生育宣传员，是基干民兵的，还担任民兵卫生员。这样，占劳力少，便于培训，容易领导。

（二）培训形式和时间安排

根据学员人数和对象不同，深泽县半农半医的培训主要有3种形式。一是县医院附设卫生班。按照专区3月卫生会议的精神，县医院于6月办了一个卫生班，院长担任校长，抽出一名医生当班主任，由医院各科室的医生分别讲课。参加学习的农村知识青年实有22名，学习时间为教半年、带半年，

---

① 石家庄专区农村卫生工作大队深泽县中队：《培训半农半医的几点体会》，《农村卫生》（增刊号），河北省卫生厅编印，1965，第35~41页；河北省档案馆藏，档案号：1027－2－619。

春节前即上课结束，转为培带实习。这些学员都是自带口粮，由国家适当补助一部分生活费，培训结束后到生产大队卫生室当半农半医的医生。二是职业中学附设卫生班。赵八公社生产卫生工作队与职业中学联合举办一个卫生班，有学员30名，实行学习在校，劳动在队，食宿在家。学生的思想教育和生活管理由职中负责，教学与实习由农村卫生工作队负责，其他行政事宜由公社负责。三是公社举办卫生班。全县有9个公社卫生班先后在9月、10月开课，共有学员158名，每个班学员最多的20多名，最少的6名，路程不超过10里，实行半耕半读，既不影响生产，国家也不花钱，很受农民欢迎。

培训生产队卫生员和接生员也是一项非常艰巨的任务，与半农半医相比，卫生员人数多，学习时间少，故采取分散培训的方式。以公社为单位，根据村庄的远近和教学力量，分设三五个训练点，距离远的，一两个村设一个点，近的可三四个村设一个点。路程不超过三五里，利用中午、晚上进行培训（培训情况如图2-2所示）。

节育人员为每个公社培训一名，因人数少而采取师傅带徒弟的方法。共分2期，每期5人。学习方法以带为主，以教为辅，实行教中有带，带中有教，教带结合，做到包教、包带、包会。10名学员均学会放环、人工流产和新法接生，并回到公社卫生所工作。

根据农村实际情况，农村卫生工作队尽量使学习时间与生产季节相结合，本着"农忙少学，农闲多学，冬春季突击学"的精神，各卫生班在

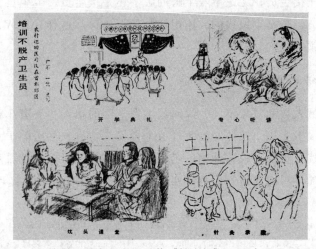

图2-2　培训不脱产卫生员（载《健康报》1965年3月13日）

"三秋"大忙季节，每隔三五天学习半天，从11月5日以后，各班实行整日学习。1966年春耕播种前把主要课程讲完，4~8月以带为主，以教为辅，培养学员单独工作的能力。

（三）培训内容

培训内容主要包括政治和业务两个方面。

1. 政治学习

如此大规模的培训半农半医是一项前所未有的新工作，任务大、困难多。为出色完成培训任务，农村卫生工作队采取"突出政治、大学毛著，用毛主席思想指导行动"的方法，从毛泽东思想中汲取精神动力。在整个培训过程中坚持活学活用毛主席著作，把政治思想工作渗透到业务工作中，做到每项工作都有政治内容，每一环节都有宣传鼓动，并在培训班都建立了临时团支部，选举了班委会，负责同学们的思想、生活、学习和工作，并在组与组之间进行竞赛。各班都建立了学习园地，有毛著学习心得，有业务学习收获。

（1）突出政治，实行老师思想"革命化"。"没有革命化的先生就培养不出革命化的学生"，因此，老师思想"革命化"是培训工作的首要任务。农村卫生工作队要求以学习毛主席著作为动力，人人学毛选，个个有心得。每月经验交流、布置工作、检查工作和评比工作都把活学活用毛主席著作放在首位。通过学习，提高思想、促进工作。如在培训开始时有些队员有不同程度的洋框框、旧教条，原本强调先系统讲述物理诊断，结果先讲了主诉、病史、既往史及系统查体，同学们反映听不懂、学不会、用不上。农村卫生工作队队员就带着这个问题学习了毛主席著作："对于他们，第一步需要还不是'锦上添花'，而是'雪中送炭'，要'由近及远，由浅入深'。"由此明确了认识，在讲疾病的同时将有关的物理诊断一并讲授，以达到学员能够接受的目的。在讲课过程中有人主张按系统、科别讲，结果仍是学用两张皮。针对这种情况，农村卫生工作队队员反复学习了《人的正确思想是从哪里来的?》一文，明确了"正确的思想来源于实践"，就从调查研究入手，从实际出发，采取了"急用先学、立竿见影"的教学方法，把常见病、多发病不分科别、不分系统，有什么讲什么，用什么练什么，使学生学了就记得住、用得上，讲了就能看到，效果比较好。

在活学活用毛主席著作的基础上，通过访贫问苦、忆苦思甜、开贫下中农座谈会等形式，进一步提高了全体老师的阶级觉悟，使培训工作做到了带思想、带作风、带技术。"老师带着阶级感情教，同学带着阶级感情学，师生带着阶级感情为贫下中农服务。"在巡回医疗教学中，老师与同学既做疾病防治，又为贫下中农大办好事。如贫农社员宋淑敏患严重的心力衰竭，西固罗农村卫生工作小队师生连夜进行抢救，使患者迅速转危为安。看到患者的3个小孩冬天连棉衣都没有，冻得浑身发抖，老师就带领同学分成小组，分别负责抢救、烧火、做饭。夜晚大家用旧衣烂棉，拆洗，烤干，连夜为他们赶制了3件棉衣，家长感动得在大字报上写道："你们真是贫下中农的救命恩人，把我的困难当作你们的困难，我只有积极参加生产来报答党和毛主席的恩情。"在抢救全身皮肤95%被汽油烧伤患者的紧张战斗中，县医院卫生班全体师生昼夜不停地进行抢救，贾兰树、李振兴两位老师主动要求献皮献血，在他们的带动影响下，全班人也纷纷要求献皮献血，并在献血后继续进行抢救。为了完成抢救任务，有的老师在两天两夜没合眼后，又往返石家庄市取药，到无极县后没有汽车，就步行回到深泽。农村卫生工作中队副教导员栾书祥把个人的干粮省下给病人吃，自己吃别人剩下的山药皮、面汤，还将自己的面盆、毛巾让患者使用。在这样的老师带动下，同学们纷纷表示："我们不但要学习老师们的抢救技术，更要学习老师们为贫下中农服务的一颗红心。"

为了使学生学会过硬的本领，老师们还让同学们在自己身上扎、在自己身上练。张素彦老师患慢性肾盂肾炎和慢性胰腺炎，两个月即住院两次，她就让同学们在自己身上练静脉穿刺；李梦如老师是肝炎病半休，下肢浮肿，但她不仅坚持整日工作，还让同学们在自己身上练习肌肉注射，使同学们深受感动。同学们说："老师还这样，我们更应该这样。"于是同学们主动分成小组，互相练习注射、输液。

为了做到教书又教人，老师们认真搞好"三同"（同学习、同劳动、同生活），和同学们一起挖粪坑、修污水沟、搞运输，手破了包扎好继续坚持劳动，给学生树立了活的样板。在生活上师生们也互相关心。老师为路途较远的同学做中午饭，热菜，并把自己的饭菜送给同学吃；发现同学有困难，立即加以解决。如羊村的张春志同学连买灯油和食盐的钱都没有了，郝喜奎、郭纪生两位老师立即拿出4元钱解决了他的生活困难。他为此深受感动，以后学习热情高涨，服务态度也非常好。一次，羊村发现一个严重心力衰竭患者，他连饭都没吃，一直抬了20里路送到县医院，老师叫他回去休息，他说："老师还不累，我怎么能放下病人不管呢？"并坚持了一昼夜直到病人转危为安。

在体贴关怀的同时，老师们并没有放松对学生的严格要求，如有同学在劳动中拔了生产队的萝卜吃，老师发现后立即提出批评，进行纪律教育。

（2）学毛著、抓思想。毛泽东思想不但是农村卫生工作队老师的精神食粮，还是对学生进行政治思想教育的有力武器。卫生班每周4小时的政治学习，以活学活用毛著为主，由公社党委指派专人进行讲授，做到有针对性，有的放矢。如开学初期学员们对学习缺乏明确目标，有的图轻快，有的混工分，针对这种消极思想，就组织他们学习《纪念白求恩》。学习过程中产生了畏难情绪，就学习《愚公移山》。在学员中普遍存在要工分、要报酬的思想，就学习《为人民服务》和《一心为革命》，并要求写出自己的心得体会。结合征兵工作，组织学生学习《中国社会各阶级的分析》，组织同学回村访贫问苦；除发动同学积极报名应征外，还动员他们苦练卫生兵的四大技术，以便进一步做到平战结合，即平时是卫生员，战时就是卫生兵；为此，全体师生一起迎着刺骨寒风，在滹沱河畔苦练，在田野里硬练，在月光下和漆黑的夜里大练，手破了不叫苦，腿肿了不叫累，努力使四大技术学得好，过得硬。有的班还建立了毛著语录牌，推选语录员，建立读报组，组织同学大唱革命歌曲，等等。这些措施不但提高了学员的政治素质，还活跃了培训班的政治生活。

（3）学王杰做好事。在大学毛著的同时，培训班还注重对先进人物思想行为的学习。1965年11月9日，《解放军报》以《一心为革命》刊登了王杰的日记，在全社会引起了强烈反响。解放军总政治部、全国总工会、共青团中央和全国妇联分别发出通知，号召向王杰同志学习。学习他一不怕苦、二不怕死，踏踏实实，埋头苦干，热爱祖国，热爱人民，全心全意为人民服务的高贵品德。接到通知后，农村卫生工作队的老师立即组织同学们在劳动休息或班会时间学王杰日记，并开展了为贫下中农大办好事的活动，进一步提高了学员的觉悟，鼓舞了干劲。如陈俊华同学说："在劳动中我又怕苦，又怕累，晚上回家后母亲也说，干脆别学了，起早贪黑也不一定能学好，还不如在生产队，上工晚下工早，反正过了一天少两个半晌。所以自己也对学习产生了厌恶思想，通过学习，我扭转了怕苦怕累的思想，现在劳动热情高，学习效果也好。"在王杰精神的鼓舞下，各培训班出现了大量好人好事。如刁彩芬及袁俊格利用休息时间为五保户赶做棉衣，贾振国用自己的钱为贫下中农治病。为军烈属挑水、扫院子、请医送药之类的事则更为普遍。

（4）访贫问苦、忆苦思甜。为启发学员的阶级觉悟，各班都进行了访贫问苦、忆苦思甜活动，请苦大仇深的老贫农给全体师生及家长做报告。如贫农老大娘赵玲风讲述了自己因生活所迫12岁被卖，后来又忍痛卖掉自己亲生女儿的经历，全体师生听得热泪盈眶。杜三珍同学也讲了自己的家事："我的两个哥哥自幼给地主扛长工，过着牛马不如的生活，得了病被地主一脚踢开，很快被折磨死了。母亲也哭得死去活来，最后双目失明。今天穷人当家做了主人，党又培养我当半农半医，我一定牢记阶级苦，奋发学习，全心全意为贫下中农服务。"由于这批学员均出生于1949年前，都对旧社会以及新中国成立初期农村缺医少药看病难的问题有切身的体会，因而通过政治学习很快解决了学员中的各种思想问题，提高了学习积极性。

（5）发奋图强、自力更生。办卫生班，不仅缺乏经验，而且没有物质基础，在办学当中，遇到不少物质上的困难。农村卫生工作队就学习大寨和南滚龙沟治山治水的革命精神，没有教室就自己动手盖，不用国家投资；没有桌椅就自己做，不要国家花钱；没有教具就自己制作，不向上级伸手要款（如图2-3所示）。大直要公社卫生班没有教室，全体师生就一齐出动，有的打坯，有的和泥，有的砌墙，只花了15元就盖了两间教室。城关公社卫生班，开始是个"三无班"（无房子、无桌凳、无教具），医生们就腾出宿舍当教室，用木板做桌子。教具做不成，就利用课余时间，到拔丝厂、畜牧场劳动，收入100多元，给每个学员买了一个听诊器。在拔丝厂劳动时，彭赵庄的半农半医彭振海不慎被铁丝扎伤一只眼睛，落下终身残疾。西河公社卫生班，全体师生也用义务劳动的办法，解决了教室和桌凳问题。固罗公社卫生班，七八名师生，给粮库运送公粮1500斤，收入15元，然后就采用"母鸡下蛋"的办法，以这点资金买铁丝给供销社加工笊篱，扩大再生产再收入，解决学员实习用具问题。马里培训班利用盐水瓶盖、旧胶皮管自制了听诊器，没有镊子就利用铁条、竹子制造。为了学好针灸，留村农村卫生工作小队还自制了人体模型。通过勤俭办学，不仅解决了办学的困难，还加强了劳动观念，培养了自力更生、奋发图强、艰苦创业的革命精神，并增进了师生之间、同学之间的团结。

此外，为及早发现同学中的各种问题，培训班还充分发挥团支部和班委会的作用，大家的事大家办，使思想工作不但做得细，而且做得及时，为培训工作的顺利进行奠定了思想基础。

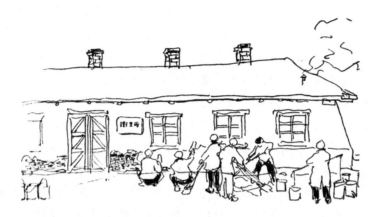

图 2 - 3　自己动手（载《健康报》1965 年 1 月 30 日）

2. 业务培训

业务培训是培训工作的中心内容。为使学员更好更快地掌握必要的医疗技术，农村卫生工作队的老师更是在备课、上课、课后培带各个环节尽其所能，下足了功夫。

（1）"四先四后"备课法。为了使教学能更好地适应农村的实际情况和学员的接受能力，农村卫生工作队的老师通过学习毛主席的"不打无准备之仗"的教导，深入细致地调查研究后采取了"四先四后"的备课方法，努力做到"不讲无把握之课"，从而在教学过程中能够做到心中有数。

①先查后议。为了实现上级要求的"学以致用、学用结合、急用先学、立竿见影"的教学目的，农村卫生工作队首先通过巡回医疗方式摸清当地疾病底数、农村卫生以及计划生育状况；在此基础上，经过讨论、分析、综合，把常见疾病及多发病、计划生育、农村卫生等 70 余种状况，分别列入教学内容，如大王庄、东袁庄及北袁庄 3 个巡回医教点，摸出患者 473 人，其中呼吸系统疾病患者 84 人，消化系统疾病患者 39 人，循环系统疾病患者 18 人，五官疾病患者 42 人，外科、妇产科及其他小伤小病患者 290 人。这样备课就能有的放矢，学用结合，并为直观教学和疾病防治打下良好的基础。

②先试后讲。为了保证教学质量不断提高，使教学内容更切合实际，做到有启发性、政治性，农村卫生工作队把每个病种都先写成讲稿进行试讲，然后经过民主讨论后制作讲课内容，如讲什么、怎么讲、举什么例子、讲多深等，在统一思想、统一口径的基础上再进行讲授。

③先论后定。经过讲课、实习、讨论课的反复实践，检验了教学内容及教学方法，经过研究后，肯定成绩、找出缺点，最后再定稿，责成专人整理，通过边讲边改边提高的过程，起到交流经验、取长补短的作用，也为以后常见病、多发病反复讲授打下了良好的基础。

④先学后教。为了教好必须先学好。农村卫生工作队有医生又有护士，即使是医生，也不是一专多能。因此首先发动全体老师向实践学习，向群众学习，向书本学习，如学方言土语，学土方验方等，通过这些活动，基本达到了医生、护士都能讲能带，进一步壮大了师资队伍。

（2）想、看、听和记、练、用相结合的"六字"教学法。由于半农半医学员一般都年龄小、文化低，而且既要学好业务又要练红思想，既要学习又要劳动，因此，要想在有限的时间里取得较好的学习效果，除有明确的教学目的外，还必须有适当的教学方法。在几个月的教学实践中，农村卫生工作队队员边摸索边实践，逐渐总结出想、看、听和记、练、用相结合的"六字"教学法。

①想，就是由老师启发同学开动脑筋，使学生有目的地去想，有根据地去忆。对常见病、多发病，同学们一般都有一定的感性认识，可以启发学员先讲症状，老师再讲治疗方法，然后由老师归纳总结。如马里农村卫生工作小队在讲伤寒时，王双凯同学说："我弟弟得过伤寒，他天天发烧，不吃东西说胡话，最后还便血……"通过回忆讲述，调动起学生的兴趣和积极性，然后老师再进行总结式的讲解，使学员易学易记。

②看，"百闻不如一见"，看是直观教学的必要手段，这就必须让同学们看得清，看得准。如讲血液循环时就利用杀牛、猪、羊的机会边解剖边讲课。利用解剖青蛙来看心脏的跳动，用蛙的肠系膜放在镜下观察血液流动。在讲支气管的构造时，西固罗大队贫农社员打来野兔主动送给培训班。讲课后，老师问道："这只兔子怎么处理呢？"同学们毫不犹豫地说："贫农郭宗仁不是病得很厉害吗，送给他加强营养吧。"讲药物时，就同时给同学们看药型、看剂量、看说明等。实践证明，加强直观教学使学员们看得清、学得快。

③听，要想使同学们愿意听、听得懂，老师就必须讲得清、讲得透、讲得活。因此农村卫生工作队队员采取了由易到难、循序渐进的方法，先讲伤风、哮喘等常见易懂的病，使学员们一听就懂，一学就会，学了就能用，从而提高学习兴趣。在讲解的过程中，农村卫生工作队队员还尽量用方言土语

解释医学术语，不但拉近了师生之间的距离，还使较难的课程变得通俗易懂，便于学员接受。

④记，为使同学们将所学疾病的诊断、治疗、预防方法记得住、记得活，农村卫生工作队的老师还探索出了许多行之有效的方法，如条理法、归纳法、对比法、操练法、歌诀法等，以强化学员的记忆。如用歌诀法记忆流行性脑膜炎：

> 流行性的脑膜炎，发病就在冬春间。
> 早期症状似上感，很快出现瘀血斑。
> 头痛呕吐颈强直，病理反射也出现。
> 又是抽风和昏迷，暴发类型也危险。
> 特效药物是磺胺，还有一种是老盘（盘尼西林）。
> 早期预防隔离好，服用磺胺免传染。

类似的歌诀朗朗上口，40多年后的今天，已经年逾花甲的学员们还能流畅地背诵下来。

⑤练，百闻不如一练，百见不如一做。按照上级"精讲多练"的指示，老师们采取了各种练功活动。如讲肌肉注射时，除在老师、同学身上练外，各班还想尽一切办法，在麻雀、家兔、自制模型甚至冬瓜上练。城关公社培训班还给5个班的小学生系统查体，铁杆、大直要等公社的农村卫生工作小队利用青年应征入伍体检的机会，进行实地训练，等等。为了使基本功达到真正过硬的要求，各班都规定了练功实践项目，分组后由老师带领练习。晚上，同学们一般都按规定到巡回医教点上实习。各小队还定期举行比武活动，比质量、比速度，以便及时进行经验交流。

⑥用，上述各项措施都是为用服务的，在记住、练熟基础上，农村卫生工作队的老师们要求全体同学大胆细心地在"用"字上下功夫。如宋礼栓同学每天为本村宋国义的小孩注射加兰他敏治疗婴儿瘫；王振庄同学给支气管喘息的病人打了氨茶碱，迅速缓解了病情。一次同学们闻知一个叫赵喜合的社员病了，而老师又出诊未归，闫彩芬等同学立即出诊。见病人四肢发挺，嘴唇发青，就立即针灸十宣、人中，并做了人工呼吸，使病人脱离了危险。病人家属说："你们这帮小青年真顶事啊！"

3. 培带练习

根据上级指示的"精讲多练，以练为主"的原则，老师们采取了灵活多样、简便易行的培带方式。

（1）集中讲分散带。各公社都设有三四个固定医教点，这些医教点是学员们的实习基地。各点事先都进行了疾病摸底、分类和病人登记。课堂讲什么病，点上就准备什么病人，上午讲课，下午就到点上实习。实习时，老师问，学员听；老师做，学员看。一般轻病人，在老师的具体指导下，让学员亲自听一听，做一做。实习回来，开讨论会，写实习心得，使学和用结合起来。

（2）跟班带。老师出诊、巡诊和抢救危重病人，尽可能地带两三名学员，采取带徒弟的方法，在实际操作中，提高他们的技术水平。为了保证实习质量，各医教点都建立了教学日记，师生共同签字以资检查。巡诊还和6项任务密切配合，除练习疾病防治外，还实行水井改良、巡诊家庭病床，担任病情观察、打针发药、书写病程经过等工作。如一次夜晚出诊时，发现社员刁大雨患急性阑尾炎，就由该村同学负责建立家庭病床，每天注射两次青霉素，在治疗期间两次巡视病情，经过5天的治疗即痊愈。感动得老大爷说："还是毛主席想得周到，为咱穷人培养的医生可真顶事啊！"

跟班带不仅是一种良好的教学方法，还使学生们见得多、识得广，从一开始就培养了送医送药上门，一心为贫下中农服务的思想，同时还有助于树立半农半医在群众中的威信，为将来建立卫生室打下基础。另外，通过密切结合6项任务，解决了农村医生人力不足的困难。

（3）课间带。本着"精讲多练，边学边练，讲透练熟"的精神，课堂讲什么，就让学员实习什么。例如，讲诊断技术时，学生们互相听心肺、摸肝脾；学习注射时，大家就用食盐水，你给我打一针，我给你打一针；学习针灸时，老师装作病人，让学员们在自己身上练习针灸。

（4）课后带。为促进学生自觉学习，每次下课都要留作业，并在次日检查，理论用口答，实践当场做。为使课堂知识更好地与实践相结合，还通过"留活作业"的办法，要求学员定期搞疾病采访，既可巩固所学知识，弥补课堂学习的不足，又能培养他们的工作能力。在采访过程中，学员还可以随时随地接受贫下中农的思想教育，如刁彩芬同学在访问疾病时，贫农老大爷说："过去穷人有病无钱治，学医没人教，今天贫下中农当家做主，你一定好好学，掌握印把子，将来更好地为贫下中农服务。"

农村卫生工作队教师在培训过程中，还做到了政治与业务相结合，教学和实用相结合，讲课内容与学员程度相结合，学习时间与生产季节相结合，听、看、做相结合。比如，在"三秋"大忙季节，为加强劳动力的保护，就重点讲"四防"知识，即防暑、防伤、防电、防农药中毒；入冬后，上呼吸道疾病开始露头，各队就着重讲麻疹、感冒、白喉、百日咳等疾病的防治技术；固罗公社发现3名水痘患者就讲水痘；耿庄公社发现小儿麻痹，就讲小儿麻痹。这样学员能听、能看、能用，记得牢、学得快、收效大。对文化程度低的学员，就用掰着手教（即手把手教）的方法。如赵八公社卫生班有三四个学员跟不上课，教师就利用晚上的时间进行个人辅导，消灭了"三类苗"。经过培训的半农半医对喘息、感冒、胃炎等疾病都能够进行单独诊治。为进一步巩固学习效果，1965年底，深泽县半农半医都配备了卫生箱。箱内有20～30种常用药，还有急救药、外伤用药、包扎绷带，以及体温表、针灸针、注射器、听诊器等，使其能够随时进行疾病防治，并逐渐树立起他们在群众中的威信，群众由开始的不信任逐渐转变为主动找他们进行治疗。

在对卫生员的培训中，针对培训卫生员任务重、时间短的特点，农村卫生工作队在实践中摸索出了适合卫生员的培训方法，并将其概括为"政、教、带、练、建、用"六字培训办法。其中，政治教育和教、带、练、用的方法与半农半医基本相同，不再赘述，以下仅详述"建"字的落实方法。

"建"指建立制度，巩固提高，其中卫生箱及其管理制度最为重要。对于卫生员来说："学习没有卫生箱，好比战士没有枪，卫生箱里没有药，好比有枪没弹药。"因而农村卫生工作队采取边培训、边突击搞卫生箱的办法，卫生员培训一批，卫生箱便装备一批。至1965年底，全县1277名卫生员都有了卫生箱，箱内一般装有小外科药、小敷料、小器械、针灸针，以及10多种常用内服药。装备一个简易卫生箱，需要3～7元，一般由生产大队、小队或大队卫生室投资装备。收费标准是，不用敷料的小外伤和针灸不收费，敷料和内服药按原买价格收费，社员有钱交钱，没钱记账，分红时扣回。每个卫生员还有一个治疗登记本。看一个病人就把姓名、性别、队别、年龄、症状、用药、收费等一一记在本上，做到治病用药有根据，药品有消耗，收支有账目，日清月结，公布上墙。

卫生箱制度的建立，使卫生员情绪很高涨，哪里有劳动，哪里就有卫生员，卫生员到哪里，卫生箱就背到哪里，在社员的小伤小病得到及时处理的同时，也巩固了卫生员所学的知识。固罗公社王庄大队的社员郑大五被大车碰破了头，卫生员立即进行了包扎，社员们说："咱们的卫生员真有两下子，这样的伤口都给包扎好了，看来没有白学。"

　　为适应卫生员的工作时间，还建立上站学习制度，该制度包括上站学习、上站值班和考试制度。其中上站学习制度，根据生产的忙闲，规定忙时每隔1～2天培训一次，利用早、中、晚业余时间上站学习，每次2～3个小时。闲时每天或隔一天晚上进行培训，做到学习不误生产。上站值班制度是根据每班卫生员人数多少，制订出轮流值班表，每天有2～3人利用工余时间上站值班，在大队卫生室医生的指导下，从事门诊应诊、巡回医疗、管理家庭病床等工作。根据各班卫生员学习情况和课程进度，每月或每阶段考试一次，督促卫生员的学习，检查教师的教带效果。此外，为培养卫生员新的医疗作风，方便社员，支援生产，杜绝四不清，建立了卫生员送医送药上门、下地带卫生箱以及疾病诊治、收费等统筹工作制度。并通过每月召开生活会，进行批评和自我批评，对思想好、工作好、学习好、送医送药上门好的卫生员进行表扬。① 在进行疾病防治的同时，半农半医还参加生产队卫生员的培训工作。半农半医既是卫生员的小组长，又是义务辅导员，在教师的指导下负责卫生员的业务学习。在训练卫生兵四大技术时，半农半医都充当了本村卫生员的教练，充分发挥了"小先生"的作用，也培养了半农半医在卫生员中的威信，为建立医疗网进一步打下了基础。②

　　1966年5月，第一年的下乡任务基本完成，此后，培训任务转为继续教好、带好原来培训的不脱产人员。其中，半农半医以复训为主、新训为辅，重点发展提高原来培训的半农半医的政治思想和医疗技术水平。从时间安排上，学习毛著的时间不少于1/2，要求把毛泽东思想贯彻到每个学员的脑子里，用毛泽东思想统一思想。在技术上，主要教带内容为当地常见病、多发病，并通过切实贯彻"预防为主"的方针，使每个学员都学会各种传染病的预防、治疗两套本领，在两三年内逐步达到中专水平。在复训卫生员、接生员的基础上，再为全区培训8000余名卫生员、3000余名接生员，由思想好、技术好的半农半医进行教带，专、县、社的农村卫生工作队定期辅导。③

　　但是，"五一六"指示发出后，部分下乡医务人员被抽回原单位参加

---

① 深泽县农村卫生工作中队：《卫生员的六字培训法》（1965年12月31日），石家庄市档案局藏，档案号：49－1－161。
② 深泽县农村卫生工作中队：《关于半农半医培训工作的体会》（1965年12月31日），石家庄市档案局藏，档案号：49－1－161。
③ 石家庄专区：《今冬明春对半农半医、卫生员、接生员培训计划（草稿）》（1966年），石家庄市档案局藏，档案号：49－1－201。

"文化大革命"，已进入培带环节的培训工作受到影响，不能正常进行。8月，农村卫生工作队被全部调回，培训工作结束。

深泽县这次共培训半农半医 213 名，卫生员 1555 名，节育技术人员 10名，基本上达到每个生产大队有 1～2 名半农半医的医生，每个生产队有一两名卫生员，每个村有两三名接生员，每个公社有一名节育技术人员。从整个石家庄专区来看，共培训农村医生 5930 人，占全区农村基层卫生人员总数的 83.1%。平均每个生产大队有半农半医 1.3 名。培训不脱产的卫生员、接生员 2.77 万多人，平均每个生产队将近有一名不脱产的卫生人员。[①]

三　重建三级医疗保健网

农村三级医疗保健网由县医院、公社卫生院、生产大队保健站或卫生室组成。县医院负责大病和各种疑难病症的救治以及基层医疗机构医务人员的技术指导。公社卫生院是保健网的桥梁和中枢，负责当地卫生行政管理和生产大队保健站或卫生室医生的技术指导工作。生产大队医疗机构是整个医疗保健网的网底，数量最多，与农民接触最为直接，可使农民的小伤小病得到及时治疗，同时也是"预防为主"方针的具体执行部门。三级医疗保健网共同承担着农村基层各方面的卫生工作，使农民的健康在一定程度上得到保障。

（一）生产大队医疗卫生机构的建立和巩固

以往的生产大队保健站虽然定性为社员卫生福利事业，"但实际是大队拿钱，医生开业经营"。深泽县生产大队保健站医生收入类型为"挣工资的五名，挣工分加固定工资补贴的二十八名，其余虽然名义上只挣工分，但实际都从收入中分取部分利润"。由于"大跃进"及调整时期基层医疗机构的频繁变动，管理混乱，开大方、卖贵药的现象比较严重。如赵八公社西大陈保健站，1961 年生产大队投资 700 元，到 1965 年底，5 年资金收入近 4000元。少数保健站 5 年资金收入是投资的七八倍。更有甚者，为赚取高额利润将一粒氯霉素压成粉末，分成几包，卖到 1.2 元。还有的医生，以怕被病人

---

① 石家庄专员公署卫生局：《一九六五年农村卫生工作总结报告》（1966 年 2 月 15 日），石家庄市档案局藏，档案号：49 - 1 - 192。

传染为名，要求病家请其到饭店吃饭。①

1966 年 3 月，半农半医结束第一期学习后回到生产大队，一面防病治病，一面劳动和学习。为使他们学的知识及时服务于群众，县委决定在全县各生产大队普遍建立卫生室，并对旧的保健站加以整顿，改造为新型卫生室，使其真正成为社员的卫生福利事业。

在专区农村卫生工作大队的协助下，深泽县委广泛征求了人民公社各级干部和贫下中农的意见，在总结过去办保健站教训的基础上，制定了建室六原则：第一，卫生室必须有党的领导，坚持社会主义方向；第二，面向生产，面向贫下中农，送医送药上门；第三，坚持预防为主，实行防治结合；第四，坚持实行亦农亦医，一面防病治病，一面参加劳动；第五，自力更生，勤俭办室；第六，建立一套科学的经济管理和工作制度。在以上原则指导下，县委先组织工作组搞试点，积累经验，然后稳扎稳打，建一个，巩固一个，使建室工作逐步铺开。

然而，由于新的建室原则使原生产大队保健站医生的利益受到威胁，建室的过程也并非一帆风顺，充实、改造生产大队保健站几乎就是一场"新旧医生溶化与反溶化的阶级斗争"。有些旧医生采取公开的"硬"的形式或隐蔽的"软"的形式，千方百计抵制新半农半医及亦农亦医制度。

第一，旧医生抵制、打击、刁难半农半医。有些旧医生怕新半农半医挤了他们的"饭碗"，就先发制人，利用各种办法极力反对、阻止新半农半医入室。有的串通干部拉拢贫协不给半农半医安插工作；有的公开要挟干部，说"有半农半医我就不干了！没有他们，我不记工分都行"；还有的四处宣传"半农半医不能加入保健站""新旧医生结合不到一起"；等等。

半农半医进入卫生室后，旧医生更是把他们看成眼中钉，为他们制造各种困难，限制其活动，企图把这批新生力量孤立起来，排挤出去，达到旧医生独占卫生室的目的。如夹河大队卫生室旧医生父子联合起来打击新半农半医张芬惠，不但对其技术、服务态度冷嘲热讽，还散布流言蜚语中伤她，甚至对其进行人身攻击："过去妇女大门不出，二门不迈，你整天往外边跑，还在外边过夜，不知叫人说多少闲话呢。"结果张芬惠的母亲几次吵闹，不想再让张芬惠当半农半医。还有的旧医生故意将药瓶标签撕掉，贴上自己任

---

① 河北省卫生厅工作组：《深泽县农村基层卫生组织中的阶级斗争情况》（1966 年 5 月 30 日），石家庄市档案局藏，档案号：49－1－206。

意起的药品名，阻挡半农半医用药；见到半农半医给干部治病，就到干部家挑拨，说半农半医用的药不顶用，并在干部面前故弄玄虚，破坏半农半医的威信。更有甚者，因阻止半农半医入室未得逞，就把卫生室的门锁上，不给群众看病达一个月之久，而是散布谣言说是半农半医干的。还有的旧医生虽没有公开反对新半农半医，但以"教带"为借口，长期不让半农半医独立工作，不给装出诊箱，使半农半医进入卫生室3个月只开过一个处方。

第二，旧医生积极培养自己的"接班人"，并拉拢腐蚀新生力量。为保住自己在卫生室的利益，一些旧医生想方设法把自己的子弟、亲属安排进半农半医队伍，如铁杆公社有四个卫生室的半农半医和旧医生是亲属关系；赵八公社有两处卫生室的半农半医与旧医生是父子关系；马里公社大兴卫生室四个半农半医全是旧医生的子女或亲属。还有的旧医生让儿子、外甥挤进半农半医队伍的目的没达到，就自己教带他们，还开设黑药铺，表面是半农半医，实际是个人开业者。

有些旧医生还对新半农半医进行拉拢腐蚀，企图"和平演变"成他们自己人。为腐蚀溶化新生力量，他们除传授"架、吓、骂、堆、吹、推"① 的行医六字经外，还公然与专区派下来的农村卫生工作队对抗。如北冶庄头旧医生拉拢新半农半医说："咱们姓的都是一个'邢'字，不要光听他们（指工作队）的，刘小辫（给工作队队员起的外号）是个护士，跟她学不了什么，愿学跟我学。"该半农半医最终被拉拢过去，整天跟着旧医生吃点、喝点、学点"玩意"，对旧医生唯命是从，俯首帖耳，对农村卫生工作队则冷眼看待。

第三，抵制亦农亦医制度，破坏卫生室。旧医生过去虽挣工分但基本不参加劳动，因此对新的亦农亦医制度，抵触情绪极大，有的拒绝劳动，有的让劳动就不治病。伍仟大队一个旧医生定工后，不满地说："除去给我有工的日子，我一概不看病。"一个产妇家属请他接生，他说："等着吧，等我下了工再说。"乘马大队旧医生在社员找他看病时就说："我今天劳动，找我看病，你给我记工分吗？"有的旧医生还用故意赊欠的办法，给卫生室制造困难。息马大队卫生室只有200元的资金，一个月就赊出去50多元。白庄旧医生更是辱骂卫生员，调戏女半农半医。

---

① 架：要有医生架子，不请不去；吓：故意把病情说重，吓唬病人家属；骂：当着病人骂别的医生技术不行；堆：要等病人多了堆在一起再看；吹：吹嘘自己的技术；推：看着难治的病人就推出不管。

第四，敌视排挤农村卫生工作队。从农村卫生工作队下乡后，公开开大方、卖贵药，高利盘剥群众的现象就开始有所减少，有些劳务费被迫降了下来，出诊费也取消了，这一切早已引起旧医生的不满，有人甚至把农村卫生工作队的人当成心腹之患，千方百计打击排挤。工作队医生开了方不给拿药，工作队医生看过的病人他们就不再给看，还故意破坏工作队的威信。工作队医生李福才给一个患儿打针后，患儿针眼有些疼痛，旧医生王某就大肆宣扬"工作队打针打瘫了一条腿"，并当众指责李福才："你不会打针就别打！"羊村卫生所旧医生不但背后破坏农村卫生工作队威信，还当面威胁工作队医生："要想不让你们待，羊村一天你们也待不了！"他还和工作队打架，并造谣说工作队医生扎死了一个肺炎小孩，企图把工作队排挤出去。

针对这场争夺半农半医和卫生室的斗争，河北省卫生厅专门派出工作组到深泽县调查农村基层卫生组织中的阶级斗争情况，以协助当地的建室工作。在工作组领导下，各级卫生行政部门和农村卫生工作队采取了有斗争有团结的方针，对少数公开反对半农半医入室的人，进行了坚决的斗争，直至清除出室；对各种形式的负面渗透，通过大揭盖子，将其暴露出来既教育青年，也教育所有医生；对于不明目张胆反对的，则采用讲清形势、讲清社会主义道路、开展走什么路子的大辩论的方式使他们转变态度，和新半农半医一道工作。同时，由于新半农半医在培训中始终坚持突出政治，用毛主席思想武装头脑，坚持社会主义方向，坚持半农半医和亦农亦医制度，因而在改造旧习惯、旧传统和旧势力的过程中，绝大多数立场坚定，使改造工作得以顺利完成。

除对旧保健站医务人员进行思想改造外，工作组还对保健站的钱财、药品重新进行清理、盘点、定价，建立起经济管理制度和药品管理制度，把经济管理权掌握在生产大队会计和可靠的医生手里。经过思想和经济的整顿后，由生产大队支部、贫协研究挑选出卫生室的新领导。各大队还确定一名副书记或宣传委员负责卫生室工作，定期召开卫生室会议，检查卫生室工作，对卫生室人员进行政治思想教育和阶级教育。

新旧医生的待遇问题也是整顿卫生室的一个重要方面。新建和改造后的卫生室一律实行半农半医制度和工分制，取消工资制。在做好思想工作的基础上，照顾到新旧医生、年轻与年老医生的区别。对于原来实行工分加补贴的，补贴部分一般予以取消，但根据其技术和劳动能力本着定工生产、定额补助、群众评议、领导批准的原则，适当解决。经过改革后，加上其劳动部分所得，一般保持不低于原来水平。少数原来工资较高、补贴较多的，收入略有降低，对个别技术较好又非本村的医生，仍适当保留了 3 元、5 元、10 元的补贴。工分的补助办法，大多采用定额补助、不定工生产、劳动多少记多少的方法。旧有医生实行定额补助加现金补贴，每月补助 20 左右个劳动日，相当于一个好劳动力一月劳动额的 2/3 以上，新半农半医补助 15 左右个劳动日，少数也有 10 个的。如果在做好医疗卫生工作的基础上积极参加劳动，完成或超额完成生产定额，除个别人外，一般所得的工分报酬都比以前较高。

这次医疗机构调整后，绝大多数旧医生是满意的，认为这样既可以密切与社员的关系，又可以锻炼和改造自己的思想，使自己更靠近集体、靠近社会主义。新半农半医不计较工分待遇，生产大队定多少是多少，有的甚至把自己的补助工分拿出一部分让给老医生，有的还提出不要补助工分，利用早、中、晚时间给群众看病。城关公社马庄卫生室半农半医张彦说："工分不是目的，为人民服务才是真正的目的。一心一意为人民，工分算得了什么？如果不好好工作，即使得了工分，也于心有愧。如果一个人只在工分上打转转，那他的工作永远也不会做好。"在投入资金方面，旧保健站的投入资金是公社卫生所垫借和医生个人筹措的，经过盘点定价，由生产大队一次或多次还清。新建卫生室的资金本着从无到有，从小到大，逐步发展的原则，由生产大队统一投资。卫生室的资金额如由旧保健站改建的一般为 300～500 元，个别的多达 3000 元；新建卫生室则一般是 100～200 元，最高的有 300 元，少数也有几十元的。

在药品和资金管理方面，绝大部分是会计管钱管账，医生管药；也有实行钱、账、物分开，日清月结，做到三对口。会计建立进、销货金额账，卫生室建立药品消耗账，日常消耗实行 5 日、10 日或半月由管药医生向会计交款报账。医生出诊箱，采取定额装箱，根据消耗，随缺随补。生产队卫生员卫生箱的药品，统一由生产大队卫生室装配，核算方式包括生产大队统一核算（生产队投一定数量款）和生产队单独核算两种。生产队单独核算的，卫生室按批发价予以装配药品。卫生室的收费，一律执行国家药品批零差价，不收取劳务费，对灌肠、注射，收取少量材料消耗费。

卫生室的工作方法也进行了改革，由原来的坐等病人改为送医送药上门、到田间。为方便病人，县委和县政府颁发了《卫生室工作条例》《巡回医疗和家庭病床制度》（见附录二），实行医生轮流值班和分别包队相结合的工作方式。为掌握社员的疾病情况，还建立了疾病普查制度，把查出来的疾病，分类型、分情况建立家庭病床或以巡诊治疗。对于一些不能解决的病症，报请上级医疗单位派医生下来治疗。为确保医疗、生产两不误，半农半医一般都是利用半天或早、中、晚时间进行巡诊和查房治疗。临时病人由卫生室值班医生应诊。较小村庄的卫生室，不设值班医生，社员有病，由病家到地里去找。这样，一般疾病基本上不出村就可得到治疗，群众感到非常方便。大直要公社大堡大队一位老贫农说："咱村这卫生室的医生（新半农半医）可真好，谁有病不用说就去看，需要住院的，还亲自推车送去，过去的医生哪有这事啊！"城关公社马庄群众说："建立卫生室可真方便极了，过去孩子种牛痘，耽误了就种不上，今年是什么时候种，什么时候现成。"还有的说："前些日子发生脑炎，要不是咱村有了医生，及时给大家点了鼻子（给鼻腔用呋喃西林液，一种预防脑炎的方法），早就闹（方言：意为流行）开了。"

1966 年 4 月底，深泽全县已经村村有医生，队队有卫生室，卫生工作面向农民、面向农村，为农业生产服务成为现实。贫下中农对新建的卫生室倍加赞扬，称它是"咱贫下中农自己的事业，过去做梦也想不到的事情今天在共产党和毛主席的领导下办成了"。还有的说："有了咱自己的医生和卫生室，就再也用不着东求医、西找药了。"①

（二）公社医疗机构的恢复与重建

在三级医疗保健网中，公社卫生院作为承上启下的核心环节，起着至关重要的作用。

公社医疗机构由新中国成立初期在县以下建立的国办区卫生所和私人医生合办的联合诊所发展而来。1958 年公社化后，国办的地区卫生院和公社卫生所都属于人民公社的组成部分，经费开支由国家每年给予适当补助。但是，在 1962 年国民经济调整中，为减轻国家财政负担，实行"三权下放"（人权、财权、管理权）使公社一级的卫生机构重新转为集体举办，实行经济单独核算，自负盈亏。公社医疗卫生机构是精简下放中受影响最大的一级，而其在农村医疗卫生事业中的重要作用又无可替代，因此，公社医疗机

---

① 河北省卫生厅工作组：《深泽县农村基层卫生组织中的阶级斗争情况》（1966 年 5 月 30 日），石家庄市档案局藏，档案号：49 - 1 - 206。

构的恢复与重建势在必行。为使该项工作切实抓紧，各县成立卫生所管理委员会，负责领导全县的卫生院、所和保健站的重建。1964 年，深泽等县恢复了部分公社卫生所，虽然卫生部指示公社卫生所仍以医生集体办为主要形式，但是经过 1963 年的实行后，这种形式引起了很大的争议：有人认为社队办转为医生集体办是倒退，是退回走资本主义道路，是基层卫生组织中存在的阶级斗争和资本主义自发势力的根源；医生集体办本身就决定了对开展预防工作不利。针对这些议论，全国卫生厅局长会议做出的回应是："以上观点是不对的，医生集体办同样是社会主义的，即使国家办、社队办，不按照社会主义方向走，也不一定是社会主义的。当前在基层卫生组织中阶级斗争和资本主义倾向确实很严重，但所有制不是其本质问题，阶级斗争才是其本质问题。在医生集体办的医疗机构中这些问题反映得可能更多、更尖锐，这与卫生行政部门长期对他们领导薄弱和对他们的改造不彻底有关系。医生集体办对预防工作的影响确实存在，但不是普遍的，也不是决定性的。"① 然而，事实胜于雄辩，这种所有制形式的确难以承担公社医疗机构预期的职能。

1965 年以后的几年中，由于药品降价（1971 年生产的药品出厂价格比 1965 年下降 63%），取消了劳务费、中草药和新医疗法的广泛应用，特别是 1969 年后，赤脚医生队伍的不断扩大以及合作医疗机构的建立，县以下地区卫生院和公社卫生所的收入越来越少，普遍出现了买不进药、看不了病、开不了支、吃不上饭的严重情况。合作医疗制度巩固发展得好的地方，很少有人到公社卫生所和地区卫生院看病，这样的情况就更突出。

邢台地区县以下地区卫生院有 61 个，医务人员 919 人，1970 年亏款 137.987 元，1971 年 1~8 月亏款 170.363 元。公社卫生所 349 个，1971 年 1~8 月亏款 130.608 元，已有 194 个公社卫生所吃空了老本，开不了工资。宁晋县 34 个公社卫生所，已有 25 个开不了工资，其余的仅能维持 5~8 个月。清苑县地区卫生院和公社卫生所原有 66 个吃商品粮的医务人员，由于开不了工资，下放了 52 人，仅剩下 14 名卫生人员在公社卫生所支撑工作。

在衡水、承德地区的调查中，安平、枣强两县 46 个卫生院、所中，除 5 个设在集镇的尚能维持外，其余 41 个都入不敷出，其中 28 个已经把建所以来积累的老本几乎吃光，连医务人员发工资都有困难。围场县共有 50 个卫

---

① 《1964 年全国卫生厅局长会议传达提纲》（1964 年 2 月 27 日），石家庄市档案局藏，档案号：49 - 1 - 184。

生院、所，其中有 34 个仅有流动资金几十元或几百元，已无法开展医疗业务，只好停停办办。该县的毛达巴公社卫生所，已有四五个月没发工资，医务人员都回家了，卫生所被迫停办。定县东亭区 10 个卫生所，已不能开支的有 5 个，能维持 5～6 个月的 3 个，最多还能维持一年的仅剩 2 个；原有医务人员 63 人，因发不了工资，已有 34 人被迫回家，剩下平均每所不到 3 人，有的只剩 1 人支撑工作。因卫生院、所经济困难，有些工作多年的老医生，久病不愈，需要照顾的也无力解决，在医务人员和群众中造成很坏的影响。

由于地区卫生院尤其是公社卫生所人员的工资问题长期无法解决，当地县、社将一部分人下放到生产大队参加劳动，还有一部分人员被迫自动离院（所）回家，致使县以下农村卫生人员不断减少。据统计，1965 年河北省县以下农村卫生人员有 42016 人，到 1970 年底，只剩下 21673 人，这还包括 1970 年下放的 5313 人，否则人数更少。在农村基层卫生人员中，也出现了一些开大方、卖假药、贪污盗窃等现象。

为了解决这个问题，各地也曾采取一些措施，有的把工资制改为工分加补贴制，工分部分由生产大队分摊；也有的从社员合作医疗基金中抽出一定比例补贴医生生活。但这些办法都加重了生产大队和社员的经济负担，与当时农村政策不符。而国家每年从卫生事业费中给予的补贴数量少，不足以解决医务人员的工资问题，且无其他具体实施办法，因此这笔经费在大多数地区无法落实。

到 1972 年，这种现象更为严重和普遍。河北省有地区卫生院 681 所，公社卫生所 3180 个，共有人员 29504 名。医务人员数量虽有所增加，但主要依靠看病赚钱维持业务，把技术作为挣钱的手段，把增加收入作为追求的目标，重治疗，轻预防，把群众发病多的季节看成"旺季"，发病少的季节看成"淡季"，有的甚至发现疫情既不上报，也不采取有力措施，导致疫情的扩大蔓延。许多单位为了赚钱，不支持合作医疗，不培训"赤脚医生"，有的甚至同合作医疗机构唱对台戏，破坏合作医疗机构的巩固和发展；或者因入不抵出，大量裁减年老的中医中药人员，对新生力量更无力培养，造成中医后继无人。城市卫生人员下放农村后，看到农村医疗机构实行自负盈亏，医务人员整天为赚钱奔波，工资无保证，普遍不安心在农村工作。自负盈亏的经营方式严重影响了四项卫生工作方针的贯彻落实，阻碍了城市卫生人员走"六二六"所指示的道路。

为此，河北省卫生局除在本省做了调研外，还走访了对上述问题采取了较好解决办法的湖南、湖北、山东、河南等省份。湖南、湖北已将地区卫院改为由国家举办，除对农村的国家卫生人员（包括 1962 年以"转制"为名下放为农村集体人员者）全部实行包工资外，还对农村集体卫生人员进行了补助。湖北省每年补助 500 万元，湖南省每年补助 300 万元。山东省用于农村基层卫生院（所）的补助费达 2000 万元，对县以下卫生院、所人员，无论是国家人员，还是集体人员，都实行包工资。

1972 年，农村卫生院、所的问题也引起了中央卫生部的重视。全国卫生事业《四五规划（草案）》和《1972 年卫生工作纲要》中都强调要加强农村卫生院、所的建设，要求在"四五"期间把农村卫生院、所建设成为平战结合的农村医疗卫生工作基地。在中央的支持和部署下，河北省结合自身情况，并参照外省经验，对整顿和加强农村基层卫生组织采取了如下措施。

一是地区卫生院全部实行国办，改为县医院分院，担负周围几个公社疑难病症的治疗、技术骨干的培训、防疫灭病、计划生育技术指导，以及所在公社的卫生工作等任务；行政上受当地党委和县卫生行政部门的双重领导，业务上受县医院指导。国家工作人员由国家发工资。二是公社卫生所取消自负盈亏的制度，实行"社办国助"，改名为公社卫生院。其中的国家人员，包括历年下放的城市卫生人员和国家分配的大专毕业生由国家发工资，集体人员实行定额补助，补助占到人员工资总数的 60% 左右。[①] 其余由业务收入补足，吃公社集体粮。[②]

实行"社办国助"后，县分院和公社卫生院没有了后顾之忧，不但有能力提升自身的技术水平，成为三级医疗保健网中枢，同时还担负起防疫重任，成为防疫网的核心力量，使"预防为主"的方针得以真正落实。

防疫工作历来因无利可图、"费力不讨好"而不为卫生人员和群众所重视。有的医院领导认为搞防疫是"额外负担"；有的医务人员认为治病是病人找自己，治好了病，有"名声"，防疫是自己找群众，嫌麻烦，怕艰苦；"重治轻防"的思想依然很严重。1972 年春，张家口地区阳原县暴发了麻疹疫情，发病率高达 5133/10 万。为了治疗麻疹合并肺炎的患儿，县医院门诊

---

① 河北省革命委员会卫生局：《关于县以下地区卫生院和公社卫生所存在问题及解决办法的报告》（1971 年 12 月 12 日），河北省档案馆藏，档案号：1027 – 7 – 86；中共河北省革命委员会卫生局委员会：《关于农村基层卫生组织存在的问题和解决意见的报告》（1972 年 4 月 15日），河北省档案馆藏，档案号：1027 – 7 – 6。

② 河北省石家庄地区革命委员会卫生局、财政局：《关于县以上医院和县以下农村卫生院（所）工资补助办法的通知》（1972 年 5 月 20 日），石家庄市档案局藏，档案号：49 – 1 – 236。

被迫停诊，改作病房，连办公室都住满了病人。疫情不但影响儿童的身体健康和病儿家属的出勤，还直接影响着"农业学大寨"的进程。这个问题使阳原县县委认识到搞好卫生防疫工作是"我们党关心群众，保护群众身体健康，保证'农业学大寨'顺利进行的一个重要方面"，从而对卫生工作和生产的相互关系有了一个比较明确的认识。

1973 年，阳原县建立了县、社、大队三级卫生防疫网，重点进行疾病预防工作。防疫网的组织形式是：成立 5 人卫生防疫领导小组，由县委主管卫生工作的负责人任组长；全县 19 个公社 294 个大队也分别成立卫生防疫领导小组，公社和生产大队的一名副书记或副队长任组长，吸收卫生、妇联、共青团等部门参加，负责行政领导。在技术指导上，县级由防疫站负责，各公社由县分院或公社卫生院负责，设防疫办公室，并抽出一两名医生担任卫生防疫医生。各生产大队也有一名赤脚医生主抓卫生防疫工作。这样就形成了全县三级卫生防疫网，做到了行政有人管，业务有人抓。

防疫网成立后，首先对 12 岁以下儿童建立了预防接种卡片，对没有发生麻疹的儿童普遍进行了麻疹疫苗接种。1974 年，麻疹发病率比上年下降了74%，全县 19 个公社中有 11 个公社做到了无麻疹或基本无麻疹。1975 年上半年，麻疹发病人数又比上年同期下降了92%。

在控制麻疹疫情的同时，阳原县从防疫站等单位抽调了医务人员组成了一个调查小组，在中国医学科学院等 10 多个科研单位的支援下，对王汉庄大队社员的腰腿疼病进行了历时 3 个月的调研。该生产大队有不少农民患有严重的腰腿疼病，轻者参加不了生产劳动，重者因骨骼变形完全丧失了劳动能力，病人身体变小，颈部僵直，腰弯达到 90 多度。对这一严重的疾病，过去一直按骨软化症治疗，多年来没有收到明显的效果。经过调研，终于查明王汉庄腰腿疼病不是软骨病，而是慢性氟中毒，致病原因是井水含氟量过高。病因明确后，该县改变了过去以治为主的做法，积极进行改水预防。1973 年底，群众吃上了含氟量不高的自来水，此后王汉庄一个新病人也没有出现，原有 34 名参加不了劳动的病人，也恢复了健康，有的还当上了生产队队长。其余 100 多名轻病人，原来只能参加轻劳动，此后都成了整劳动力。劳动力的增加，促进了农业发展，该村 1974 年粮食总产量达到 122 万斤，比 1973 年增产20%，亩产上了《纲要》。王汉庄的实例，说明了预防工作在整个卫生工作中所占的地位。

在三级卫生防疫网中，公社卫生院可谓中流砥柱。以井儿沟卫生院为例，该院共有 6 名医生，其中一人专搞防疫工作，其余 5 名医生也分片包队，经常深入生产大队防病治病。两年多的时间，他们和赤脚医生一起组成接种小组，完成了 10 多次疫苗接种任务。他们的辛勤付出，使该公社在 1974 年就实现了"两无"公社（无麻疹、无小儿麻痹）的目标。全县各种疫苗的接种率都达到 80%，比防疫网建立前均有明显提高。以牛痘疫苗为例，1968 年，地区发给该县 11 万人份，只完成 3.67 万人份，占任务的 33.4%。1973 年地区发给牛痘疫苗 15.9 万人份，由于建立了三级防疫网，有人专管，结果完成了 13.029 万人份，占任务的 82%。

疫情报告是掌握传染病发生发展动态的有效措施，过去无人专管，错报、漏报现象非常严重，1971 年全县疫情报表漏报率高达 61.8%。1973 年防疫网建立后，漏报率下降到 1%。1974 年和 1975 年基本没有发生漏报问题，从而及时掌握了疫情动态，做到了有疫早灭、无病早防。

为提高赤脚医生防疫水平，从 1973 年到 1975 年两年间，阳原县防疫站组织各分院和公社卫生院防疫医生到县里学习 19 次。在 4 次赤脚医生训练班中，也都安排了卫生防疫课程。各公社防疫医生还利用赤脚医生例会向赤脚医生讲授防疫知识，有效提高了广大医务人员和赤脚医生的防疫技术水平。有一次，西城公社灰泉子大队赤脚医生李枢，发现有十几名小孩患病，很像传染性肝炎，就马上把这一情况向公社防疫医生做了汇报。防疫医生检查后又报告到县防疫站。三级防疫人员一起进行检查后，确定为传染性肝炎，从发现疫情到采取措施，仅用了 4 天时间，迅速控制了疫情的发展，未造成大范围的蔓延。

三级防疫网的建立，使阳原县各种传染病的发病人数在 1973 年比 1972 年减少了 10271 人，1974 年又比 1973 年减少了 3469 人，不但保护了群众健康，增加了劳动出勤率，还减少了合作医疗的开支。同时，阳原县还加强了水改粪管的基础设施建设，全县出现了"自来水""土自来水""水箱水""扣管水""插管井""高台加盖水"6 种水改形式。同时对粪便也加强了管理，极大减少了"病从口入"的机会，全县肠炎、痢疾等肠道传染病的发病率逐年下降。以痢疾为例，1973 年比 1972 年下降了 70.1%，1974 年又比 1973 年下降了 12.8%，并出现了 7 个基本无疾病的公社。①

---

①　中共阳原县委员会：《落实毛主席"预防为主"的方针，巩固和发展三级卫生防疫网》（1975 年 6 月），河北省档案馆藏，档案号：1027-7-102。

阳原县在当时并不是一个个例。实行社办国助后，全国5万多个公社基本上都建立了卫生院。全国医疗卫生机构病床的分布，1965年农村只占总数的40%，到1975年，这个比例已提高到60%。[1] 国家用于农村的卫生经费由1964年的16%增至1976年的65%，不仅使公社卫生院医务人员的工资待遇有了保障，还重点解决了县分院和公社卫生院的装备问题。装备品种以配齐"五大件"（30～50毫安X光机、显微镜、腹部刀包、简易手术床、手提高压消毒器）为标准，并相应分配部分配件以及标准以外的器械。至1974年，河北省就已装备1800个县分院和公社卫生院，占全省总数的48%。[2] 1975年，为纪念"六二六"指示发出10周年，河北省财政局、卫生局提出"把大量的人力、物力、财力用于农村卫生工作建设，坚定不移地把医疗卫生工作的重点放到农村去。重点装备公社卫生院和县防疫站、妇幼保健站等卫生机构"的要求。

1976年，全省公社卫生院装备数已达总数的81%以上。[3] 广大农村已逐步形成了一个平战结合、防治结合的医疗卫生网，[4] 基本实现了卫生部要求的"三个普及"（普及合作医疗，普及社队办土药厂，普及人民公社三级医疗网）和"三个80%"（即80%的社员参加合作医疗，80%的大队种植中草药，80%的赤脚医生参加复训学习）的目标。三级医疗保健网的建立和巩固大大方便了农民就医，基本做到"小病不出队、中病不出社、大病不出县"，为农民健康撑起了一把疏而不漏的保护伞，也使农村医疗卫生真正成为公益性的、为农民健康保驾护航的福利事业。

四　城市医生到农村安家落户："毛主席教育出来的好医生"

1965年培训的半农半医虽然数量不少，但是由于基础差、培训时间短，只能做一些小伤小病的处理，而且还需要农村卫生工作队进行传、帮、带。

---

① 王绍光：《中国公共卫生的危机与转机》，http：//www.usc.cuhk.edu.hk/wk_ wzdetails.asp? id=2330。

② 河北省革命委员会卫生局、商业局：《关于下达一九七五年农村公社卫生院重点装备计划的通知（说明）》（1975年4月17日），石家庄市档案局藏，档案号：49-1-283。

③ 河北省革命委员会卫生局：《关于一九七七年农村重点装备计划分配通知说明》（1977年），石家庄市档案局藏，档案号：49-1-353。

④ 中共卫生部核心小组：《关于全国赤脚医生工作会议的报告》（1976年7月21日），河北省档案馆藏，档案号：1027-7-114。

然而，1966 年下半年和 1967 年正处于"文革"初期，半农半医的复训工作也受到影响，有的地方完全中断。另外，农村的药品、医疗器械也极度缺乏。因此，"把医疗卫生工作的重点放到农村去"的工作还需要进一步加强，迅速把大量的人力、物力、财力放到农村去。

1968 年 1 月，全国卫生工作会议召开。这次会议正式开启了城市支援农村的革命性变革。从人力、物力方面，此次会议决定将因"文革"滞留在学校的 1966 年和 1967 年医药院校毕业学生，全部分配到农村，首先满足农村需要。药品、器械生产与供应也要面向农村，迅速为农村生产出更多更好、经济适用的产品，保证供应，降低价格，减轻群众的负担。① 同时，"拆旧庙建新庙"，将城市现有的头重脚轻、机构重叠、人浮于事的医疗卫生单位，按照"裁、减、并"的原则拆开，一分为几，搬到公社、厂矿区另行新建。

会议还提倡城市卫生人员到农村安家落户，长期扎根农村。每批农村卫生工作队都要留 50% 的人在农村安家落户。再加上"拆旧庙建新庙"，力争在两三年内，在农村安家落户的人数相当于城市卫生工作人员的 50% 左右。县级医疗卫生机构，也应经常组织医务人员下农村，开展巡回医疗等各项卫生工作。

增加农村卫生经费投入，也是这次会议的一项革命性举措。通过改革公费医疗制度解决资金来源：一是要采取包医不包药等措施，可节省一半；二是改革工矿企业劳保医疗制度，职工家属一律收费，职工本人收挂号费，可节省将近 1/3。通过以上两项措施，在不增加国家负担的情况下，将节省下来的资金的一半用于农村基层卫生组织的全面补助，可将"三权下放""自负盈亏"的联合诊所全部改为"社办国助"基层医疗机构。另一半可用于烈性传染病和某些寄生虫病的医疗，以及一些常见病、多发病的补助费。②

全国卫生会议结束后，大批城市卫生人员热烈响应毛泽东"把医疗卫生工作的重点放到农村去"的伟大号召，"到农村去，到基层去，到边疆去，到祖国最艰苦的地方去，扎根群众，安家落户，巡回医疗，接受'再教育'，为贫下中农服务"。仅半年多时间，江西省县及以上城镇卫生人员已到农村安家落户的就有 1.24 万人，占城镇卫生人员的 54%。黑龙江省 1968 年 4 月

① 全国卫生工作会议秘书组：《全国卫生工作会议纪要》（1968 年 1 月 7 日），河北省档案馆藏，档案号：1027－2－578。
② 全国卫生工作会议领导小组：《关于把医疗卫生工作的重点放到农村去的初步设想》（1968年 1 月 6 日），河北省档案馆藏，档案号：1027－2－578。

份开始组织 50% 的卫生人员下农村安家落户。各省、自治区、直辖市也有大批城市卫生人员上山下乡、安家落户、巡回医疗。据不完全统计，到 1968 年 8 月，全国已有 5.1 万余名卫生人员到农村安家落户。"文化大革命"中毕业的大学生、中专生 17 万余人，也大部分被分配到农村。中国人民解放军先后有 4000 个医疗队 3 万多人到农村宣传毛泽东思想和巡回医疗。①

1969 年的全国卫生工作会议再次将城市卫生人员下农村作为落实"六二六"指示的重要措施提了出来，并将其定位为"一项政治任务，是一场触及灵魂的革命"，"是从根本上扭转卫生工作只为'城市老爷'服务的修正主义方向，把医疗卫生工作的重点放到农村去的一项重要措施，是卫生人员实现思想'革命化'的一个重要途径。在斗、批、改阶段，积极地分期分批地组织原有城市卫生人员（老弱病残者除外）的半数以上到农村、到边疆、到最艰苦最需要的地方去安家落户（京、津、沪支援西北、西南和边疆地区）。下农村的卫生人员，主要从事公社（区）卫生院（所）工作，或到生产大队当赤脚医生，其工资、待遇不变"，"要加强领导，做过细的思想工作和组织工作。对他们的生活要妥善安排"。②

经过两年的努力，截至 1971 年 9 月，河北省已有 9355 名城市卫生人员到农村安家落户，占县及以上卫生人员总数的 46%，在农村的卫生人员比 1967 年增加将近 3 倍。据不完全统计，1971 年以来还有 4798 名卫生人员组成医疗队，分期分批深入山区农村，为贫下中农服务。从平山县医院下放到回舍地段医院的医务人员与赤脚医生结合起来，组成"一车推医疗队"，推着药械、行李深入边远山村，进行巡回医疗，送医送药上门，被贫下中农称赞为"毛主席教育出来的好医生"。由献县县医院下放到万臣地段医院的医务人员，团结当地医生一起奋斗，艰苦创业，用土办法自己安装高压消毒器、蒸馏器、压片机，大搞中药西制。为了解决房子不足的问题，他们主动搬到生产队去住民房，把医院的房子腾出来，开设简易病房，解决了附近群众住院治疗的问题。③

---

① 《谢华同志在全国卫生工作会议上的总结发言》（记录稿）（1969 年 9 月 1 日），河北省档案馆藏，档案号：1027 - 7 - 83。
② 《1969 年全国卫生工作会议纪要》（1969 年 9 月 1 日），河北省档案馆藏，档案号：1027 - 7 - 83。
③ 河北省革命委员会卫生局：《1971 年卫生工作总结》（1971 年 12 月 24 日），河北省档案馆藏，档案号：1027 - 8 - 8。

高官庄医院是由下放的城市卫生人员建立起来的一所地段医院，是城市卫生人员践行"六二六"指示的典范。

（一）落户高官庄："毛主席的好医生，贫下中农的贴心人"

高官庄隶属涿县，位于涿县、新城、固安三县交界处，离县城较远，交通不便，是有名的"穷三区"。1970年10月8日，遵照毛主席"把医疗卫生工作的重点放到农村去"的指示，保定地区第四医院和涿县县医院的26名卫生人员集体下放到涿县高官庄公社。

当时高官庄卫生所仅有10间房子、5张床板，医疗器械只有几个旧注射器、两把镊子和卫生人员下放时带来的一套腹部手术包。卫生所职工大部分住在附近社员家里，吃水也要跑很远去挑。对于城市的医务人员来说，这确实是环境和工作条件的大改变。当时，有人心里就凉了半截，说"这哪像个医院？"思想上波动起来，想打退堂鼓，产生了"应付一阵子""看看再说"的想法。针对这种情况，高官庄公社党委和医院党支部为了使大家从根本上提高走"六二六"道路的自觉性，牢固树立长期扎根农村的思想，组织全体卫生人员认真攻读马列和毛主席著作，反复学习毛主席的"六二六"指示，请老贫农、老党员、老干部回忆家史，对比今昔，同时组织卫生人员开展巡回医疗和贫下中农同吃、同住、同劳动、同学习、同批判，接受贫下中农再教育，开展两条卫生路线的社会调查，密切联系实际，狠批修正主义卫生路线，进行党的基本路线教育。在实践中，下乡卫生人员亲眼看到了农村缺医少药的状况。在到达高官庄那天，刚放下背包，就有一位被石碾轧劈了手指的社员跑去就医，一位锁骨骨折的患者也焦急地请求治疗，还有一位社员要求为家里发高烧的病人出诊。

社员阎洪增患胃穿孔，在条件简陋的情况下，医务人员为他进行了手术。手术后，阎说："若不是家门口有了医院，我死了也不知道是怎么死的。是毛主席的革命卫生路线把我救活了。我妹妹也是这个病，就是因为治得晚，没送到医院就死了。"由于当地缺医少药，流医、巫婆、神汉还在欺骗群众，榨取钱财。一次巡回医疗队去给高官庄公社郝各庄大队精神病患者王晓恩看病，正碰上一个流医隔着棉衣给患者扎了50多根银针，扎得病人口吐白沫。而这个流医却在一旁大吃大喝，大吹大擂。巡回医疗队当场批判了这个流医，用破电话机改制的电治疗机给王晓恩进行治疗，仅花几角钱就治好了。

在接受再教育的过程中，下乡卫生人员亲眼看到了广大贫下中农严冬一身雪、盛夏一身汗的辛苦劳作，亲身感受到贫下中农对卫生人员的无微不至的关怀和照顾。面对农村缺医少药的状况和卫生路线"两个阶级、两条路线"斗争的现实，在"农村需要不需要下乡卫生人员、农村卫生阵地要不要无产阶级占领、城市卫生人员能不能离开农村"等问题上，大家思想斗争得非常激烈。党支部及时组织大家围绕是坚定不移地走"六二六"道路，为发展农村医疗卫生事业奋斗终生，还是追求享乐，抛弃阶级弟兄倒流城市等大是大非问题开展了大讨论。不少人联系自己的思想，看到了修正主义卫生路线对自己的影响，感到脸上发烧，心里"搅过子"，说："修正主义卫生路线使我们和贫下中农之间垒上了一堵墙，毛主席的革命路线把墙拆了，使我们又回到了贫下中农之中。"认识到走不走"六二六"道路是两个阶级、两条路线、两种思想的斗争，是一场深刻的思想革命后，下乡卫生人员表示一定要听毛主席的话，把一生交给党安排，安心在农村干革命，做卫生革命的促进派。

安下心来后，下乡卫生人员在简陋的卫生所积极创造条件，热情为贫下中农和广大社员群众服务。有时，为了使危重病人得到及时治疗，没有病房、病床，就自动让房、让床，宁可自己睡在地上，也要把病人收下来。但是，看病的人越来越多，治疗任务越来越大，又少又旧的设备不能适应需求。

为满足群众治病需要，涿县县委决定扩建医院，这给了下乡卫生人员很大的鼓舞，但是又面临建筑材料紧张的问题。当时出现两种议论：一种是要建就建个像样的，要不干脆别建；另一种是扩建倒是好，就是缺钱少料干不了。针对这种情况，通过反复学习毛主席关于"自力更生、艰苦奋斗"的教导，大家一致认识到，是自力更生、勤俭办院、艰苦创业，还是贪大求洋、向上伸手，又是两种思想、两条道路和两条路线的斗争。卫生人员说："大庆工人为了多出石油，在困难的条件下，住的是'干打垒'。我们为了尽快解决贫下中农的治病问题，为什么不能建立一座适应群众需要的'土医院'？"因此决定走自力更生、艰苦创业的道路，将原来准备盖30间瓦房的方案，改为建设一座75间土坯房的医院。

在建院过程中，卫生人员一边开展防病治病工作，一边挤时间参加劳动。扩建医院的消息在高官庄一带传开后，广大社员也深深感到党和毛主席的温暖。一时买不到木料，有的大队主动把树砍倒送来；砖石不够，有的社员把自己准备盖房用的青砖拉来；各村民兵和学生也利用工余、课余时间帮忙脱坯，帮助建院的群众有时竟达1300多人。在公社党委的领导和广大贫下中农的大力支持下，苦干了两个多月，胜利完成了建院工作。接着，卫生人员又自制土设备、土器械，用砖头、水泥垒起了土诊桌、器械厨、床头柜、工作台。从废品站买回了有两个窟窿的破锅炉，修补后解决了病人喝开水的问题。放射科在社办工厂工人的帮助下将一台15毫安的破X光机，配置了20多个小零件后，解决了医疗上的透视和照相问题。手术室用镜子把阳光折射到手术台上代替无影灯。化验室为了解决手术时的输血和配血问题，用几个度数不等的电灯泡组装成了土温箱。同时，群策群力，还自制了灌注器、喷灯、冲洗器、土水塔、土真空泵等设备，以及80多种病房制剂……使这个小医院越来越有生气。卫生人员豪迈地说："下农村是为贫下中农服务来了，不是图清闲来了。艰苦困难只能吓到懦夫懒汉，难不住用毛泽东思想武装起来的白衣战士。"

医院虽然建在农村，但真正做到面向群众还有很多问题要解决。主要是在医疗作风上，仍然存在两个阶级、两条路线、两种思想的斗争。斗争的焦点是"为什么人"的问题：是开门办院，面向群众；还是关门办院，脱离群众？

建院不久，下乡卫生人员盲目认为，人下来了，医院开诊了，大功告成了。于是对群众一些迫切要求没有放在心上，如有的病人需要住院，而病床不足，没有采取积极措施；群众请求医生出诊，要求延长门诊时间，一些同志就不耐烦地说"医院建在你们家门口，还嫌不方便，真是人心没足"；也有的说"我们这点人每天应付几百人的门诊，忙得吃睡不安，再抽人外出，招架不了"；还有的提出搞一套类似正规医院的制度；等等。面对这些情况，有的贫下中农非常关切地对医务人员说："你们千万不要学大医院那一套啊！"

贫下中农一针见血的批评，使医务人员很受震动，也引起了上级党委的重视。在涿县县委和高官庄公社党委的领导下，对出现的问题展开了大讨论，并对修正主义卫生路线进行了深入批判。大家深有体会地说："人到了农村，感情还是旧的，搞'关门办院'，实质是'城市老爷医院'搬家，必须放下架子，与'城市老爷医院'作风实行最彻底的决裂，世界观来一番改造，从根本上解决对贫下中农的立场和感情问题，时刻想到我们医院是为谁开的，建立起反映广大群众要求的新型医疗作风，才能沿着毛主席的革命路线顺利前进。"内科主治医生任焕忠，是天津医科大学毕业的知识分子，出了学校门，进了大医院，由于长期脱离群众，初到农村时，与工农群众格格不入。一次，社员用他的碗喝了口水，他用开水把碗烫了三次还不放心，经过高压消毒后才使用。到农村后，他住在社员家里，冬天取暖，社员帮他搭炉子，生炉子，教他管炉子；社员见他身体不好，主动给他做爱吃的东西送来，并问寒问暖，体贴入微；一次巡回医疗去一位贫农老大娘看病，一进门，就见老大娘忙着抱柴烧水，到邻居家去找茶叶，经谢绝后，大娘偷偷把自己舍不得吃保存了很久的白糖放到水壶里；等等，社员们这些纯朴的阶级感情教育了他，使他开始认识了群众，看到了自己的弱点，找到了思想上的差距，提高了改造世界观的自觉性。他认真攻读了马列和毛主席著作，虚心接受贫下中农再教育，在斗争实践中刻苦改造世界观，思想感情逐步发生了变化。自此以后他家经常有群众就诊，床成了患者的检查床。为了解除贫下中农的疾苦，他风里来雨里去，不分昼夜，哪里需要就到哪里去。有时往返百余里出诊，回来还照常工作，累得晕倒了，爬起来还干。一次为抢救一个窒息婴儿，不顾羊水和胎脂的肮脏，他口对口地进行人工呼吸，使婴儿获得了新生。几年来，他和同事们一起刻苦钻研，敢想、敢干，抢救了不少危重病人，受到了贫下中农的赞扬，并光荣地加入了中国共产党。

为了便于群众看病，高官庄医院取消了挂号制度，建立了综合门诊，一个房间里，中、西医各科都有，病人随来随看，一天24小时，何时来何时看，有求必应，随叫随到；开处方后，随时都能在药房取药。有时患者找到医生家里去看病，也受到热情接待。在艰苦劳累的工作中，卫生人员个个精力充沛，干劲十足，不分严寒酷暑，不论白天、黑夜和上班、下班，只要病人需要，就马上行动。药房的司药人员，吃着饭仍然值班，一顿饭要吃五六次。医生有时抢救病人昼夜不得休息，没有一个叫苦叫累的。为了方便群众，医院狠批了"医不叩门"的旧观念，按照群众的需要，有计划地不断派出医疗小分队，风雨无阻，走村串户，深入田间工地，送医送药。他们还开设家庭病房，随时给群众看病治病，宣传防病灭病知识，并同群众一块学习，一块劳动，把毛主席对贫下中农的温暖送遍家家户户。广大贫下中农说："你们真是为人民服务的好医生，咱们是一家人呀！"

但改变医疗作风也不是一帆风顺的。五兴庄大队贫农女孩梁淑香得阑尾炎后没有得到及时治疗，发展成向后穿孔，粪便、蛔虫从背后往外流。治疗这个病，卫生人员提出了两个方案：一个是动手术，既干净、利落又练技术；另一个认为，患者才八岁，生长能力强，可以采取保守治疗，这样花钱少，又不影响患儿身体健康。一个要开刀，一个不要开刀，两个方案，反映了两条路线、两个世界观的斗争。争论的结果，最后采取了保守疗法。治疗过程中，每天换药都要除粪便，又脏又臭。护士王兰、于秀琦等，不怕脏、不怕臭，天天两次换药，坚持了一个多月，把梁淑香的病治好了。党支部针对这个问题，组织大家围绕在治疗问题上是为病人着想，还是为卫生人员个人着想，进行了分析、讨论，大找手术刀下的阶级斗争，进行了医疗作风大整顿，逐步树立了一切为患者着想的新型医疗作风。

为了对群众高度负责，卫生人员在医疗实践中总结了"三不""一会诊"的医疗制度。对于"三不"制度的解释如下。第一，病情诊断不清不随便推出去。不论什么奇怪的病，都耐心坚持，追根到底，弄个水落石出。新城县老王庄大队贫农社员柳凤患病，总觉得胸部憋闷。经过内科、中医科医生会诊，放射科透视检查了三次，仍不能确诊。这时有人建议转外地治疗，党支部认为，不能不负责任地把病人推出去。接着又做了两次钡餐造影，用食道细胞采取器进行了七次拉网检查，初步结论是贲门痉挛，但是仍然没有弄清痉挛的原因。然后医院又派内科医生带着病历，随同病人到上级医院检查，经过钡餐造影也没有发现问题。随行医生就主动介绍病人以及检查情况，与上级医院共同分析研究，经过反复检查，终于确诊为贲门癌，并及时动了手术，使病人免除了一大病患。由于坚持不随便往外推病人，有效控制了不负责任把病人推走的资产阶级医疗作风，使一些原来弄不清的病弄清了，治好了。

第二，对危重病人不随便转院。高官庄一带送一个重病人去涿县，交通不便，路途又远，耽误人力、畜力，既不利于对重病人进行抢救，又不利于"抓革命、促生产"，因此，对危重病人千方百计进行治疗。一次，南三家店大队送来一个危在旦夕的 11 岁的男孩子司占丰，他因玩小火枪，将牛皮纸捻穿过腹腔。如果转院，半路就有死亡的危险，但是，下乡卫生人员也很发怵，觉得手术太冒险。医院党支部向公社党委做了汇报，党委负责人来到医院，鼓励大家克服困难，全力抢救，并亲自帮助解决问题。打开腹腔一看，胃被击破，肝也被打成碎块，因为没有塑料薄膜，肝缝不到一起，外科三个医生反复研究，最后用松结扣的方法缝合成功。经过两个月的精心治疗，司占丰欢蹦乱跳地出院了。

第三，给病人看病不随便开药。高官庄医院坚持根据病情，一片药能好，不开两片药；针灸能好，就不用药；合作医疗站有药就不在医院买药。此外，还介绍土方、验方，少花钱或不花钱也能治病。例如，医院治疗的几个精神病人，之前有的已经花了二三百元，到高官庄医院就治后，下乡卫生员主要用针灸治疗，只几角钱或几元钱就治好了。

"一会诊"是指遇到危重病人和疑难病人，坚持中西医、内外科医生集体会诊，集体开处方，充分发挥中西医结合的作用，提高疗效。这种群医会诊、群医开处方的方法，对弄清疑难病人病症、抢救危重病人，发挥了极大的作用。

在医疗工作实践中，不但必须有为人民服务的热情，还必须有为人民服务的本领，必须通过实践不断学习、提高。起初，高官庄医院的医务人员尽管为人民服务的热情很高，但遇到一些疑难和危重病人，感到没有办法，就往往以"没学过""没治过""没见过"为理由不敢治疗，在医疗质量上与群众的要求还有很大距离。针对这种情况，高官庄医院组织卫生人员反复学习毛主席的哲学著作，逐步认识到：会的东西是从不会的转化而来的，遇到疑难病人，不去实践，那是唯心主义，关键在于敢不敢走前人没有走过的道路，敢不敢于进行革命的实践。基于这种认识，他们决定接受自己没治过、没见过的病人，对一些疑难病和危重病人由不敢治逐步变为主动治，由没法治转变为想法治，闯过了一道道难关，使医疗技术水平不断提高。塔上公社大吴村大队青年社员高兴，左大腿从腘窝到肛门底下长了一个大瘤子，比腿粗1/3，去了几个大医院，花了200多元钱，被确诊为蔓状血管瘤，因容易出现大出血和栓塞的危险，未得到治疗。病人到高官庄医院后，恳切要求给予治疗。医务人员感到这种病没治过，查了一些资料后都认为这种病治疗难度大。但是大家一致表示，为了救治这个阶级兄弟，要敢于担风险，敢于走自己没有走过的道路。收下这个病人后，大家查资料，找根据，对血管、神经、肌肉进行熟悉，经过一次次研究和集体讨论后制订出了治疗方案，决定分两次手术。手术时，没有麻醉师，就到兄弟医院去请；没有血管钳子，就到上级医院去借；没有抗凝血药，就到老大哥医院去求援，全院医生密切合作，克服了重重困难。第一次手术连续9个小时，切除了主要瘤体。一周后进行了第二次手术，又连续战斗了6个小时，成功完成了巨大血管瘤的切除术。经过精心护理，术后一期愈合，病人高兴高高兴兴出院了。

新城县黄鱼大队社员刘耀宗患再生障碍性贫血，先后去几个大医院都被判处"死刑"。当这个病人到高官庄医院后，医务人员不但在生活上照顾他，在精神上鼓励他，而且对于再生障碍性贫血这个病进行了认真研究、反复学习、反复推敲。经过中西医共同治理，刘耀宗恢复了健康。

1973 年，高官庄医院收留了一个叫徐桂荣的危重病人，曾在某城市医院治疗两个半月未能确诊。高官庄医院的医生对患者做了较全面的检查，发现其心、肝、肾均有损害，最后确诊为恶性网状细胞病。高官庄医院从来没有治过这种病。翻阅一些资料后才知道此病一般都采用抗癌药治疗，但患者肝肾功能不好又不宜用。经过反复分析、讨论，最后采取用核桃青皮制剂，这种药既有抗癌作用，不损坏肝肾功能，又能抑制网状细胞的增生。给病人注射此药后，患者血象、骨髓象的异形网状细胞逐渐消失，一年后复查仍然正常。高官庄医院一位职工的亲属，70 多岁了，外地医院确诊为直肠癌，建议做假肛。来到高官庄医院就治后，经过中西医会诊，采用中西药治疗，一个月后，患者大便如常，一年多的时间未见恶化。同时，高官庄医院的医生还对一些肺癌、食道癌等疾病进行了治疗尝试，收到了较好效果。

通过这些医疗实践，卫生人员的思想产生了很大的飞跃：只要有一颗为人民服务的红心，处处想到贫下中农的病痛，设法为他们解除痛苦，没有技术就学，没有条件创造条件，就一定会"有所发现，有所发明，有所创造，有所前进"。

高官庄医院人员少，治疗任务大，因此开展了学技术的活动。西医学中医，中医学西医，外科学内科，内科学外科，护士学医生，医生学护士，司药员、化验员都投入了钻研医术的活动中。全体医务人员的医术普遍得到提高。原来外科只能做阑尾炎、疝气的手术，两三年后就能做一些胃大部切除、脾切除等较大的腹部手术和泌尿、骨科、颌面外科手术等。内科对于治疗血液病、尿毒症、脑血管病、癌症等疾病的技术水平都有了不小提高。药房的关华志，是个大老粗，经过刻苦学习，不仅掌握了各种药物的药价、含量、剂量，而且还能够自制制剂。每批药品制出以后，不管是针剂还是静脉输液剂，他首先在自己身上试，没有问题后才正式使用。放射科医生索金秀为了满足治疗需要，克服困难，用 10 毫安 X 光机造影、照相获得成功。内科医生也能做小手术，中医科医生也能登手术台做阑尾炎切除术。过去没有的妇科、牙科、眼科、儿科，也通过学习都建立起来了。

下乡医务人员扎根农村、面向群众、办好医院、提高医疗水平，确实给广大贫下中农和社员群众解决了不少问题，但这还不能从根本上改变农村缺医少药的面貌。不少生产大队因为没有赤脚医生或者赤脚医生技术水平太低，合作医疗不够稳固，有的甚至停办，因此，还必须认真贯彻将专业队伍与群众运动相结合的卫生工作方针。

为了提高下乡卫生人员对农村卫生革命的认识，高官庄医院发动大家对照"六二六"指示找差距，联系实际查方向，发现对毛主席提出的"把医疗卫生工作的重点放到农村去"的精神实质理解不深。通过不断总结检查，认识到"是依靠少数人办医，还是发动群众办医；是贯彻'预防为主'的方针，还是重治轻防；是单纯行医看病，还是把主要力量放在发展农村合作医疗事业上"不是一般的工作方法问题，而是对待无产阶级"文化大革命"和社会主义新生事物的态度问题，是两条路线斗争的大是大非问题。

路线端正了，方向明确了，高官庄医院组织了半数以上的卫生人员组成了农村卫生革命工作队，打起背包，走村串户，广泛宣传毛主席的"六二六"指示，帮助生产大队落实合作医疗的管理制度，坚持"三土四自"，帮助合作医疗建土药厂、土药房，并且亲自辅导赤脚医生种植了80亩药材。他们还利用各种机会，向群众宣传"预防为主"的方针，组织群众大搞"两管五改"运动，开展群防群治。在上级党委的领导下，高官庄医院卫生人员走遍了高官庄的社社队队，使附近的5个公社117个生产大队实现了合作医疗"一片红"。

为了抓好赤脚医生队伍建设工作，医院将各科室的主治医生组成赤脚医生培训教学小组，举办了"院办卫校"，定期对赤脚医生进行培训；中西医轮流讲课，在治病中带徒弟，在手术中让他们当助手，下乡医疗队带着他们一块巡诊，教他们听诊、摸脉、开处方，从基础理论到医疗实践，负责到底；并从中选拔优秀的骨干，专门到 X 光、妇科、外科、中医科重点培养，为公社卫生院提供人才。到 1974 年 8 月，先后举办了 14 期培训班，为合作医疗站培训了 199 名赤脚医生骨干。经过培训的赤脚医生，普遍学会了对常见病、多发病的治疗和预防以及战地救护"四大技术"，其中有的连 X 光机透视、照相、造影都能做。西下庄大队赤脚医生王家明，是只有一条腿的残疾人，原来基础很差，在医院学习后，经过刻苦钻研，认真实践，中西药方都能开，脓肿切开、粉瘤切除也能处理。这样，大大减少了社员到医院就诊的次数，合作医疗也得到了巩固。

为了使合作医疗站、公社卫生院形成牢固的农村卫生网，除办卫校外，还采取送课到站、找上门去教，以及赤脚医生带病人到医院共同会诊的方法。以公社为单位组织了赤脚医生辅导站，医院派人每月定期 4 次上站辅导。这些方法不仅增加了赤脚医生学习提高的机会，也使医院能够了解患者病情的发展变化，并且有机会向赤脚医生学习好思想、好品质、好作风，贯彻执行了毛主席提出的"官教兵、兵教官、兵教兵"的教学方针。党支部书记张殿友在巡回医疗时，亲自为五保户送水送药，进行言传身教。药房和制剂室的关志华、吴广尧等同志为了支持合作医疗，带领赤脚医生赴百里以外的深山采药，和赤脚医生一起自制了 80 多种药剂。中医科张汉儒等人将多年搜集整理的土单验方教给赤脚医生。由于赤脚医生与医院建立了密切的联系，医院自然成了当地医疗网的中心。

合作医疗的巩固和赤脚医生队伍的成长，推动了农村卫生工作的开展。毛主席关于"预防为主"的卫生方针得到了深入贯彻，群众性的卫生运动蓬勃开展。"移风易俗，改造国家"，厕所实现了"双缸化"，落实了积肥专业队伍，普遍推广了"四合一"科学积肥，卫生面貌焕然一新；对妇女病、气管炎等常见病开展了普查普治；普及了火葬；以计划生育为荣的新风尚开始形成，育龄妇女综合避孕率达到 90% 以上，1973 年人口增长率降到了9.66%。人民健康水平有了很大提高，"农业学大寨"的群众运动轰轰烈烈地开展，医院所在地高官庄公社粮食亩产由原来 100 多斤，一跃上了《纲要》，摘掉了长期"后进"的帽子。

"思想上、政治上的路线正确与否是决定一切的。"高官庄医院的成绩既是执行毛主席革命路线的结果，也和各级党委的支持分不开。涿县县委书记丁德进经常到医院检查指导工作，帮助解决思想问题和实际问题，高官庄公社党委把医院看成公社的一个部门，把关心医院工作看成关心群众生活的一件大事，看成"大上农业"的保障。每到关键时刻，党委负责同志亲自坐镇。他们说："这里人命关天，不能不管。"除了政治上关心外，还做到了工作上支持，生活上关怀，从而调动了卫生人员的革命积极性。在"批林批孔"运动中，又选派了贫下中农代表参加医院的领导班子，实行贫下中农管理医院，保证了医院建设沿着毛主席的革命路线胜利前进。

截至 1974 年 8 月底，经过 3 年多时间的建设，高官庄医院已由下放时的 26 名卫生人员、8 张简易病床，发展到 45 名卫生人员、50 张病床。除经常派出医疗小分队下乡防病治病外，共门诊治疗病人 27 万多人次，收治住院病人 5272 人。其中做大、中型手术 595 例，抢救了 610 例危重病人。为公社卫生院培养了 15 名内、外、妇科以及化验、放射等技术人员，为合作医疗站培训了 199 名赤脚医生骨干，使高官庄医院附近的 5 个公社基本上改变了缺医少药的面貌，加速了农村卫生事业的发展。高官庄医院的服务范围还扩大到高官庄附近的涿县、新城、固安3个县的14个人民公社，100多个大队。广大贫下中农和社员亲切地赞扬革命医务人员是"毛主席的好医生，贫下中农的贴心人"①。

榜样的力量是无穷的，高官庄医院下乡医生的努力和付出，带动了城市医务人员到农村安家落户和下乡巡回医疗工作的开展。

保定地区第二医院曾于1970年下放60多名医务人员到农村安家落户。1973年，省和地区卫生行政部门又要求该医院组织巡回医疗队上山下乡。当时，医院门诊量每天七八百人次，病房也经常加床，人员已经非常紧张，再抽人下乡难度很大。恰在此时，保定市和地区革命委员会为贯彻中共"十大"精神，在涿县高官庄医院召开了"卫生革命"现场会。保定地区第二医院的党支部书记杨生参加了会议，受到很大的教育，回到医院的第二天就派专车载着各科室的28名医务人员去高官庄医院参观，还请来高官庄医院4名医生给全院工作人员做报告。随后，该院还组织全体医务人员学习中共"十大"文件和高官庄医院开展卫生革命的经验，并且连续讨论了一个星期。

这次学习和讨论，改变了医院领导和医务人员的观念，认识到"如果不继续组织医务人员上山下乡，而是蹲在城市里关门办院，就是修正主义卫生路线回潮"。观念的转变调动了医务人员下乡的积极性，纷纷写申请书，要求参加上山下乡巡回医疗队去接受再教育，送医送药上门，为贫下中农服务。该医院迅速组成了16人医疗队，其中就有年老多病的副书记李中林。

1973年12月7日，保定地区第二医院医务人员组成的医疗队到完县山区大悲公社下乡。当时，大悲公社11个大队的合作医疗已经全部停办。医疗队到各大队进行社会调查发现，合作医疗停办是因为有些"阶级敌人"攻击合作医疗是"填不满的坑"，赤脚医生"办不了大事"，"只会摆弄兔子屎（指自制土药）"。而老百姓则迫切要求恢复合作医疗，并且希望医疗队能帮助他们培训好赤脚医生。

了解到当地的情况后，医疗队员和大悲地段医院的医务人员一起，背起背包，带着毛主席的"六二六"指示和中国共产党第十次全国代表大会的文件，分头进驻各个山庄，与贫下中农同吃、同住、同劳动，走到哪里就把毛

① 河北省涿县高官庄医院党支部：《坚持走"六二六"指示的道路，扎根农村干革命》（1974年9月），河北省档案馆藏，档案号：1027-7-97；《扎根农村志不移，全心全意为人民》（1973年6月），河北省档案馆藏，档案号：1027-7-93。

主席、党中央关于办合作医疗、关心赤脚医生的指示宣传到哪里。同时还对破坏合作医疗的"阶级敌人"进行了批判，掀起了整顿合作医疗的热潮。在下乡医务人员的宣传、带动下，王家庄大队第四生产队一个晚上就把以前欠下的 70 多元合作医疗基金连同这次恢复合作医疗应筹集的款数一次性缴清了；野场大队和北大悲大队的社员把售节约粮的钱和上山砍山草所得的钱交到合作医疗站。经过半个多月深入细致的工作，全公社 11 个大队全部恢复了停办的合作医疗。

在整顿、恢复合作医疗的实践中，医疗队员深深认识到合作医疗能否巩固发展，赤脚医生起着重要作用。为此，下乡医务人员和大悲地段医院联合举办了赤脚医生学习班，和赤脚医生一起学习《纪念白求恩》《为人民服务》等毛主席著作与"人民的好医生"李月华的先进事迹，提高赤脚医生的思想政治水平。与此同时，医疗队员一面轮流给赤脚医生讲课；一面在下乡巡回医疗过程中带领赤脚医生实习，在医疗实践中让他们边干边学。对地段医院的医务人员，也通过带徒弟的方式进行了重点培养。由于理论与实践紧密结合，教得认真，学得刻苦，赤脚医生和基层医务人员医疗水平都有了很大提高。西大悲大队赤脚医生刘金栓，经过复训，已经掌握了内科、外科、妇科、眼科、小儿科的常见病、多发病的治疗技术，并能运用土方土药预防流行性病症。全公社的 21 名赤脚医生中，有 18 名能够掌握三四十种常见病、多发病的治疗技术，其有七八名还掌握了一般外科手术，地段医院的医务人员已能独立施行急腹症手术，基本上实现了小病不出村、大病不出公社，合作医疗得到进一步巩固。

在下乡医疗实践和与社员"三同"的过程中，下乡医务人员的思想观念和对待病人的态度也发生了变化。以前在城市医院对农民进城看病的不易没有亲身体会，对贫下中农缺乏"阶级感情"。有时为了赶进度，病人还没说完病情，方子早就开出来了，病人再问就不耐烦了，甚至耍态度、训病人。遇到疑难病症，怕担风险、怕找麻烦，一推六二五，转诊单一开就让病人去天津、北京另请高明。下乡后，亲眼看到农民开山造田、引水上山；亲耳听到农民讲述旧社会受剥削压迫、积劳成疾、无医无药的悲惨遭遇，思想感情起了变化，行动变得更自觉了，也不再怕脏怕苦。下乡医务人员和赤脚医生一起，不顾寒风烈日，身背 X 光机，走村串户、送医送药上门。不少连家门也出不了的老年病人都得到医治。他们感动得说："要不是毛主席领导得好，有谁想着咱？"

在大悲公社下乡的半年中，医务人员除在地段医院门诊病人 1 万余人次外，还巡回诊治病人 2000 余例，做各种手术 130 余例。医疗范围从完县的一个公社逐步扩大到了包括涞源、易县、唐县等方圆 70 余里的几十个大队。[①]

（二）"飞鸽牌"与"永久牌"："回流潮"中众生相

城市卫生人员下放工作开始后不久，"回流"问题就出现了。事情公开化是从邯郸市开始的。邯郸地区从 1970 年 9 月开始下放，卫生人员以综合插队形式与其他干部人员一起到农村安家落户。至 1971 年共下放 225 人，占城市卫生人员总数的 30% 多。1971 年 11 月前后，邯郸市委决定，把下放的医务人员抽调 70% ~80% 回原单位，或充实到市内厂矿企事业单位及市郊医院。这批人员抽回后，再重新组织下乡医疗队到农村巡回医疗。他们被抽回的理由有三：一是这批人员是执行"五七"指示下去的，应同"五七"指示一同回来；二是城市人口增加得快，医药人员少，不能充分满足社会需要，虽增加了一批新人（实际上 1971 年增加 250 人的指标，超过下放人数），但一时还不能发挥作用；三是下放时有的单位有些派性，群众对此有些反映。至 1972 年 1 月底，邯郸市下放人员中的大部分已经回流到邯郸市。

邯郸市的想法是在这批人员抽回后，不再组织卫生人员到农村安家落户，而是采取巡回医疗队形式下去，这样医务人员能接受，下去人员也有个盼头。但是，在当时，这样的做法，不但违反了卫生部和河北省对城市医务人员到农村安家落户的政策规定，与"六二六"指示相违背，而且引起周边地区强烈的连锁反应："如果邯郸市抽回，我们也不下放了，并将原下放人员也抽回！"同时这也使邯郸市与邯郸地区卫生主管部门之间产生矛盾。如不及时采取措施，甚至会影响全省下放工作的进行，并对全省已下放人员造成很大的思想波动。

有鉴于此，河北省卫生局建议省"革委"制止这种做法，将这批下放卫生人员有计划地进行适当调整到农村地区卫生院、公社卫生所或个别大队当赤脚医生。[②] 但是，"回流潮"不仅没有被遏制住，而且在随后的两年变得越来越严重。组织下乡医疗队的人数也逐步减少，质量越来越低，甚至有人

---

① 保定地区第二医院巡回医疗队：《卫生革命不停步，顶住"回潮"永向前》（1974 年 5 月），河北省档案馆藏，档案号：1027－7－100。

② 河北省革命委员会卫生局：《对邯郸市城市卫生人员下放中出现问题的报告》（1972 年 2 月 7 日），河北省档案馆藏，档案号：1027－7－90。

称城市医务人员到农村安家落户为"变相劳改"。这种现象不光河北省有，其他省市也出现大量回流问题。

　　湖南省级医疗卫生部门于 1968 年先后下放到湘西土家族苗族自治州卫生人员 176 名。当地老百姓高兴地说："毛主席给咱们山区派来了好医生，以后有个大病就不愁了！"但仅过两年，社员的热切期望就化为泡影。从 1970 年冬天开始，先后抽调回去 88 名，占下放人员的一半，而且还继续下调令往上拉。下放到吉首县的卫生人员只有 17 名，竟抽调回去 18 名，并以"照顾夫妻关系"为名，把原在农村的卫生人员的爱人也随同调去长沙。这些人一走，有的医院业务就"停摆"了。有两个医院因神经外科和骨科医生一走，这两项外科业务几乎成了空白，一些群众听说某某医生要走，都联名写信挽留。

　　走了一半，留下的也不安心，一些人到处活动，千方百计拉关系，要求调回城市去。

　　对于这种回流之风，当时湖南省卫生局负责人的解释是"正常调动""工作需要""落实政策"。正常调动包括照顾夫妻关系，但实际操作中，这种照顾夫妻关系一般只能上调，不能下放，有的全家大小都在湘西，却都被"照顾"回到长沙了。工作需要主要是强调"教学单位需要人呀""养鸡仔还得有母鸡孵呀""不能杀鸡取卵呀"，等等；可实情是，真正回到教学单位的不到三分之一。"落实政策"之说更显牵强。在当时，下放城市卫生人员才是从根本上落实毛泽东革命路线和政策的。个别老、弱、病、残在农村确实有困难的，按照政策可给予照顾，调回城市，然而，恰恰是这些人还留在农村。还有一个解释，是"当时下放得猛了一些"。所谓"猛"，即下放的人数多了，但是从广大农村来说，下放的不是多了，而是少了，真正有本事的医生更少。有的单位口头上说要继续下放，但行动上又不断往上拉，结果是上面机构越来越大，下面卫生人员越调越空。①

　　上海市有 3000 多名医务人员下放到农村、山区安家落户；有 2 万多人参加巡回医疗队在农村为社员防病治病，培训赤脚医生，支持合作医疗。这里同样有回流的原因，如"上海医院情况特殊"，病人多，医疗任务重，再抽医务人员下农村，就会影响现有医疗任务的完成；还有人认为，到农村去

---

①　卫生部编《湖南省土家族苗族自治州卫生局丁畅松等同志反映城市下放农村的卫生人员大量回流》（1974 年 3 月 18 日），河北省档案馆藏，档案号：1027 - 7 - 97。

"吃亏"，生活上艰苦，技术水平也不能提高。①

　　以上现象说明"回流潮"在全国已是较为普遍的问题，回与不回的争论也上升为是走"为少数人服务的修正主义卫生路线"还是走"毛主席的革命卫生路线"的大问题。

　　此时，"回流潮"也蔓延到了涿县的高官庄医院。有人开始偷偷串联，挑拨造谣，煽动回流城市、鼓动换班；有的城市医疗单位背后"挖墙脚"，对高官庄医院一些医生封官许愿，说"把城市有本事的医生下放了，发挥不了作用"，要拉他们回城里去。

　　面对这场尖锐复杂的"两个阶级、两条路线"的激烈斗争，是扎根农村不动摇，还是离开农村当逃兵，这是对待"毛主席无产阶级革命卫生路线"的态度问题，也是能不能将卫生革命进行到底的大是大非问题。高官庄医院党支部带领大家重温了毛主席的"六二六"指示，联系下放后的切身体会，"痛击了复辟倒退的反革命妖风"："破坏城市卫生人员下放，就是重蹈'城市老爷卫生部'的覆辙，就是对无产阶级'文化大革命'的否定。反对下放卫生人员这一新生事物，其实质就是搞复辟倒退。"有一个下放的卫生人员，来到高官庄医院想拉一些人一起到原下放单位要求"换班"。可是，他在高官庄医院转了又转，不论找谁谈，都是给他讲扎根农村干革命的道理，这使他很受教育，带着坚持扎根农村干革命的信心又回到了岗位上去了。

　　然而，问题并没有结束。一些人见下放高官庄的卫生人员在农村取得了一些成绩，见到上级党委和广大贫下中农对他们有很多鼓励，便冷嘲热讽，攻击高官庄医院"再好也是农村""没出息"。放射科医生索金秀，到农村后，政治进步，工作积极，光荣加入了中国共产党。他不仅自己安心在农村干革命，还决定将家属都带到农村安家落户，但是竟遭到一些人的劝阻，以种种借口不予支持，并对索金秀说："把你下放，早就后悔了。你不要在那里安家了。""你回来吗？回来住八间房子都行。"一些原来持怀疑态度的人也说："老索，你真的要在农村干一辈子？"索金秀坚定地说："我要执行毛主席的'六二六'指示就一定要坚决彻底扎根农村不动摇！"之后，又有一个城市医疗单位动员索金秀去他们那里当处长。索金秀又给顶了回去，说："我既不想当处长，也不想回城里住八间房子。为了落实毛主席'六二六'

---

① 上海市卫生局宓树左：《把医疗卫生工作的重点放到农村去》，载《文汇报》1974 年 4 月 9日，河北省档案馆藏，档案号：1027－7－97。

指示，我要在农村干一辈子。"在各级党组织的积极支持下，索金秀毅然决然地把全家迁到了高官庄落了户。

不仅索金秀这样高资历的医务人员，排除了种种干扰，在农村扎下根来，而且有些过去曾怀疑动摇，不愿在农村干下去的人，也由原来的不坚定逐步扎下根来。内科医生董新华，从东北一个工业区医院调到高官庄医院时，也遇到了很大的阻力和干扰。亲友听说她被抽调到农村，来信表示替她惋惜，她本人也觉得失望。她爱人曾三番五次托人向县里领导提出要照顾他们夫妻，把她调到城里去。在顶逆风、反倒退的斗争中，由于受党组织和贫下中农的教育，以及广大下放卫生人员的影响，她懂得了什么叫苦，什么叫乐，什么是"毛主席的革命路线"，什么是"反革命修正主义卫生路线"。她逐步弄清，能不能在农村扎根，不仅是一个怕苦不怕苦的问题，而是执行不执行"毛主席革命路线"的大问题，是一场深刻的思想革命。在这场严峻的考验和斗争中，董新华爱上了农村，坚定了扎根农村的决心。她说："我要把贫下中农的要求当作我的志愿，变飞鸽牌为永久牌。"她还利用书信、谈话等形式，向亲友宣传毛主席的"六二六"指示，使他们也提高了认识，由惋惜转变为支持。

党支部书记张殿友，是个外科医生，家在唐山，两头老人却特别需要人照顾。有人说这是调回原籍的正当理由，家中老人几次提出这个要求，他原籍的医院也需要外科医生，并且答应给予安排，他却从来没有向组织提出过这个要求，而是决定把自己的一切献给农村的医疗卫生事业。张殿友说："作为一个医务工作者，千重要，万重要，落实毛主席光辉的'六二六'指示最重要；这需要，那需要，贫下中农最需要。"大家热爱农村，热爱贫下中农，都正确地处理个人、家庭与革命工作的关系，如在高官庄医院，既有夫妇不在一起、家居大中城市的单身职工，也有携带两三个孩子、身体有病的女同志，还有县卫生局领导干部的爱人。这些人，都有个人、家庭的特殊情况，但是他们没有一个以"特殊情况"作为不走"六二六"光辉道路的理由，都是一个心眼儿地为贫下中农服务，并表示，一定要把根子深深扎在农村，为落实毛主席"把医疗卫生工作的重点放到农村去"的指示奋斗终生！①

---

① 河北省涿县高官庄医院党支部：《坚持走"六二六"指示的道路，扎根农村干革命》（1974年9月），河北省档案馆藏，档案号：1027－7－97。

笔者之所以不惜笔墨，详述高官庄医院下乡医生的故事，并且尽量保留了当时的语音和表述方式，就是希望读者尤其是没有经历过那个时代的读者，能够对他们所处的政治环境有身临其境的感觉，这样才能更真切地了解和体会他们当时为什么会有那样的观念、选择和言行。

只可惜，当时的豪言壮语——"扎根农村"也好，"奋斗终生"也罢，不久就和"文革"一起，画上了句号。到目前为止，笔者尚未打听到在高官庄安家落户的城市医务人员的下落，但是在其他地区做田野调查时，听说当时到农村安家落户的医生在"文革"结束后绝大多数返回了城市。

小　结

从 1964 年至 1975 年前后期，经过 10 余年的努力，"把医疗卫生工作的重点放到农村去"的指示基本落到了实处。县级医院通过"革命化"的制度改进，做到了面向农村，适应农民需求，使农民在医疗卫生工作中的主体地位凸显出来。而 1965 年毛泽东的"六二六"指示，更加明确了整个医疗卫生事业的重点和方向。此后进行的对半农半医培训是目前中国历史上由国家出面组织的规模最大的一次农村医务人员"在地化"培训，短时间内缓解了农村缺医的矛盾。而大批城市医生到农村安家落户，则在弥补农村医务人员不足的同时，还提高了农村医疗服务水平。

实行"社办国助"的公社卫生院撑起了三级医疗保健网，医务人员报酬形式的转变，使医疗机构真正实现了由"营利"到"福利"的转变。国家的大力支持，创造出适合我国国情和经济发展水平的医疗卫生制度模式，为广大农民享有初级医疗保健服务提供了人力和物力资源以及制度保障。

第三章　合作与互补：合作医疗与赤脚医生的制度并行

农村三级医疗保健网的建立与赤脚医生培训，使农村缺医少药的困境得到缓解。但与此同时，农民无钱看病的窘况却凸显，成为"把医疗卫生工作的重点放到农村去"的一块拦路石。恰在此时，合作医疗制度经过十几年的尝试和摸索，在部分地区取得了成功经验，引起一直关注农村医疗卫生状况的毛泽东的关注。1968 年底，湖北长阳县乐园公社合作医疗的调查报告经毛泽东亲自批阅并发表后，在全国掀起了以实行合作医疗为中心的"卫生革命"热潮。

第一节　合作医疗的举办形式

农村合作医疗制度一般是以生产大队为单位，由生产大队、生产队和社员共同集资办医疗的集体医疗保健制度。这一制度由山西省高平县米山乡联合保健站于 1955 年 5 月 1 日首创；11 月，卫生部、国务院文教办和山西省卫生厅组成联合调查组到米山调研，总结并肯定其经验，使合作医疗制度在部分地区得到推广。人民公社化高潮中，山西省稷山县因大力推广合作医疗制度而成为"农村卫生的一面红旗"；1959 年底，全国农村卫生工作现场会在稷山召开。随后，毛泽东为中央起草了《关于卫生工作的指示》，大力推广稷山经验，合作医疗制度随之较快发展。1962 年，全国举办合作医疗的生产大队比例由 1958 年的 10% 上升到 46%。国民经济调整时期，由于来自集体的投入急剧减少，合作医疗的覆盖率大幅下降，1964 年只有不到 30% 的社队还在维持合作医疗。① 这时的合作医疗制度也被称为群众性公费医疗。

---

① 详见曹普《改革开放前中国农村合作医疗制度》，《中共党史资料》2006 年第 3 期。

由于正处在尝试、摸索阶段，各地的具体做法及内容和范围也各不相同；总体来看，主要有"合医合防不合药"与"合医合防合药"两种。

在合作医疗制度的推广过程中，由于各地具体情况不同，合作医疗的形式也多种多样，主要形式大致有3种。一是队办，即以生产大队为单位实行合作医疗。这种形式以平原地区较多。其好处是便于领导和管理，比较适应人民公社三级所有制的经济基础和农村经济发展水平，是合作医疗制度的主要形式。其缺点是人口少，资金有限，遇到重大疾病不能很好解决。二是社队联办或队办社管。社队联办是由队办向社办发展的过渡形式，即在大队办筹资基础上，公社投入部分资金，再从大队抽取部分资金，由公社统一掌握，实行一级核算，两级管理。公社投资及提取部分用于解决重伤大病医疗费的报销，即"社包重点，队包一般"。但是在具体实行过程中，大部分地区公社都没有投资，只是从各大队抽取部分资金由公社统一管理，用于大病报销，这种方式实际应为生产大队联办，或队办社管。① 这种形式初期主要用于队小、人少，或经济条件较差的社队。三是社办，即以公社为单位实行合作医疗。其优点是三级负担、分级管理、指标到队、公社提成，能够充分发挥公社"一大二公"的优越性，也能解决一个或几个生产大队不能解决的重大疾病治疗问题。其不足是由于各生产大队之间的经济条件差别较大，经济上不便于统一管理。

在合作医疗整个发展过程中，这三种形式共时性与历时性并存，但总体而言，大多数地区的合作医疗制度先后经历了队办、社队联办、社办三种形式。

一　队办合作医疗及其成效与问题

河北省大部分农村地区的合作医疗制度最初为队办。深泽县第一个举办合作医疗的生产大队是马里公社南冶庄头大队，当时的生产大队卫生室负责人给笔者讲述了当时的情形：

> 1968年12月份，马里公社卫生所给各大队开会，传达上级指示，让自愿报名办合作医疗，但报名的大队不多。后来选定南冶庄头做试点。那会儿这村是先进村，是县里的一个"点"，还有大贾庄，是县里

———————
① 为与档案资料保持一致，文中仍将其称为社队联办。

的重点村，一般试点都在这两个村搞。村里常有县里的工作组住着。报名后，大队通过召开动员会报名，公社、县里挺重视，帮着定制度，县医院派专人跟村里一起研究制度，在执行中有什么问题，怎么解决，以后如何提高、改正，如何巩固。县政府后来成立民政卫生组，"民卫组"经常派人到大队帮助工作。

　　制度定好后，下一步的具体做法是加强领导。由大队党支部委员挂帅，结合大队委员会，再由各生产队派出一名贫下中农代表，加上赤脚医生代表，组成合作医疗领导小组。然后广泛宣传办合作医疗的好处。主要通过大队召开生产队干部会议，生产队召开全体社员大会进行宣传动员，还利用广播、黑板报等多种方式宣传合作医疗的好处。还有就是通过学校老师组织学生上街游行喊口号来增强宣传力度，接着设立了合作医疗基金。基金筹集为生产队、个人两级筹款。为吸引社员参加合作医疗，初期实行全免，后改为部分免费，大病免多、小病免少。①

1969年3月，深泽县委在南冶庄头大队召开现场会，组织全县大队干部到该大队参观，推广其经验。6月，该县已有66个生产大队实行了合作医疗，占生产大队总数的53.6%。其中，马里公社11个生产大队全部实行了合作医疗，实现了全社"一片红"，留村、大直要等公社进展也较快。这些生产大队实行合作医疗后，处处方便群众，照顾贫下中农利益，及时改进医疗方法和改善服务态度，做出了成绩，受到了广大贫下中农的赞扬。群众满意地说："实行合作医疗是毛主席对咱贫下中农的关怀和照顾，有了合作医疗，治病有了保障，合作医疗是救命的制度。"②

在南冶庄头大队的示范引领下，深泽县的合作医疗制度全部采取了队办的形式，资金筹集方式大多为两级筹款，即社员每人每年缴纳0.5元，生产队从公益金中每人代缴1元，每人每年合作医疗基金共1.5元，分两次由生产队分红时代扣代缴，如有不足，生产大队补齐。也有的生产大队筹资方式为大队、生产队、个人各1元，每人每年3元合作医疗基金。根据参加人数和基金数不同，各大队制定了自己的免费标准。根据免费比例高低，举办合

---

① 笔者与原马里公社南冶庄头生产大队卫生室负责人、赤脚医生翟银开访谈记录，2007年5月5日。
② 深泽县革命委员会：《关于巩固建立农村合作医疗制度的通知》（1969年6月24日），深泽县档案局藏，档案号：3-1-41。

作医疗的大队被分为4类：药费全免为第一类队；免费率在50%以上的为第二类队；免费率在30%～50%的为第三类队；免费率30%以下的为第四类队。1976年，分类标准有所调整，详见附录三。

（一）队办合作医疗的典型案例

下面笔者以个案的方式，选取几个典型案例还原队办合作医疗的实施状况，并对其成败得失进行简要分析。

案例一：马里公社后马里大队——第二类队

选取后马里大队为典型案例，原因有二：一是该大队合作医疗站赤脚医生保存了队办合作医疗的全部资料，这些数字和章程，原原本本地再现了该大队合作医疗制度的原貌；二是后马里大队与南冶庄头大队同属于马里公社，如前文所述，该公社为当时全县的合作医疗先进公社，因而具有一定的典型性和代表性。该大队免费率为70%，属第二类队。

后马里大队有8个生产队，人口约为1500人，大队卫生室有2名赤脚医生。每个生产队有1名卫生员，根据上站学习制度，每月逢农历一、六进行政治和业务学习。该大队于1969年2月28日开始实行合作医疗，当年参加人数为1338人，共筹集资金2007元。全年免出1371.49元，剩余635.51元。经过将近一年的尝试后，1969年12月26日，后马里大队召开合作医疗讨论会，成立合作医疗管理小组，集体讨论如何办理1970年的合作医疗，并制定了《1970年合作医疗制度讨论草案》。该"草案"内容如下。

1. 成立合作医疗管理小组：参加人员包括各生产队代表（由卫生员担任），革委会①主任，兼管合作医疗的副主任和卫生室全体人员（二人）。

2. 参加合作医疗的条件：除地富反坏右分子之外所属大队社员均在自愿条件下参加（没有解放的另处理）。

3. 基金的来源：参加者每人每年拿5角；各小队（即生产队）按本队参加人数从公益金中补助1元。新添人口或其他中途参加者均按全年费用缴纳基金，死亡退出者基金一概不退。

---

① "革委会"即"革命委员会"的简称。

4. 看病：凡参加者持合作医疗证进行治疗，能在本室处理的均在本室处理，如有疑难病，经本室同意，介绍到指定的地点进行治疗。

5. 药费报免：①凡参加者一般疾病每人每年在12元之内的，每次所需药费按3∶7负担（个人负担3，集体负担7）。如果超过12元的，超过部分按各50%负担，如系急性病一次就达12元以上和其他原因药费增高的，均由合作医疗管理小组讨论决定。

②经本室同意介绍到外地的，可以凭单据在本室报销与诊断有关的费用，如透视、化验等，与诊断无关的，如吃、住、行，自己负担。

③未经本室同意，私自到外地看病的，药费一律自理。如有特殊原因的，也经管理小组讨论处理（如走亲访友、赶集、开会等）。

④滋补营养药一律自理（人参、补养药、保胎药等），一些不影响健康的疾病，如腋臭、六指、白癜风等所用药费自理。

6. 因工负伤由本单位按50%负担（工伤一般包括开机器的、使牲口的）。

7. 接生费自理。产后疾病，新法接生的合作医疗基金负担，旧法接生的不管。所产小儿一般6天之内交基金，6天以后就不接收。

8. 慢性病：①得病后经本室及其他有关医疗单位治疗一个月后，即为慢性阶段，其药费按50%负担，一个月内的个人负担30%。

②现在的慢性病药费一律按50%负担。

③一般病吃中药6副以内个人负担30%，6副以外自己负担50%（一年以内）。

9. 一律不欠账，不管是几分几角几元都不欠，指名要药一律自付药费。

章程制定后，于1970年1月2日至5日筹集本年的基金，6日即开始正式按《1970年合作医疗制度讨论草案》执行。由于制度比较健全、合理，账目清楚，管理民主，各项工作标准明确，再加上大队领导重视，赤脚医生认真负责、服务态度好，且坚持政治、业务学习，积极参加劳动，1970年后马里大队除3人外，其余全部参加了合作医疗。1972年参加合作医疗人数为1497人。据1973年底统计，全村人口为1534人，1974年有1526人参加合作医疗，参合率高达约99.5%。1975年，参加人数为1522人。①

---

① 以上案例一的内容，根据原马里公社后马里大队卫生室负责人李造圈工作笔记整理。1975年5月，马里公社卫生院成立合作医疗总站，李造圈被调入卫生院负责总站管理事宜，大队卫生室由其他赤脚医生负责，以后的资料未保存下来。

案例二：赵八公社侯村大队——第四类队

选取侯村大队为典型案例，原因亦有二：一是该大队 1974 年 6 月才开始实行合作医疗，是深泽县实行合作医疗最晚的大队；二是该大队合作医疗很不稳固，当年参加合作医疗人数达 70%，次年即下降到 21%。属于免费率在 30% 以下的第四类队。

侯村大队有 15 个生产队，510 户，2083 人，有 3 名赤脚医生和 1 名司药，生产队无卫生员。该大队比较穷，向国家贷款 7 万多元，平均每户 140 多元。经调查，合作医疗办得不好的主要原因如下。其一，党支部对合作医疗认识不足，重视不够，抓得不紧。该大队有 3 名党支部委员、3 名革委会委员、1 名赤脚医生和 1 名司药都不参加合作医疗；其二，合作医疗管理小组有名无实，没有真正发挥作用。其三，资金筹集管理不力。合作医疗成立两年来，大队不但不出款，有时还挪借合作医疗基金。其四，赤脚医生"革命化"程度不高，服务态度不好，闹派性，不团结，群众意见很大。据群众反映，赤脚医生搞家务多，在卫生室少，社员看病找不到人，有时找到医生找不到司药。其五，经济制度管理不严，财务混乱，群众对卫生室的经济问题意见最多，反映药价高，经济有问题。其中，司药郝某问题最大。郝某 1974 年高中毕业后，当年 6 月到卫生室当司药，仅 1975 年 1 月至 10 月就贪污 332.43 元（1974 年的处方和盘货清单丢失，账目无法清查）。经查，贪污手段主要有三种：少入账、私卖药品、抬高药价。如 1975 年 1 月 24 日前，郝某自己司药兼收款时，仅 1～24 日就收费 351.33 元，入账 227.80 元，贪污 123.53 元。1 月 24 日，卫生室新增添了专门收款的会计后，他就采取抬高药价、私卖药品的手段进行贪污。经抽查青霉素、链霉素、四环素 3 种药品，都有缺少，价值 100 多元。

另外，卫生室的浪费也很严重。"1975 年 1～10 月杂支费 326.43 元，而 1～10 月的免费才 503.48 元，杂支占免费的 65%。有些是不应该开支的，如铱金笔、香皂、凉席等；有的是开支过大的，如饭费、电池、信纸、处方等，1～10 月开支信纸 19.49 元，处方 42.00 元，饭费 33.36 元，仅 4 月份一个月就进城 9 次，饭费 9.5 元，平均 3 天就开支一次饭费。他们弄着社员的钱，任意挥霍浪费，却不搞卫生室的建设，卫生室的卫生很不像样，墙黑得像锅底，只要花二三元钱就可粉刷一次，他们都不办。更为典型的是，社员需要打针，他们就让社员自己找注射器自己消毒。"①

由于上述原因，群众有怕吃亏的思想，不愿意参加合作医疗。

鉴于侯村大队合作医疗问题太多，1975 年底，深泽县卫生局、赵八分社分院联合成立整顿合作医疗小组（以下简称"整顿小组"），在赵八公社党委领导下，帮助侯村大队党支部进行整顿。

整顿工作从三个方面入手。首先，进行组织整顿。在整顿小组的帮助下，侯村大队健全了合作医疗管理小组，由副书记史振水任组长，民兵连、共青团、贫协、妇联、赤脚医生等任副组长和成员，并制定了制度管理小组的权限和职责。同时整顿卫生室，制定了赤脚医生学习、劳动、工作等制度，且每个生产队配备了一名不脱产的卫生员。还制订了种药计划：大队卫生室种药 12 亩，另外在新划的几条方道上全部种上菊花，每个生产队利用村边的闲散土地种药 1～2 亩，每户种栝楼 2～3 棵，为合作医疗准备物质基础。

其次，针对存在的问题，进行思想整顿。整顿小组分别组织侯村大队党支部、大小队干部、赤脚医生、卫生员和群众学习无产阶级专政的理论，学习毛主席关于卫生工作的一系列指示，宣传合作医疗与"农业学大寨"的关系，提高了干部、群众对合作医疗的认识，增强了办好合作医疗的信心，形成了一个热情支持社会主义新生事物、宣传合作医疗好处和积极参加合作医疗的群众运动。大队党支部副书记史振水领导合作医疗管理小组，积极配合合作医疗整顿工作，利用各种会议、广播等形式宣传办好合作医疗的重大意义，积极筹集合作医疗基金，并和赤脚医生、卫生员一起参加劳动，收挖药材，有时还带病坚持工作。在他的带动下，赤脚医生和卫生员冒着 7 级大风抢收了药材。第 9 生产队妇女队长周瑞更走门串户宣传合作医疗的好处，积极收集合作医疗基金。如有的社员当时没有钱，她就先给垫上。由于她积极工作，第 9 生产队合作医疗基金筹集得最快，参加的人最多，全队仅有一户没有参加。

思想整顿还提高了赤脚医生的思想"革命化"程度，树立了为贫下中农服务的思想。通过整顿，赤脚医生不但能坚持值班制度，还能坚持参加学习、参加劳动，自己动手整修中药架，使用中草药。赤脚医生焦志欣自接管

---

① 深泽县革命委员会卫生局：《关于侯村大队整顿合作医疗情况的汇报》（1976 年 1 月），深泽县档案局藏，档案号：16－1－28。

药房以后，一天从早到晚都在药房忙，除拿药以外，还出诊看病、打针、输液，积极收集合作医疗资金。

最后，清理药品、账目，进行经济整顿。经济整顿是整顿合作医疗中受到干扰和阻力最大的环节。有经济错误的人想利用派性矛盾来掩盖，到处制造舆论，对查他问题的人进行造谣、诬蔑，并纠集家属亲友对其进行围攻，说自己没有问题，某某专门找他的麻烦，等等。大队党支部个别领导对经济整顿工作也存在抵触情绪，在大小队干部会议上公开表示不满，说："现在学大寨这样忙，他们来搞这个（指整顿合作医疗），跟上级说说，把他们赶走！"

根据这种情况，整顿小组组织大队党支部和"革委会"成员学习了1975年11月18日《人民日报》的短评和大寨大队卫生革命的经验及县委对整顿合作医疗的指示，提高干部对整顿合作医疗重要性和必要性的认识，然后要求查清卫生室的经济状况，以巩固发展合作医疗。但是派性严重的极少数干部仍然没有解决思想问题，由公开抵触转入消极抵触，并表示对大队党支部组织的查账班子以及整顿小组不信任。为此，公社党委副书记亲自到侯村大队召开了支委会，并指定两名公社干部解决问题。大队党支部重新组织了查账班子，查实了司药郝某的贪污问题。在公社党委的领导和帮助下，通过了对郝某的处理决定，撤销其司药职务，要求退回全部赃款，并开大会对其批评教育。[1]

经过以上整顿，侯村大队参加合作医疗的人数增加到80%以上，免费率提高到50%，由原来的第四类队上升到第二类队。

（二）队办合作医疗的成效与问题

在队办合作医疗实行较好的生产大队，确实在不同程度上减轻了农民看病的经济负担。深泽县的合作医疗制度基本采纳了南冶庄头大队的筹资方式，但为适应不同病人的病情和家庭经济状况，各大队依据自己的经济实力制定了不同的免费标准。以古罗公社西古罗大队为例，该大队实行"正三七""倒三七"[2] 免费标准，平均免费率为60%左右，具体数字见表3-1。

---

[1] 深泽县革命委员会卫生局：《关于侯村大队整顿合作医疗情况的汇报》（1976年1月），深泽县档案局藏，档案号：16-1-28。

[2] "正三七""倒三七"即花费较高的大病和需要长期服药的慢性病免30%，急病和小病免70%，如有家境极差的病人可全免或适当提高免费率。

表 3 – 1 1970 年 8 月～1971 年 2 月西古罗大队卫生室接诊人次及药费收入

	时 间	1970.8	1970.9	1970.10	1970.11	1970.12	1971.1	1971.2
参加合作医疗	接诊数（人次）						1884	1690
	应收款（元）	174.67	338.08	300.83	320.50	493.66	569.54	537.10
	实收款（元）	62.81	121.59	120.41	140.05	207.44	264.07	248.17
	免收款（元）	111.86	216.49	180.42	180.45	286.22	305.47	288.93
	免费率（%）	64	64	60	56	58	54	54
未参加合作医疗	接诊数（人次）						372	397
	收款（元）	25.57	122.26	47.55	107.51	210.99	236.07	231.42

注：1970 年 8 月只包括 14～31 日药费收入；空白处为无记录。

资料来源：根据原古罗公社西古罗大队赤脚医生信锡刚保存下来的药房收费记录整理。

　　由表 3 – 1 可以计算出：1971 年 1 月、2 月参加合作医疗的群众平均每人次看病约收费 0.14 元，约相当于当时 0.5 公斤小麦的价格（1 公斤小麦当时价格为 0.3 元），远远低于同期未参加合作医疗的群众平均每人次约 0.61 元的费用。

　　队办合作医疗仅限于一个生产大队，虽独立性较强，便于管理，但也比较脆弱，任何一个环节出问题都可能导致合作医疗倒闭。深泽县自 1969 年初推广合作医疗以后，当年实行合作医疗的大队就有 118 个，创办率高达 96%，但这时的合作医疗并不巩固，仅一年后就下降到 58%。1971 年刚有所恢复，随后两年又连续下滑。1973 年，深泽全县 123 个大队中，停办的已有 53 个。据调查，停办大队都不同程度地存在前文所述侯村的问题。其中，首要原因就是基层干部对合作医疗不重视，领导不力。有的干部认为合作医疗可有可无、可办可不办，或强调客观条件不足，如"村小底子薄，合作医疗难办好"，"村大人多心不齐"，等等，导致合作医疗问题重重。其中最突出的问题集中在基金筹集管理方面，归纳起来主要有以下几种情况。

　　第一，资金筹措不到位。一般来说，合作医疗基金是三级共同负担，即社员、生产队、生产大队三级按一定比例收款，但有的地方社员拿了，生产大队、生产队却不拿，成了一级筹款；有的生产大队除社员负担资金外，只有生产大队或生产队出一部分资金，变成二级筹款；有的生产大队因基金不足，合作医疗时办时停；有的生产大队挪用卫生室资金，如大堡大队几年来烈军属免费治疗由卫生室负担，生产大队不出款，仅这一项就欠卫生室 1000 元左右。[①]

---

① 深泽县革命委员会卫生局：《关于我县农村合作医疗情况和整顿工作意见的汇报》（1975 年 10 月 15 日），深泽县档案局藏，档案号：16 – 1 – 28。

第二，赊欠严重。合作医疗不是完全免费，看病买药必须个人负担一部分，但是由于社员普遍贫困等原因，有些社员没有现钱买药，形成了拖欠现象。如大堡大队，干部、社员欠款七八百元之多，东焦庄大队几年来赊欠 580 余元。①

第三，挪用医疗基金。按规定，合作医疗基金必须专款专用，但部分生产大队干部对合作医疗的性质认识不清，有的把合作医疗基金视为存款，存在严重的挪用基金现象。如并市大队，不但不拿钱，还将卫生室的款挪作他用；北赵庄两年就挪用卫生室款 1895 元。有的生产大队把生产队和社员交的合作医疗款挪用几年，就是不办合作医疗，如城关公社南袁庄大队和留村公社纸房大队、东北留大队。还有的生产大队如耿庄公社北濯头大队把卫生室的款与其他副业款混在一起，致使卫生室无钱买药。② 有的大队甚至把卫生室看成副业，从中提取款，如北赵庄大队，1971 年以前结余合作医疗基金500 多元，1972 年大队抽取他们 1000 元，使合作医疗受到一定的影响。③

第四，贪污盗窃。除侯村大队司药人员外，其他生产大队赤脚医生也有贪污、盗窃、弄虚作假的行为。如南白庄大队两个赤脚医生"用医疗用布各做裤子一条，私分防疫费 20 余元"，"更严重的是他们置人民的生命健康于不顾，把清热消炎片（不到三厘钱一片）当四环素出售（五分钱一片），从而贪污款数元"。"北白庄两个赤脚医生，因 400 多元钱争执不下，甲说给了乙，乙不承认，这个问题一直未解决，致使合作医疗停办。西内堡卫生室两次被盗，第一次被盗 83 元，第二次被盗 25 元和一部分药，价值共 60 多元，奇怪的是两次被盗，卫生室的门窗都未动。"④ 出现过类似情况的还有"马里公社马铺大队，1969 年收合作医疗基金 200 多元，但由于保管不当，失盗；赵八公社石桥头大队合作医疗站被盗 100 多元，还有些药品"⑤。另外，在赤脚医生使用管理方面也存在一些问题，如城关公社马庄大队把医生下放到生产队，导致卫生室关门。还有的生产大队医生身兼数职，有的兼任生产

---

① 深泽县革命委员会卫生局：《关于我县农村合作医疗情况和整顿工作意见的汇报》（1975 年10 月 15 日），深泽县档案局藏，档案号：16-1-28。

② 深泽县革命委员会卫生局：《关于目前我县合作医疗情况的调查报告》（1973 年 10 月 23日），深泽县档案局藏，档案号：16-1-24。

③ 深泽县革命委员会卫生局：《合作医疗情况汇报》（1973 年），深泽县档案局藏，档案号：16-1-24。

④ 深泽县革命委员会卫生局：《关于目前我县合作医疗情况的调查报告》（1973 年 10 月 23日），深泽县档案局藏，档案号：16-1-24。

⑤ 深泽县革命委员会卫生局：《合作医疗情况汇报》（1973 年），深泽县档案局藏，档案号：16-1-24。

队政治队长，有的兼任生产队会计，无暇顾及卫生室的工作。

赤脚医生的技术水平低，思想觉悟落后，不能坚持自力更生、勤俭办医，没有实行"三土四自"，制度不健全等也是造成合作医疗不稳固的重要原因。而这些问题又可直接或间接地归因于各级领导对合作医疗制度的不重视和疏于管理。

从各地调查报告和工作总结反映的情况来看，深泽县的问题并非个例。归纳起来，造成停办的因素主要包括主观因素和客观因素两个方面。其中主观因素又包括两个方面。一方面是基层干部对合作医疗的意义认识不足，甚至落后于群众。如灵寿县有的大队党支部书记不愿参加合作医疗，社员虽有办合作医疗的强烈愿望，但由于无人抓，办不起来。井陉县有的大队支部书记不了解政策，怀疑农村合作医疗不是毛主席的革命路线，不敢大胆领导，致使农村合作医疗停办。也有的干部对农村合作医疗和生产之间的关系认识不清，强调"革命生产忙，抓合作医疗顾不上"，放松领导，甚至停办了也无人过问。另一方面是没有充分发动群众，取得社员的理解和支持。由于社员对合作医疗的重要意义认识不足，片面理解为参加合作医疗只是为了看病，如有的说："俺家没有病人，参加合作医疗没有用。"行唐县解家庄大队有200多户，920人；1970年初，开办合作医疗时，仅93人参加，其中87名是病人，因此药费开支大，难以稳固。

从客观条件来看，基金数量少，药品、器械不足是最关键的问题。在这种情况下，是"花钱买药、贪大求洋"还是"三土上马、自力更生"的"路线问题"便产生了。抓"钱"还是管"线"，是关系到合作医疗是否能够办下去的决定性问题。有些大队办合作医疗只抓"钱"不管"线"，总是在合作医疗基金上打算盘，有多少钱，就办多少事，而不是宣传发动群众，走自力更生的道路。有的单靠吃西药，导致基金花光，合作医疗停办。赞皇县有的大队深居山区，药源丰富，就是没有发动群众去采集，单靠收上来的基金，合作医疗不能巩固下去。正定县有的大队紧靠老磁河，野生药材丰富，仅酸枣仁、白茅根等几项采集就能解决合作医疗基金问题。但是，由于领导不重视，药材无人采，片面强调经济困难，合作医疗办不起来。群众反映："遍地都是宝，就是没人搞，有病到处跑，生产搞不好。"①

---

① 石家庄地区革命委员会卫生局：《关于当前合作医疗情况的报告》（1971年5月19日），河北省档案馆藏，档案号：1027－7－7。

以上因素的普遍存在，使合作医疗初期的发展很不稳定。1971 年底，石家庄专区实行合作医疗的生产大队占总数的 91.3%。① 至 1972 年底，这一比例下降到 80.7%，仍有 171 个生产大队一直未办过合作医疗，停办的有 717 个生产大队，另外还有 731 个生产大队濒临停办边缘。② 1973 年，河北省举办合作医疗的生产大队下降到 54.61%。③ 这种情况并非仅存于河北，亦为其他各省、市农村的普遍现象。

二 "卫生革命"与社队联办合作医疗

"卫生革命"一词源于 1973 年 8 月 24 日周恩来总理在党的第十届全国代表大会上所做的报告。在报告中，周总理指出"要继续搞好文艺革命、教育卫生革命"。而当时恰逢农村合作医疗制度处于低谷时，因此，推广合作医疗制度便被冠以"卫生革命"的名义，得以快速发展和巩固。在"卫生革命"运动的推动下，队办合作医疗逐渐走出低谷，在公社卫生院的领导和协助下，短短两年时间，合作医疗就达到了顶峰，并且实现了由队办到社队联办的转型升级。

中共"十大"的召开，促进了合作医疗的发展。但中共"十大"以后政治格局的变动殃及了农村的合作医疗，并且对其产生了意想不到的深远影响，详见后文。

（一）"卫生革命"

鉴于组织领导工作在农村医疗卫生事业发展中的重要性，加强农村基层卫生组织的领导建设，成为"卫生革命"的首要措施。

1972 年，在对公社医疗卫生机构实行"社办国助"的同时，河北省将卫生行政管理部门从各级革命委员会生产指挥部中独立出来，设立"革命委员会卫生局"，加大了卫生工作的领导力量和管理力度。为扭转农村合作医

---

① 《合作医疗汇报座谈会纪要》（1971 年 11 月 25 日），石家庄市档案局藏，档案号：49 - 1 - 225。

② 《石家庄地区 1975 年第一季度合作医疗基本情况统计表》（1975 年 4 月 23 日），河北省档案馆藏，档案号：1027 - 7 - 105。

③ 河北省革命委员会卫生局：《关于整顿巩固农村合作医疗意见的报告》（1980 年 1 月 5 日），深泽县档案局藏，档案号：2 - 1 - 436。

疗的下降趋势，1973 年，卫生局下设农村合作医疗办公室，专门负责农村合作医疗有关事宜。在县以下，县医院分院和实行"社办国助"后的公社卫生院作为卫生局和县医院在基层卫生组织管理中的得力助手，对各生产大队合作医疗站实行行政、业务分开的"双轨制"管理办法，即卫生局、公社和生产大队革命委员会负责合作医疗的组织、基金和人员安排等方面的管理，县医院及其分院、公社卫生院负责医疗技术指导，定期派人轮流到各生产大队卫生室蹲点。"双轨制"的实行，"既能加强大队卫生室的技术力量，又可通过'传、帮、带'提高赤脚医生的业务水平，同时还能及时总结反馈各大队实行合作医疗的经验和出现的问题"①。

双重组织领导网络的建立给正在下滑的合作医疗制度注入了强心剂，1973 年 11 月，深泽县委召开三级书记会，县委书记亲自进行了部署，要求把合作医疗作为"斗、批、改"的一项重要内容切实抓好，尽快在全县普及合作医疗制度。县、公社、大队逐级成立合作医疗领导小组，分别由各级党支部副书记或"革委会"副主任任组长。卫生部门人员也纷纷走出医院大门，到大队去办合作医疗、搞计划生育、防病治病。县医院下乡人员把办农村合作医疗作为重点工作，各分院、公社卫生院也都仅留 2～4 人值班，其余全部下乡工作。西河分院共 17 人，下去了 13 人包村或包队；赵八公社连计划生育小分队和制药人员共 17 人，下去了 12 人。防疫站、计划生育办公室全体出动，既抓合作医疗又抓计划生育。对合作医疗垮台多、进度慢的赵八、留村两个公社，则加大力量重点改进。②

除了强化各级地方党政和医疗卫生部门的直接行政领导和技术培训外，《人民日报》组织的"农村医疗卫生制度的讨论"（以下简称"讨论"）也起到了政治舆论和专业指导的作用。据笔者统计，1968 年 12 月至 1976 年 8 月，《人民日报》在将近 8 年的时间里，组织了 107 期讨论，发表关于农村合作医疗制度的文章共 526 篇。为了清晰、全面地展示"讨论"内容，便于对其进行分析，笔者按年度顺序将其按主题分类列表如下（主题出现频率按降序排列）（见表 3 - 2）。

---

① 笔者与原南冶庄头大队赤脚医生翟银开访谈记录，2006 年 4 月 5 日。

② 深泽县革命委员会卫生局：《关于当前合作医疗情况向地区检查团的汇报》（1974 年 1 月 7 日），深泽县档案局藏，档案号：16 - 1 - 24。

表 3－2　"农村医疗卫生制度的讨论"内容及其年度分布

年份	1968	1969	1970	1971	1972	1973	1974	1975	1976	总计
讨论数（次）	3	21	16	16	15	13	9	9	5	107
文章数（篇）	18	104	79	80	77	65	41	39	23	526
讨论主题　"三土四自"	2	43	15	17	16	6			2	101
防治"地、常、多"		3	18	19	15	11				66
预防为主	2	8	7	15	10	6		15	2	65
赤脚医生	2	19	2	6	12	10	6	10	3	70
合作医疗优越性	5	1			5	19	21	3	1	55
政治挂帅		14	1	8	3	1	13	3	8	51
群防群治			36	6	1	1				44
综合经验	3	4			4	6		2	3	22
特殊地区				3				6	3	12
举办层次	2	8								10
妇幼保健				5	4					9
资金筹集管理	1	2		1	2					6
卫生与生产						4				4
防治职业病					4					4
其他	1				1	1	1		1	7

注：①1968 年只包括 12 月，1976 年包括 1～8 月，其他为全年。

②"三土四自"中，"三土"指土医、土药、土方，"四自"指中草药的自采、自种、自制、自用。

③地、常、多分别指地方病、常见病、多发病。

④综合经验指在同一篇文章中包括举办农村合作医疗的各方面经验。

⑤特殊地区包括少数民族地区、渔区、牧区、边远山区等。

其中，仅以农村合作医疗必须坚持政治挂帅和宣传合作医疗制度优越性为主题的文章就有 106 篇，以疾病防治、预防为主和赤脚医生思想政治、医疗技术水平提高为主题的文章则更是多达 201 篇。

农村合作医疗的优越性曾是初期讨论的重点，但是随着该制度的普遍建立，这一主题受到忽视而中断。农村合作医疗因多种原因出现大面积停办以后，产生对该制度的误解，如有人说合作医疗"办早了"，是"一平二调"，是"社会主义干了共产主义的事"，等等。为此，该"讨论"在中后期集中刊登了大量对各地农村合作医疗的调查报告，用一系列数字有力地证明了农村合作医疗制度在农村发挥的巨大作用。如 1974 年 6 月 16 日刊登的《合作医疗改变了农村卫生面貌——江西省万年县陈营公社的调查》一文，根据江西省万年县陈营公社（1969 年开始办合作医疗）的调查，列举了县医院和信用社两组发人深省的数字：一组是社员在县医院欠款的数字——办合作医疗前欠款为 2500 元，1971 年下降到 111 元，到调查时一分钱不欠；另一组是社员在信用社为治病借款的数字——办合作医疗前借款为 8833 元，1971 年下降到 184 元，到 1973 年也一分钱不欠。① 此外，该"讨论"还另设"贫下中农赞合作医疗"专栏，通过广大社员群众的亲身经历使农村合作医疗的优越性更具说服力。

　　地方病、常见病和多发病严重危害群众身体健康，"如果不能认真解决这些问题，就会损害和挫伤群众办医的积极性，就会有脱离群众、脱离实际的危险，医药卫生工作为大多数人服务就会成为一句空话"②。因此，以防治地方病、常见病、多发病为主题的文章总数为 66 篇，居第 3 位。其中又以防治血吸虫病为重点，单是讨论这一种病的文章为 36 篇，已经高出其他地方病、常见病和多发病文章的总和。这可能与毛泽东对血防工作的特别重视有关。1958 年，毛主席写下了著名的诗篇《送瘟神》，20 世纪 60 年代，血吸虫病又有复发现象，当然会再次成为关注的重点。

　　"预防为主"作为新中国医疗卫生工作的四大指导原则之一，在《人民日报》刊发"讨论"之初，也曾和"防重于治"的思想一起被作为巩固农村合作医疗的一项措施提了出来，③ 但在当时显然没有受到应有的重视。尤其是到了流行病发病的季节，不少地方出现病人越治越多的现象。为了摆脱医疗卫生工作的被动局面，"预防为主"成了挽救农村合作医疗命运的灵丹妙药，在该"讨论"的中期得到加强，由初期大约占年度文章篇数的 8%，发展到中期的 14%，经历两年的低谷后，1975 年高达 38%。在"讨论"中，预防工作主要包括以下几个方面：宣传普及卫生知识，改变社员的错误观念和不良卫生习惯；大力开展群众性爱国卫生运动，改善农村环境卫生；预防接种；开展小型多样、简便易行的体育运动。

---

① 《合作医疗改变了农村卫生面貌——江西省万年县陈营公社的调查》，《人民日报》1974 年 6 月 16 日，第 3 版。

② （短评）《积极防治常见病、多发病》，《人民日报》1971 年 11 月 4 日，第 2 版。

③ 王泽成：《巩固合作医疗，必须贯彻"预防为主"的方针》，《人民日报》1970 年 3 月 13 日，第 3 版。

赤脚医生是农村合作医疗制度中"活"的因素，最具主观能动性，无论是开展"三土四自"还是搞"预防为主"，赤脚医生都是主力，因而也是6年中唯一从未中断过的主题。"讨论"涉及赤脚医生的培训、成长、心得体会及贫下中农对其的赞誉等方面。其中又以对赤脚医生的培养和赞誉最为突出，在70篇相关文章中占了41篇。办合作医疗离不开赤脚医生，但是赤脚医生医疗技术水平低，又是导致合作医疗办不下去的一个重要原因。因此，如何提高赤脚医生的业务水平和能力，成为讨论的焦点之一。各地纷纷撰稿交流提高赤脚医生医疗水平的措施。如定期举办短期训练班，组织赤脚医生分期分批到公社集中学习；公社卫生院医务人员轮流深入生产大队做传、帮、带工作；经常组织赤脚医生到公社参加会诊，增加学习的机会；组织赤脚医生互教互学，取长补短，总结交流经验，共同提高；组织赤脚医生向群众学习，收集、发掘、整理民间单方、验方、偏方等。[1]也有的地方根据当地需要，教学内容以常见病为基础，确定"常见病多讲，重点病精讲，少见病略讲"的原则，[2] 以尽快满足多数群众的需求。同时，为进一步调动赤脚医生自身的积极性，各地还深入进行思想和政治路线方面的教育。赤脚医生技术和思想水平的提高，不但获得了群众的认可和支持，而且在国际社会产生广泛影响。[3]

以上措施的实行和《人民日报》大讨论的引导，使基层干部和赤脚医生既认识到了农村合作医疗的重要性和优越性，又学会了巩固发展农村合作医疗的具体方法，使队办合作医疗呈现整体回升态势，多地达到农村合作医疗"一片红"。

（二）推行社队联办合作医疗制度和社办土药厂

1975 年，合作医疗已从低谷中走出来。但是，队办合作医疗的脆弱性也逐渐暴露。尤其是人数较少的大队，遇到一两个重病号就有垮台危险，而且以大队为单位的分散性、独立性也增加了对其监管的难度。另外，农村合作医疗与公社卫生院之间的矛盾也日渐凸显。大队合作医疗办得越好，卫生院日子越不好过。有些卫生院一味追求收入，不积极支持合作医

---

① 《采取多种措施提高赤脚医生水平》，《人民日报》1973 年 8 月 21 日，第 3 版。
② 《一所贫下中农欢迎的卫生学校——陕西省神木县半农半读卫生学校的调查》，《人民日报》1971 年 12 月 28 日，第 4 版。
③ 《赤脚医生这个新事物必然会在全世界产生影响》，《人民日报》1969 年 3 月 25 日，第 4 版。

疗，不但不贯彻"预防为主"的方针，还开大方，卖贵药，增加队办合作医疗的负担。

恰在此时，社队联办合作医疗的优越性逐渐凸显。

河北省社队联办的尝试始于推广合作医疗时初期。1969 年春，邯郸地区馆陶县在学习了湖北省长阳县乐园公社创办合作医疗经验的基础上，在全县普遍办起了合作医疗。当时，该县合作医疗的管理形式有队办、社办和社队联办三种。在这三种管理形式中，队办和社办这两种形式出现的问题比较多。在实行队办的 66 个大队中，停办的有 55 个；44 个社办的大队中，有 33 个停办。而在社队联办的 150 个大队中，仅有 2 个大队时办时停。其中，生产条件比较差的王二厢、柴庄两个公社由于领导重视，实行社队联办，合作医疗却办得比较好。

因此，农村合作医疗能不能坚持，跟经济条件没有必然联系，而是与领导重视与否以及采取何种管理形式密切相关。

有鉴于此，馆陶县先后召开了三次现场会，总结推广了王二厢、柴庄两个公社坚持社队联办、实行两级管理的经验。典型引路，以点带面，经过几个月的实践，全县 90% 以上的社队，都实行了社队联办合作医疗。

在实践中，社队联办合作医疗显现出以下优势。

第一，有利于加强社队两级党组织对合作医疗的领导。社队联办合作医疗，两级管理，更能增强两级的责任感，调动两级的积极性。向阳公社过去实行队办，由大队一级管理，公社放松了领导，全社 16 个大队，半数以上有挪用合作医疗基金的现象，群众很有意见。芦里公社 1969 年是社办一级管理，大队认为搞好搞坏都是公社的事，大病小病都往公社推，加重了公社的负担，造成基金困难，使全社合作医疗一度处于瘫痪状态。1970 年实行社队联办后，公社、大队两级都把办好合作医疗看成自己的事，都加强了领导，不仅解决了社员看病吃药问题，而且节约了合作医疗基金。

第二，有利于解决急重病人的治疗问题，充分体现人民公社的优越性。社队联办，社包重点，队包一般。小病能得到及时治疗，遇到急重病人，也能集中力量救治。这样，既防止了队办经济力量薄弱，合作医疗时办时停的现象，也防止了急重病人破产看病的现象，在更大范围内体现了群众的互助协作的力量。

留庄公社旺庄大队贫农社员同培兰，一家 6 口人，连续发生了两个急重病人，先后到馆陶、邯郸等地住院，花费 550 多元，队办合作医疗无力解决，同家为治病，把自行车、猪、羊、床等都卖掉后，还欠外债 200 多元。而实行社队联办的王二厢公社蒋庄大队，一年收合作医疗基金 330元，这一年出现了 3 个急重病人，转院治疗用款 450 余元，从公社提取的基金中得到解决，既没有造成患者的生活困难，也没有影响合作医疗的巩固。社员深有体会地说："社队联办就是好，众人拾柴火焰高，一队有困难，全社都支援。"

第三，有利于统筹安排，搞好防病灭病和种药、制药工作。社队联办合作医疗，便于在人员、药物各方面统一掌握、统一调配力量。1974 年春，在发生流感季节，馆陶县充分发挥社队联办合作医疗的作用，各公社把卫生院医务人员、赤脚医生统一组织起来，深入大队，开展宣传教育，加强预防措施，有效控制了流感的流行。1975 年 2 月，房寨公社发现流脑病人，公社组织 20 多名卫生院医务人员和赤脚医生，集中力量，及时扑灭疫情，控制了流脑的蔓延。

社队联办合作医疗还可以根据各大队的具体情况，统筹安排种植、采集中草药和制药。王二厢公社把常用的中草药材，因地制宜地分配到 10 个大队种植，统筹安排哪个大队种什么、种多少，避免了各大队分散种药的无计划和品种不全的弊端，造成人力和物力的浪费。药材收获后，公社土药厂统一加工，制成成药，再根据用量多少，分配到各大队卫生室。这样，既保证了药品的质量，又保证了各大队的用药。该公社每年种植中草药 25 亩，收获 2000 余斤，制药 80 种，自制的药品占常用药的 40%，节约合作医疗基金 2600 余元，为合作医疗奠定了坚实的物质基础。

第四，有利于密切公社卫生院和大队赤脚医生的关系，促进其思想"革命化"和技术水平提高。实行队办合作医疗时，大队赤脚医生给社员看病，既着重看病情，又注意节约基金，多是开一些土方、验方。而到公社卫生院看病，有的医生持单纯营业观点，不看经济条件，多是开一些西药、贵药。因此，大队赤脚医生和公社卫生院的医生往往闹矛盾。实行社队联办合作医疗后，卫生院把支持合作医疗作为自己的任务，赤脚医生把帮助卫生院作为自己的责任，办好合作医疗成为他们的共同目标，因此自觉合作。公社卫生院的医生也下乡到户看病，大队赤脚医生也支持公社卫生院的工作，双方都为病人负责，共同为巩固合作医疗着想。社队联办还有一套比较完整的规章制度，公社每周集中一次学习政治，半月开一次业务讨论会，每月检查一次工作，每季进行一次评比。公社卫生院还不断集中医务人员集体会诊，解决疑难病症。这样，医务人员之间互相学习、互相交流经验的机会多了，不少赤脚医生和卫生院医务人员反映："实行社队联办以后，我们的活动范围更大了，眼界更开阔了，加强了团结，促进了学习，增长了知识。"

当然，任何事物的发展都不是一帆风顺的，馆陶县的社队联办合作医疗亦不例外。西陶公社车町大队1970年参加了社队联办合作医疗。该大队的富农分子宋某某煽动部分患一般疾病的群众去公社卫生院住院，说"联办合作医疗，公社抽了大队的款，人人都摊一份，不住白不住"。有一次，他给一个15岁的病人看关节炎，故意使患者造成严重烧伤，唆使其去公社卫生院治疗，导致该大队参加联办合作医疗的人数一度下降。柴庄公社柴庄大队富农流医张某某，以给病人开大方、开缺药、开贵药为手段，制造社员群众与合作医疗之间的矛盾。有个社员得了感冒，赤脚医生给开了个草药方，他趁机煽动说："联办合作医疗好是好，就是让你吃把草。这个方不能治病。"随后，他给开了一个49味药的药方，价值10多元。

除了这些故意搞破坏的人外，一些传统观念和习俗势力对社队联办合作医疗也造成了一定的冲击。这突出表现在一部分富裕农民和一些大村的干部怕吃亏，持有绝对平均主义观念。他们认为，谁看病谁拿钱，历来如此，"合情合理"，"别人吃药，自己拿钱，不上算"。还有人说："小村治病转院，大村摊钱负担，社队联办光赔不赚。"这种现象在东宝村大队尤其突出。该大队有1500多人，是个较大的村庄，公社每年提取基金510多元。开始他们总觉得吃亏。就在社队联办的第一年，有17个转院治疗的病人，花费800多元，使他们一下子扭转了大村吃亏的思想，他们都说："这一年要不是社队联办，咱这个大村合作医疗也难巩固。"

为巩固社队联办合作医疗，馆陶县还坚持了赤脚医生的培训制度，先后培训赤脚医生727名，其中女赤脚医生300名，基本上达到了每个大队有2～3名。在培训中，以"为什么人的问题"作为思想培训的中心，始终把树立全心全意为贫下中农服务的世界观放在首位，自觉执行毛主席的革命卫生路线。在业务培训上，使全县绝大多数赤脚医生掌握了一般常见病和多发病的防治技术，其中170多人能掌握输液、灌肠等技术操作，400多人会用中草药，成为巩固、提高社队联办合作医疗的一支骨干力量。

北董固大队赤脚医生崔贵廷用土单验方治疗的病人占70%以上，并且效果良好。为了弥补中草药的不足，他连续4年，步行3000多里上山采药，共采药110多种，2700余斤。他还自己动手制造了压片机、打丸机、消毒器、蒸馏器等 20 多种土药器械，使大队的合作医疗越办越好，社员交的合作医疗基金越来越少，原来每人每年交 1.1 元，到 1975 年减少到 0.8 元，而且基金年年有结余。社员满意地说："土方草药是个宝，花钱不多疗效高，自力更生威力大，合作医疗牢又牢。"

社队联办合作医疗取得的成效离不开各级领导的重视和支持。在馆陶县，从县到大队，各级党组织都把这项工作列入议事日程，发现问题及时帮助解决。几年来，县委、县革命委员会先后下达了 12 份有关社队联办合作医疗的文件。县、社、队都有一名副书记分管合作医疗，并逐级建立了由领导干部、贫下中农代表、医务人员参加的三结合的合作医疗管理委员会。同时，还建立了以贫下中农为主体，由基层干部、赤脚医生参加的合作医疗代表会议制度，定期召开会议，征求群众意见，研究工作，做到了计划上有安排，组织上有人管，保证了社队联办合作医疗的不断巩固和技术水平的不断提高。

从 1969 年到 1975 年，馆陶县的合作医疗制度越来越巩固，群众看病医药费的减免比例达到 85% 以上，合作医疗基金年年有结余；至 1975 年，全县共结余 8.5 万多元，基本上做到了小伤小病不出队，中伤中病不出社，无病早预防，有病早治疗，发病率在 1974 年比 1969 年下降了 30%，大大提高了人民群众的健康水平，促进了农业生产的发展。1974 年，该县粮食亩产430 多斤，第一次上了《纲要》，初步改变了低产落后的面貌。[①]

张北县小二台公社也是早期举办社队联办合作医疗的公社之一。小二台公社的社队联办源于韭菜沟、新房营、山脑包这 3 个穷队。这 3 个大队遇到的问题有三：一是队办资金少，遇到大病号负担不了；二是无力购置必要的医疗器械和设备；三是赤脚医生技术低，有些疾病难以处理。

3 个大队联办合作医疗的想法得到公社的支持和引导，并在全公社展开了实行社队联办合作医疗的宣传和讨论。在讨论过程中，也同样遇到一些思想阻力，比如"过早"论和"吃亏"论等。"过早"论认为，"社队联办是方向，但现在办为时过早"；"吃亏"论认为"得病的占便宜，不得病的吃了亏"，"转院转诊多的队占便宜，少的队吃了亏"。还有一种观念认为"队办还不好办，联办更难搞"。对于这些问题，该公社以上述 3

---

① 中共馆陶县委：《坚持社队联办实行两级管理，努力巩固发展农村合作医疗》（1975 年 6 月 14 日），河北省档案馆藏，档案号：1027－7－102。

个大队难以为继的实例以及其他地区社队联办的成功经验进行了耐心教育和引导，使广大社员认识到社队联办是巩固合作医疗的需要，也是队办合作医疗发展的必然趋势。

小二台公社的社队联办经费由各队从公益金中提取和社员个人缴纳，实行社队两级管理。队管经费占 60%，用于社员在本队看病（全免费）。社管经费占 40%，主要用于各队转县分院门诊（全免费）、住院和转县及以上医院患者费用（按比例报销），以及为制药厂垫付成本等。县分院与合作医疗机构在经济上单独核算，在工作上统筹安排。

社队联办建立以后，除了加大土药厂建设和赤脚医生的教育培训外，有的公社如小二台公社还加强了"预防为主"方针的落实，健全了社队联合防疫网，层层有组织，处处有人抓，并利用多种方式宣传防病的重要性和防病的科学常识。同时还开展了除害灭病爱国卫生运动，使社员改变不卫生的旧习惯。在传染病多发季节，药厂大量生产了预感丸、时疫片、紫草丸等预防药品，及时投放各队使用。为 7 岁以下儿童都建了接种卡片，普遍接种了麻疹、痘苗、卡介苗、百白破、流脑等疫苗。这些措施的实行，仅两年就使全公社发病率下降了 36%，不但增强了社员的健康，节约了合作医疗资金的开支，还增加了劳动出勤率，增加了粮食生产。1975 年比社队联办前的 1972 年总产量增加 290 万斤，向国家多出售粮食 141 万斤，有力支援了社会主义建设。①

1975 年，河北省召开"纪念毛主席光辉'六二六'指示发出十周年"大会，开始在全省范围内推广馆陶等地社队联办合作医疗的成功经验。石家庄地区卫生局则早在 2 月就发出"积极推广社队联办合作医疗"的号召，要求"各县先抓试点，总结经验，创造条件，普及社队联办形式"②。

深泽县的社队联办合作医疗就是在这样的背景下实行的。队办合作医疗办得最好的马里公社（县医药分院所在地）率先试行社队联办。具体做法是，在马里分院成立合作医疗总站，从大队合作医疗基金中每人提取 0.2 元钱，用于全公社的大病报销。由于社队联办合作医疗是新事物，没有经验，为避免出现赤字，马里公社的制度规定得非常细致。1975 年报销

---

① 中共张北县小二台公社委员会：《关于实行社队联办合作医疗的体会》（1974 年 9 月 10 日），河北省档案馆藏，档案号：1027 - 8 - 84。

② 石家庄地区革命委员会卫生局：《关于整顿合作医疗情况的报告》（1975 年 2 月 28 日），石家庄市档案局藏，档案号：49 - 1 - 276。

方式为：住院总费用减去住院费等于可报部分；可报部分超过50元才给予报销，报销比例为80%；用公式表示，即：报销费用＝（住院总费用－住院费－50）×80%。

因当时物价水平较低，住院医疗费用超过50元的较少，随后两年坐底费（即起付线）降至30元，报销比例也较为细致灵活，如检查费报全额的50%，药费超出坐底费20元及以内则报50%，21～50元（含）报60%，51～100元（含）报65%，101～200元（含）报70%，200元以上报80%。总之，花费越多，报销比例越高。①

1975年下半年至1977上半年，深泽县10个公社均按上级要求实行了社队联办合作医疗，经过一段时间摸索尝试后，制定了适合本公社的制度。笔者仅找到留村公社《社队联办合作医疗规章制度（草案）》一份，该制度制定于1977年1月，因夹在合作医疗账本中而幸存下来，特录全文如下。

留村公社社队联办合作医疗规章制度（草案）②

合作医疗是无产阶级"文化大革命"涌现出来的社会主义新生事物，是贫下中农长期以来依靠集体力量同疾病做斗争的伟大创举。在公社党委的正确领导下，社队联办合作医疗经过一年多的试行，取得了一定的成绩。在深揭猛批"四人帮"及全国第二次农业学大寨会议的鼓舞下，通过联办合作医疗、贫协代表、赤脚医生代表将联办合作医疗规章制度做充分讨论修订，做出以下规定：

一、组织：由公社一名副书记挂帅，成立一个社队联办合作医疗管理委员会。（下列管理委员会成员名单，略）

二、基金：按各大队实参加合作医疗人数每人抽款0.20元，公社提取1000元作为联办基金。

三、免费率：凡在本大队参加合作医疗的社员，每一次住院药费超过30元以上者，超出部分免60%，联办合作医疗不免部分回本大队按本大队合作医疗制度实行免费。

四、一般常见病、多发病、急性内外科疾病需要住院者，由本大队赤脚

---

① 马里公社卫生院合作医疗负责人李造圈工作笔记。
② 该文件保存于留村公社卫生院会计档案中。

医生介绍，经卫生院医生会诊同意住院者，或来不及经卫生院医生检查的急危重症由赤脚医生通知卫生院者给以负责免费。

五、住院期间，需要转院，中间无间隔者为一次住院，按一次住院给予免费。中间有间隔者按第二次住院免费。

六、住院期间，本院缺药到其他医疗单位购的药，有主治医生证明的单据给予免费，零售单据和卫生室单据不予免费。

七、工伤、打架、自杀、事故、触电等事故不予免费。

八、社队联办合作医疗管理委员会每六个月召开一次会议，汇报制度试行、基金使用情况，研究解决问题。

九、此规定由公社社队联办合作医疗管理委员会、贫下中农管理委员会制定，望各大队遵照执行。

十、本规定由 1977 年 2 月 1 日生效。

留村公社联办合作医疗管理委员会

1977 年 1 月 13 日

然而，笔者仔细翻看了留村公社卫生院社队联办合作医疗账目，没有找到公社 1000 元联办基金款拨入记录，根据笔者对当时公社卫生院会计赵建深的访谈得知，公社这笔钱的确没有落实。[①] 综合笔者所找到的当年公社卫生院的部分会计档案和对原公社合作医疗总站负责人以及公社卫生院会计的访谈结果可知，深泽县的社队联办合作医疗实际均为生产大队联办。

其他各地的情况也大抵如此。由于社队联办合作医疗没有经验，为避免基金出现亏空，各地均开始采取审慎的态度，社级免费部分普遍偏严、偏少；如行唐县赵羊关公社 1976 年每人抽取 0.15 元，共筹 1250 元，在公社规定的 35 种病内，经批准治疗费用 100 元内免 30%，500 元内免 50%。1976 年共解决 7 个病号，只花了 240 元，约用了基金的 1/5。栾城县城关公社 1976 年提取 2000 元，按医药费、手术费免 50% 的规定，只用了 500 元。而队办合作医疗因有了一定的基础和经验，免费部分则存有急于扩大免费幅度，追求全免费的倾向。[②] 相比之下，深泽县以住院治疗和家庭病床治疗为社级免费标准，而没有病种的规定，免费比例与基金使用状况还是比

---

①　笔者与原留村公社卫生院会计赵建深访谈记录，2008 年 11 月 24 日。

②　石家庄地区卫生局：《当前农村合作医疗、赤脚医生概况》（1976 年 12 月 28 日），石家庄市档案局藏，档案号：49-1-343。

较合理的。

就河北省合作医疗发展的总体情况来看，1976 年，合作医疗基本有 4 种形式。一种是社办，公社投资占主要成分，实行一级核算，仅在少数公社实行。二是社队联办，即公社有一部分投资，实行一级核算，两级管理，这部分呈逐渐增长趋势。三是生产大队联办，公社没有投资，从大队抽 20%～30% 资金由公社掌握，实行两级管理，社包重点，队包一般。这是当时的主要形式。四是队办合作医疗。石家庄地区 4476 个大队，有 4466 个大队实行合作医疗，占大队总数的 99.8%，并且自 1975 年以来一直稳定在这个水平。从合作医疗的质量看，一类队有 1119 个，占 25.1%；二类队有 2642 个，占 59.2%；三类队有 705 个，占 15.8%。① 从发展趋势上看，合作医疗管理体制一般从队办经由大队联办、社队联办，最后发展到社办。鉴于这种情况，河北省农村卫生工作座谈会议提出如下要求：合作医疗资金要逐步扩大集体部分，减少个人部分；免费幅度和报销范围要逐步扩大，最后实行免费医疗；卫生院和合作医疗站要从分到合，实行"院站合一"；当前主要是发展提高社队联办形式，增加公社投资部分。②

三　社办合作医疗制度的兴衰

然而，仅仅一年后，当大部分地区的合作医疗还处于大队联办向真正的社队联办过渡阶段时，就被人为地拔高到社办合作医疗阶段了。

1977 年 6 月底至 7 月初，河北省召开了农村卫生革命会议。这是"文革"结束后的第一次农村卫生会议。这次会议借"深揭狠批'四人帮'"的东风，将农村卫生革命推向了一个新的高潮。为响应中央提出的"应该依靠农村的集体经济，发展合作医疗，培养赤脚医生"，"要依靠人民公社集体经济来办好公社卫生院"，将实行社办合作医疗作为下一步卫生革命的重点目标。

会议介绍了安平县石干公社实践 8 年的经验——实行"院站合一"的社办合作医疗制度，即把公社卫生院纳入合作医疗体制，进行统一组织领导，

---

① 石家庄地区卫生局：《当前农村合作医疗、赤脚医生概况》（1976 年 12 月 28 日），石家庄市档案局藏，档案号：49－1－343。
② 石家庄地区革命委员会卫生局：《关于省农村卫生工作座谈会情况的报告》（1976 年 6 月 1 日），石家庄市档案局藏，档案号：49－1－349。

统一经济核算，统一规章制度，统一调配人员。并认为这样"从根本上解决了在人民公社中卫生院和合作医疗两种医疗制度的矛盾，使公社卫生院的医务人员和赤脚医生心往一处想，劲往一处使，全心全意落实毛主席的'六二六'指示，既巩固发展了合作医疗，又加强了公社卫生院的革命化建设"。此次会议还认为，"随着人民公社集体经济的发展，合作医疗由队办、社队联办，发展到社办，是一个由低级向高级发展的必然趋势，是符合社会主义发展方向的。社队联办和社办合作医疗在实践中也的确显示了很大的优越性：有利于加强公社党委对合作医疗的领导，促进农村卫生革命的发展；有利于发扬人民公社'一大二公'的优越性，解决小村、穷队的问题，使其避免出现在大病重伤袭击下破产治病现象，增强社员群众依靠集体的社会主义思想；有利于解决卫生院和合作医疗存在的矛盾，促进了卫生院的革命化，壮大了合作医疗的力量，密切了卫生院医生和赤脚医生的关系，便于培养又红又专的医疗队伍；有利于贯彻'预防为主'的方针，大打防病灭病的人民战争；有利于在全社范围内有计划地安排采药种药制药，调剂余缺，壮大合作医疗的物质基础；加强了统一管理，有利于合理使用合作医疗基金，避免浪费；有利于平战结合，落实战备"。为此，该会议提出卫生工作的目标，"到一九八〇年全面落实毛主席的'六二六'指示，完成《全国农业发展纲要》对卫生工作的要求，依靠集体实现免费医疗，使大寨县都成为卫生工作的先进县，70%以上的医疗单位建成学大寨、学大庆的先进单位"①。

从 1975 年正式普遍推广社队联办合作医疗，到 1977 年倡导社办合作医疗，只有两年时间，而且当时的社队联办其实也多为队办社管，公社有投资的数量很少。在这样的情况下，大力推广社办合作医疗，要求公社投资达到30%，无异于揠苗助长。但是在当时依然浓厚的冒进氛围中，各地争先恐后地提出"大干八、九月份，实现社办合作医疗一片红""有条件要办，没有条件创造条件也要办"等口号，开始了社办合作医疗"新高潮"。

这次"新高潮"最大的特点是从一开始各级党委就非常重视该项工作而且有类似"大跃进"时期的作风。农村卫生革命会议后，各县成立了社办合作医疗领导小组或农村卫生革命办公室，以加强对农村卫生革命的领导，并且把农村卫生革命列入议事日程，纳入农业学大寨运动的统一规划中。如沙

---

① 《张承先同志在全省农村卫生革命会议上的讲话》（1977 年 6 月），深泽县档案局藏，档案号：2 - 1 - 366。

河县第一书记李炳良亲自在褡裢公社蹲点，既抓农业学大寨，又抓卫生革命。邢台地委提出了大干 7、8、9 月份，全区 80% 以上的公社实现社办合作医疗的具体要求，并在南宫、沙河、南和、平乡、柏乡、宁晋、广宗、清河、邢台、隆尧、巨鹿 11 个县先后召开了"三干会"。其他各县也分别召开了由公社副书记和三级干部参加的会议，并将农村卫生革命纳入"普及大寨县"的运动规划中。邢台县仅 8 月一个月的时间，全县 34 个公社中，就有 31 个实行了社办。宋家庄公社党委组织社员上山采药、采洋槐叶 20 万斤，解决了社办合作医疗的基金问题。冀家村公社组织民兵 200 余人，以拉练形式，开荒造地 20 亩，作为社办药园，以解决社办药厂药源问题。平乡县"革委会"副主任王均衡不顾自己体弱多病，带领调查组跑遍了全县的 14 个公社，逐个分析各公社的思想和经济状况，并进行分类指导，推动了全县社办合作医疗的发展。

石家庄全区 17 个县抽调了 352 名干部下乡进行调查研究，搞了 36 个不同类型的试点，重点抓了晋县、获鹿两个县。晋县县委在田村、城关两个县分院所在地公社进行试点过程中，根据"公社怕出钱，卫生院怕赔钱，双方都嫌麻烦"的思想，采取了"一学，学习毛主席……有关卫生工作的指示及省农村卫生革命会议的文件；二忆，回忆本社合作医疗发展过程；三算账，算保证社员健康、支持农业学大寨运动的政治账，算公社产值的收益账，卫生院的收支账"的办法，统一了公社领导干部的思想，成立了社办合作医疗管理委员会，筹齐了基金，制定了管理制度，卫生院也制定了相应措施，办起了社办合作医疗。

沙河县大搞"三土四自"，发动群众开荒种药，当年种植中草药 2758 亩，药园面积基本达到了每个人 1 厘地。已有 16 个公社办起了中草药园，26 个公社办起了土药厂，自制药品平均占总用药的 40% 左右。行唐县阎庄公社经济力量比较薄弱，公社党委发动 3 个中学的 500 多名学生和社直干部职工，采集洋槐树叶为合作医疗筹款 2110 元。

经济条件好的公社能办社办合作医疗，经济条件差的能否办社办合作医疗？唐山地区迁西县上营工委 108 个自然村，是"高山峻岭石头多，迈步要爬山，走路要过河，抬头见长城，河岔是村落"的纯山区。该公社的队办合作医疗有一定基础，参合户数和人数均达到 100%，23 个大队全部是一类合作医疗，赤脚医生发展到 109 名。但是由于公社没有工副业收入，社办合作医疗比较困难。针对这种情况，上营工委各级党组织开展了大学习、大宣传、大贯彻、大落实的活动，使社办合作医疗的优越性家喻户晓。在此基础上，学习大庆人"有条件要上，没有条件创造条件也要上"的革命精神，自力更生，采取多种途径，开荒种药，开山种药，走"穷棒子社"办农业合作社"从山上取下来的"道路，大搞小秋收，以副养农，以药养医，坚持"三土四自"。上营工委所属4个公社卫生院都建起了社办药厂，由卫生院领导带队，发动赤脚医生开展小秋收活动，早出晚归，中午带饭，镰割镐刨人拉车。两个月时间，他们出动800多个工，开荒种药40亩，社社有药园，队队有药山，达到了每100人一亩药材地的标准。同时，他们还本着长远计划与临时计划相结合的原则，临时搞小秋收，长远种药、搞副业。采松子、割荆条、打相子、打毛柴、割畜草，收入2400多元，采药合款1200多元，搞副业（到金矿、地质队）收入3000多元，按公社投资30%计算，每人平均1.3元，应为6358元，还有242元结余。①

深泽县在铁杆和大直要两个公社进行社办合作医疗试点。1977年7月，铁杆公社开始筹备社办合作医疗。首先，从大队卫生室抽调一名既懂业务又能胜任会计工作的赤脚医生到公社卫生院，专门负责管理社办合作医疗事宜。其次，制定出《社办合作医疗规章制度》，规定除"地、富、反、坏、右分子"外，凡人民公社社员都可以自愿参加社办合作医疗。合作医疗基金以生产大队为单位筹集，按实际参加人数，每年每人缴纳基金2元，公社交纳社员基金的30%（每人0.6元）。所交基金在年终分配时，由信用社统一代收。为便于管理，资金由公社统一掌握，30%用于卫生院住院和外转病人的医疗免费（免费比例为70%），70%按人口比例发给大队，用于社员在本大队看病医疗免费，每月下拨一次。全公社统一收诊疗费。注射费分为两种，肌肉注射5分，静脉注射1角；输液费3角；理疗、电疗1～3角；针灸5分；拔牙5角，其他按国家规定收费。各大队所收诊费和药品差价归大队，可用于大队合作医疗站的办公费。全社财务账目由卫生院统一管理，实行报账制度。每月30日向卫生院报一次。各种报表、单据、处方一律报卫生院，审查记账。各大队免费金额要做到日清月结，公布于众。卫生院每月汇总制表，报公社党委和合作医疗管委会。最后，为支持合作医疗，公社还要求各大队搞好"三土四自"工作，按100人一亩药园的标准，利用闲散土地或间

---

① 河北省革命委员会卫生局编《卫生情况反映》（1977年7～11月）；《卫生革命情况》（1977年7～11月），河北省档案馆藏，档案号：1027－10－7。

作的方式，种植药材，收入可抵顶合作医疗资金。卫生院要办好社办药厂，扩大药厂规模，增加制药品种，以降低合作医疗开支。①

大直要公社是县分院所在地，县分院属于县直医疗机构，财务、人员均不归公社管辖，无法承担社办合作医疗制度的管理任务。于是，大直要公社另成立一处公社卫生院，由县分院提供部分药品，从生产大队卫生室抽调几名赤脚医生负责本公社社员的医疗和社办合作医疗管理工作。但是，笔者在对当时的卫生院院长访谈时，得到的回答非常令人惊讶：

> 那时公社让成立卫生院，我们就成立了，我是院长，也是医生，大直要分院给了点药品。我们的工资就是由药费利润解决，其余用于积累。我们根本没有收过合作医疗基金，公社也没给我们出过钱。我们实际就是办了一个小医院，社办合作医疗根本没办起来，没有为社员免费过。我们这个试点其实就是一个假试点，那时，假试点多了。②

尽管如此，深泽县委还是在 8 月 15 日，即大直要公社试行社办合作医疗仅仅 5 天后，就召开了县农村卫生革命汇报经验交流会。此次会议首先针对人们对社办合作医疗存有的种种思想顾虑，分析了深泽县办好社办合作医疗的有利条件，并着重指出，"上级党委认为推广社办合作医疗完全适应当前人民公社集体经济的发展，是合作医疗由低级向高级发展的必然趋势，是符合社会主义发展方向的。现在的问题不是怕冒进，而是要开展一场反右倾、破保守的斗争，毛主席领导我们走合作化道路，从互助组到人民公社才用了六年时间。毛主席提倡合作医疗，已经八年了，还是队办、社队联办，实现不了社办，关键是领导思想右倾，还有个别同志怕麻烦，这是错误的。我们国家干部有公费医疗，职工有劳保医疗，医疗看病有了保证，我们各级党委要关心群众的医疗看病问题，这是关心群众生活，保证劳动大军健康的大事，也是个群众观点和方向路线问题"。据此，县委提出，"要书记动手，全党动员，广泛发动群众，迅速掀起大力办好合作医疗的新高潮，大干二十天，力争全县普及社办合作医疗，秋收种麦以前，要组织检查验收，开展评比。要切实加强领导，一、二把手亲自

---

① 铁杆公社：《社办合作医疗规章制度（草案）》（1977 年 8 月 8 日），深泽县档案局藏，档案号：16－1－31。
② 笔者与原大直要公社卫生院院长张书臣访谈记录，2008 年 11 月 20 日。

抓，党委成员分片包村人人抓。还要制定出合理的规章制度，公社投资不能少于全部投资的百分之三十"。

此外，根据大直要公社试点的情况，规定县分院所在地不再建公社卫生院，可建合作医疗总站。该会议还重点传达了地委提出的巩固社办合作医疗的主要措施：必须坚持自力更生、勤俭办医的方针，坚持"三土四自"；赤脚医生坚持参加农业集体生产劳动，参加集体分配，力争全年劳动250天以上；采取多种途径，提高赤脚医生的技术水平；把公社卫生院迅速纳入合作医疗体制中，实行"院站合一"。"院站合一"在当时被认为"是继合作医疗这个社会主义新生事物出现以后，农村卫生战线又一场深刻的革命，是农村卫生革命深入发展的结果"。① 该会议还要求各公社做到端正路线、解放思想、决心要大、步伐要快，做到思想、组织、资金、制度"四落实"，尽快普及社办合作医疗。

会后，在县委领导下，深泽县首先对县、社、队合作医疗管理委员会进行了适当的充实调整，县级抽出 8 名卫生干部，由卫生局局长挂帅，成立了社办合作医疗办公室；公社成立了社办合作医疗筹建领导小组，由公社主管书记挂帅，分院或卫生院负责人具体负责。随后，县委组织有关人员到外县参观，学习社办合作医疗的具体办法。为广泛发动群众，各社、队都召开了不同类型的会议，传达贯彻省卫生工作会议精神，并根据各社队的具体情况举办了各种不同类型的学习班。县、社、队广播站，电影队，学生及卫生人员等广泛深入地宣传了实行社办合作医疗的重大意义，大大激发了广大干部群众大办社办合作医疗的积极性，使参加合作医疗的人数较社队联办时增加了 5%～15%。在制度制定方面，也采取自下而上与自上而下相结合的方法，发动群众共同制定合作医疗规章制度，既防止了关、卡、压，又避免了大把撒；群众反映说："实行这样的办法，我们就放心了。"②

1977 年 10 月，深泽县除耿庄公社正在筹备中外，其他 9 个公社已经开始实行社办合作医疗。从组织机构看，4 处县分院所在地，如大直要公社建立了公社卫生院，赵八、西河、马里 3 个公社建立了社办合作医疗管理总

---

① （范峥同志在全县农村卫生革命汇报经验交流会上的讲话）《高举毛主席的伟大旗帜，认真贯彻落实省农村卫生革命会议精神，为全面落实毛主席光辉"六二六"指示而奋斗》（1977年 8 月 15 日），深泽县档案局藏，档案号：2－1－355。

② 深泽县革命委员会卫生局：《深泽县合作医疗进展情况汇报》（1977 年 10 月 4 日），深泽县档案局藏，档案号：16－1－31。

站；5 处公社卫生院实行了"院站合一"。从资金筹集状况看，城关、留村、羊村 3 个公社全部落实了公社投资，铁杆、大直要、赵八 3 个公社落实了其中的一部分，西河、古罗、马里 3 个公社还未交纳。参加社办合作医疗的 113 个大队中，有 108 个大队落实了当年的基金，另有 4 个大队落实了部分基金，只有 1 个大队完全未交纳基金。从资金使用状况看，7 个公社资金有结余，1 个公社收支平衡，仅有 1 个公社出现亏损。在大队资金定额管理中，40 个大队有结余，43 个收支平衡，30 个大队资金亏损。铁杆、大直要、西河、古罗、羊村、赵八 6 个公社已经落实社办药园 145 亩，社办药厂也有所发展。[1]

截至 1977 年底，全省实行合作医疗的生产大队已有 46193 个，占生产大队总数的 92.1%；其中，馆陶、南宫、故城、遵化等 79 个市县已经达到100%。社办合作医疗作为 1977 年河北省农村"卫生革命"的一个突出任务，经过半年的发展，已经有 1605 个公社由队办、社队联办上升为社办，占公社总数的 43.7%；有 28 个县已经普及了社办合作医疗。[2]

公社卫生院在从技术队伍、器械装备、房屋建设等方面也有较大的发展。公社卫生院人员共 19185 人，平均每院 6.1 人；另有上站工作的赤脚医生 1.7 万多人，平均每院 5 人。平均每个公社卫生院实际工作的有 11.1 人。医疗器械装备已按标准配齐五大件的有 710 个，据对 9 个地区 2631 个卫生院的统计，共有房屋 34451 间，平均每个卫生院有房 13.1 间。经过建房和配置装备的卫生院都较好地发挥了农村防治基地的作用。

社办药厂发展到 2393 个，占公社总数的 65%；社办药园 884 个，占公社总数的 24%；大队药房 16604 个，占大队数的 33%。全省共种植合作医疗药田 212216 亩，收获干药 3911019 斤，采药 2183416 斤。同时还加强了对社办药厂制药器械的装备。至 1977 年底，全省社办药厂共有压片机 629 台，药物粉碎机 617 台，社办药厂、药园一般只有少量半劳力作为专业人员，主要还是依靠赤脚医生轮流参加劳动解决劳力问题。

1977 年底，河北省农村以"三社"（社办合作医疗、社办药厂药园、公社卫生院）、"一校"（县办赤脚医生学校）为主要形式的平战结合、防治结

---

[1]　深泽县革命委员会卫生局：《关于当前我县社办合作医疗情况和今后意见的报告》（1977 年 10 月 28 日），深泽县档案局藏，档案号：16 - 1 - 31。

[2]　《1977 年河北省农村卫生革命总结报告（草稿）》，河北省档案馆藏，档案号：1027 - 10 - 8。

合的医疗卫生网，已经初步形成，农村缺医少药的状况有了很大改变。

当时的社办合作医疗，最薄弱的是物质基础。为了弥补物质基础的不足，各地开展了学大寨、学大庆运动，发动医务人员和赤脚医生自己动手修建房屋、购置器械、种植药园、兴办药厂、开办卫校、学习技术。唐山地区在战胜严重地震灾害后，发挥了"有条件要上，没有条件创造条件也要上"的革命精神，大量种植中草药。该地区合作医疗药地中，一半以上是利用荒山秃岭、闲散土地、围河造田种植的。由于加强了种、管、收各个环节的组织领导，保证了种药全过程的健康发展，1977年虽然再次发生严重旱、风、雹、涝等自然灾害，仍获得了较好的收成。衡水地区坚持了自力更生勤俭办医的原则，1977年该地区采药23.6万多斤，除社、队、户三级种药外，还有190多个公社办起了社办药园。虽遭受了严重的旱涝灾害，仍比上年增收34.4万多斤，使合作医疗越办越巩固。束鹿县雷河大队有位人称"种药迷"的老中医张业柱，他带领赤脚医生用荒地种药6亩，50多个品种，另采药30多种，基本满足了本大队的需要。天宫营公社卫生院自力更生办药厂，全院人员3个月只发生活费，抽出钱来支援药厂。"四术"员（专门负责计划生育4种手术——男结扎、女结扎、上环、人工流产的医务人员）李清芬把家中卖猪的200多元钱垫支给社办药厂，化验员把准备买自行车的130多元钱也拿了出来，大家共凑了840元，加上公社投资2000元，办起了社办药厂。经过两年努力，已经将垫支全部还清，还结余3000元。

农村"卫生革命"，归根到底，是为农业学大寨和经济基础服务的。肃宁县师素公社辛安庄大队在排涝时，社员得了肠炎，赤脚医生一边治疗一边用马齿苋汤搞预防，不仅节省开支40元，而且保证了排涝任务顺利完成。任丘县泾水公社集中了300多名劳动力，大搞农田水利建设，公社组织10名赤脚医生上工地预防肠炎、痢疾，使参加水利建设的劳动力没有一个得病，4天任务3天完成。干部、社员称赞说："咱这工程提前完成，有赤脚医生的功劳。"

开展农村"卫生革命"，还必须与人民公社集体经济的发展水平相适应。河北省推广社办合作医疗时，为了使之与人民公社三级所有、队为基础的体制相适应，给大队留有部分机动权和所有权，实行社、队两级管理，这样既能使穷队得到帮助，又适当照顾到富队的经济利益，避免了"平调"现象的出现，从而调动了各方面的积极性。鉴于全省各地区情况复杂，经济水平不一，农业、工副业生产条件很不平衡，河北省没有搞一刀切，而是遵循"既不能操之过急，也不能消极等待"的原则，条件暂时不够成熟的允许有一个创造条件的过程，采取积极而又慎重的态度，实事求是、妥善稳步地发展。公社投资比例也不强求划一，留以较大的机动余地，少的可投 30%，多的根据经济发展情况自行规定。在采种制用方面，以粮为纲全面发展，国家、集体、个人兼顾，种药既尽量不与粮争地、争肥、争劳力，又得到统筹安排，各得其所。①

虽然依然存在合作医疗发展不平衡、水平低、底子薄、不扎实，以及赤脚医生整体技术水平较低等问题，但是瑕不掩瑜，合作医疗在当时取得的巨大成效，在国际上的影响力就是明证。

1956 年毛泽东亲自主持制定的《一九五六年到一九六七年全国农业发展纲要》中提出，12 年内，在一切可能的地方，基本消灭老鼠、臭虫、苍蝇和蚊子，基本消灭严重危害人民健康的 9 种疾病，积极防治 12 种疾病。要求积极开展群众性和经常性的爱国卫生运动，养成人人讲卫生、家家爱清洁的良好习惯。1977 年和 1978 年国务院两次发出关于《大力开展爱国卫生运动的通知》，"实现卫生工作上《纲要》，是继承毛主席遗志，全面贯彻执行毛主席革命卫生路线，实现毛主席关于创建'四无国'伟大理想的一件大事，它对保护广大人民健康，提高整个中华民族的科学文化水平，建设现代化的社会主义强国，都具有极其重要的意义"。第五届全国人大政府工作报告也强调要把医疗卫生工作的重点放到农村去，要贯彻"预防为主"的方针，广泛开展以除害灭病为中心的爱国卫生运动。后中央领导又亲自批示将江一真部长《关于山东省烟台地区开展卫生工作上〈纲要〉的调查报告》发到生产大队。烟台是全国文明的农业学大寨的先进地区之一，粮食产量在1971 年就上了《纲要》，1978 年，全地区 17 个市县中有 11 个卫生工作也上了《纲要》。

1978 年 3 月 5 日，第五届全国人大一次会议通过的《中华人民共和国宪法》第五十条明确规定："劳动者在年老、生病或者丧失劳动能力的时候，有获得物质帮助的权利。国家逐步发展社会保险、社会救济、公费医疗和合作医疗等事业，以保证劳动者享受这种权利。"这是以国家根本大法的形式确立了合作医疗制度的重要地位。

①《1977 年河北省农村卫生革命总结报告（草稿）》，河北省档案馆藏，档案号：1027 - 10 - 8。

卫生工作上《纲要》，合作医疗进《宪法》，体现了国家对合作医疗制度的认可和肯定。5月，河北省卫生局局长徐少华带队，到烟台地区参观学习。随后提出本省的上《纲要》目标："必须抓住卫生工作上《纲要》这个重担，带动起各方面工作，使县社医院、合作医疗、卫生防疫、妇幼保健、计划生育、药品器械、医药科研和医学教育等方面的工作不断加强，把整个卫生工作推向一个新阶段。经过三五年的努力，全省实现卫生工作上《纲要》。"

上《纲要》的工作重点：一是做好以"两管、五改"为核心的卫生基本建设，在农村重点抓好粪管和厕改；二是巩固发展合作医疗。其中，巩固发展合作医疗的关键依然是"三土四自"，建立土药厂和土药房，培训制药人员，普及制药技术，增添制药设备，增加制药品种，改革剂型；同时，大力推广行之有效的土单验方，广辟药源，提倡公社种药与大队种药相结合，集体种药与个人种药相结合，但不强求划一，而是因地制宜，逐步发展。

加强公社卫生院建设。公社卫生院是人民公社医疗卫生工作的业务技术指导中心，是公社党委领导医疗卫生工作的参谋和助手。搞好公社卫生院建设，对开展农村卫生革命，实现卫生工作上《纲要》具有重要意义。

全省近半数的卫生院设立了病床，装备了必要的器械。南皮县在县、社党委的领导下，坚持自力更生，采取分期分批抓落实的办法，经过几年的努力，使公社卫生院在人员、房屋、设备和技术水平等方面都得到了充实和提高。他们重点进行了卫生院领导班子的建设，先后选拔了19名有一定政策理论水平和组织能力的人员，担任卫生院院长，加强了卫生院的领导力量。同时选派了90名医务人员到县医院进修学习，以解决技术力量不足的问题。全县16个公社有12个盖起了新房、设了病床、装备了医疗器械，能处理一般急腹症、难产和计划生育"四术"，充分发挥了其农村医疗卫生工作基地的作用。[1]

南皮县公社卫生院建设的加强，也有力推动了农村合作医疗的发展。卫生院能治疗一般大伤大病，及时就近住院或设家庭病床，这样就能缩短病程，合理用药，节约合作医疗经费，使合作医疗基金年年有结余。1978年，南皮县19个公社中已有18个实行了社办合作医疗；其中，6个公社社投资已达基金总数30%以上，8个公社社投资已达20%以上。有15个公社达到

---

[1] （河北省革命委员会卫生局局长徐少华在地、市、县卫生局局长会议上的讲话）《高举毛主席伟大旗帜，为实现卫生工作上〈纲要〉而奋斗》（1978年7月17日），河北省档案馆藏，档案号：1027－9－62。

了在大队看病吃药免费，在卫生院和外转治疗免费70%的目标。①

但也恰恰是1978年，农村合作医疗出现了大规模停办现象。河北省实行社办合作医疗的公社也由上年的43.7%下降到20%左右。8月，衡水地区已有566个大队的合作医疗停办，还有部分公社的合作医疗投资比例没达到省里规定的30%的要求。全地区符合社办标准的仅占社办合作医疗总数的50%。主要原因是有些社队对合作医疗的重要意义认识不足，不认真筹措基金，办医不拿钱，种药不给地，赤脚医生也遭到削减。②

1979年春，河北省举办农村合作医疗的生产大队仅占总数的50%左右。为摸清底数，寻找原因，河北省卫生局先后两次组织调查组到衡水、邯郸、邢台等地进行调查研究。下半年又三次下发有关办好农村合作医疗的文件，并且组织了全省农村合作医疗检查工作。11月在沙河县召开了全省农村合作医疗汇报会，总结了十几年来的经验教训，研究了实行农村合作医疗制度化问题，并制定了巩固发展农村合作医疗、稳定赤脚医生队伍的措施。

1979年，全省召开农村合作医疗汇报会议，不少地、县在当地党委领导下，召开了专门会议，对农村合作医疗制度进行整顿、恢复和提高。永年县县委书记张玉臣亲自布置合作医疗工作，县卫生局组织了120人的农村合作医疗检查组，由4名正副局长带领深入社队调查研究，督促检查，逐队整顿落实。1979年底恢复到生产大队总数的88.57%，1980年2月继续上升到97.8%。廊坊地区安次县边宣传、边整顿、恢复和提高，由原来的49.2%到1979年底恢复到56.7%，1980年2月上升到94.9%，并有2/3的大队落实了1980年的农村合作医疗基金。但是也有部分地、县，实行合作医疗的生产大队比例在60%以下（见表3-3）。③

1979年底，卫生部、农业部、财政部等部门又联合颁布《农村合作医疗章程（实行草案）》，要求各地加强领导，努力办好，尽快恢复到1977年的水平。④

---

① 河北省卫生局医政组：《南皮县加强公社卫生院建设情况的调查报告》（1978年5月29日），河北省档案馆藏，档案号：1027-9-62。
② 河北省衡水地区行政公署卫生局：《关于进一步巩固发展合作医疗的报告》（1978年8月30日），河北省档案馆藏，档案号：1027-9-61。
③ 河北省卫生局：《关于印发河北省1979年底农村合作医疗情况的通知》（1980年3月3日），河北省档案馆藏，档案号：1027-9-165。
④ 河北省革命委员会卫生局：《关于整顿巩固农村合作医疗意见的报告》（1980年1月5日），深泽县档案局藏，档案号：2-1-436。

表 3 - 3　河北省各地区、市合作医疗情况统计（1979 年底）　单位：个，%

序号	地名	现有大队	实行合作医疗大队	比例
1	石家庄市	124	121	97.58
2	唐山市	429	408	95.10
3	石家庄地区	4351	3814	87.66
4	唐山地区	7143	5739	80.34
5	邯郸地区	5344	4212	78.82
6	承德地区	3110	2304	74.08
7	邢台地区	5168	3567	69.02
8	保定地区	6200	3908	63.03
9	衡水地区	4992	3078	61.66
10	廊坊地区	3206	1974	61.57
11	沧州地区	5725	3031	52.94
12	张家口地区	4420	1909	43.19

然而，这次却没有 1973 年那么幸运了。由 3 个部委领头下发的文件也没能遏制农村合作医疗式微的脚步。1982 年 9 月，卫生部派人到河北省正定县、深县、赤城县、怀来县进行调查，结果表明：上述 4 县在 1979 年以前都是农村合作医疗的先进县，随着农业生产责任制的逐步实现，农村医疗保健制度发生了变化，实行谁看病，谁拿钱，赤脚医生以联合办医、个人承包形式开业的村达到 80.5%，农村合作医疗仅剩下 12.8%。[1] 1983 年春，个体开业和联合诊所得到政策允许，被定性为"社会主义卫生福利事业的补充"，使个体开业医生（诊所）的诊疗行为具备了合法性。在随后的几年中，大部分集体承包的大队卫生室又先后"分家"，看病收费，自负盈亏，几乎不再负担无报酬的宣传、预防、妇幼保健等项工作。农村医疗机构完全恢复到生产合作化之前的个体行医状态。

四　社队联办与社办合作医疗的成效及问题

实行社队联办和社办合作医疗后，大病医疗费用有所保障。目前保留较为完整的深泽县马里、耿庄两公社的会计档案显示，社办合作医疗建立后，

---

[1]　河北省地方志编纂委员会编《河北省志·卫生志》，中华书局，1995，第 68 页。

大病报销比例都有所提高。马里公社由于往年社队联办合作医疗基金结余较多，1978 年，公社人均提取资金额降至 1 角，取消了坐底费，报销比例固定为 70%。至合作医疗解体，报销比例一直保持在 70%～80%。耿庄公社取消坐底费后，报销人数增多，1978 年合作医疗基金结余额由往年的数千元猛然降至 303.24 元。1979 年后，又恢复到 1976 年的报销比例。其他公社也根据各自实际情况进行了调整，至 1979 年，各公社均已总结出适合的报销比例（详见表 3-4）。

在实行社队联办和社办合作医疗期间，由于公社管理力量的介入，队办合作医疗也得到促进，尤其在资金管理方面得到有效监督。1976 年春，深泽县合作医疗免费率在 50% 以上的有 114 个大队，免费率在 30% 以上的 9 个，已经消灭了 4 类队。①社队干部和广大赤脚医生的积极性也大大提高。如大直要公社大堡大队合作医疗站，由于领导重视，赤脚医生"思想革命化程度高"，服务周到，制度完善，管理认真，使用土方验方，实行社办合作医疗两个多月就结余资金 192 元。他们还定期评定处方，坚持节约用药，4 名赤脚医生平均开处方不到 0.2 元。女赤脚医生庞志敏两个多月就接诊 1100 人次，平均每个处方仅 0.17 元。由于他们坚持送医送药上门，小伤小病及时处理，遇到较重病人就集体会诊，守诊守治，重点用药，因此该大队外转病人很少，既保证了社员身体健康，又节约了合作医疗基金。②

表 3-4　深泽县部分公社社队联办、社办合作医疗报销情况统计

公社	报销比例、人次	1975 年	1976 年	1977 年	1978 年	1979 年	1980 年	1981 年	最终结余（元）
马里公社	报销比例	减 50 元后 80%	减 30 元后 50%～80%		70%	70%～80%	70%～80%	70%～80%	743.25
	报销数（人次）	17	55	54	58	55			
耿庄公社	报销比例	50 元以内 20%，超出部分报 60%		减 40 元后报 70%	70%～80%*	减 40 元后报 60%			461.71
	报销数（人次）	26	42	86	148	42	7	30	

---

① 《石家庄地区一九七六年第一季度合作医疗基本情况统计表（一）》（1976 年 4 月 30 日），石家庄市档案局藏，档案号：49-1-343。

② 深泽县革命委员会卫生局：《关于当前我县社办合作医疗情况和今后意见的报告》（1977 年 10 月 28 日），深泽县档案局藏，档案号：16-1-31。

公社	报销比例、人次	1975 年	1976 年	1977 年	1978 年	1979 年	1980 年	1981 年	最终结余（元）
留村公社	报销比例			减 30 元后报 70%		70%	60%		507.91
	报销数（人次）	9	24	19		77	76		
城关公社	报销比例						减 10 ~ 15 元后报 70%	减 10 ~ 15 元后报 70%	
	报销数（人次）						125		8998.21
铁杆公社	报销比例			70%	70%				
	报销数（人次）			21	9				− 13.54
羊村公社	报销比例	2	13						
	报销数（人次）	减 50 元后报 50%	减 50 元后报 50%						

注：＊1978 年耿庄公社报销比例与 1977 年相同，下半年坐底费调整为 20 元，报销比例增至 80%。

说明：①1975 年的社队联、社办合作医疗，马里公社从 5 月起办；耿庄公社从 6 月 26 日起办；留村公社从 11 月 29 日起办，以上 3 个公社资料保存较完整。城关公社 1980 年前会计档案被全部销毁。羊村从 11 月 10 日起，目前资料仅保留 1975 年 11 月至 1976 年 6 月，故 1975 年报销人次只有 11 月、12 月两个月，1976 年的只有上半年报销人次。铁杆公社 1977 年报销人次仅有 12 月一个月，1978 年仅有 1 月，其他均已散失。

②报销比例完整计算公式为（可免部分 − 坐底费）×报销百分比，其中，可免部分 = 看病总费用 − 住院费 − 陪床费（包括取暖费）。表格内所减数字为坐底费，没有注明的为取消坐底费。留村、羊村公社的坐底费亦由各大队卫生室按自己的标准给予报销。

资料来源：该表根据乡镇医院保存的原公社卫生院会计档案制成。

以队办合作医疗为基础的社办合作医疗体系的建立，使集体化时期合作医疗制度具备受益面广、受益率高两大优势。社员大病小病都能得到及时治疗，而且免费比例较大，既降低了小病拖成大病的概率，又减轻了治病的经济负担，对于困难户和患有严重慢性病的患者及其家属而言，不啻为雪中送炭。原耿庄卫生院会计纪运造给笔者讲述了他印象比较深刻的一个病例：

> 那时经研究全报的都是困难户，不刨坐底费的一般也是比较困难的。那时方元村有个叫秋喜的，她媳妇是白血病，经常输血。秋喜一条

腿有毛病也干不了活，他们家苦得不行，自己根本看不起病，所以他家是一个重点照顾对象。因为给他报的比较多，秋喜觉得过意不去，有一年八月十五，还给我送来了一箱苹果。[①]

以他的讲述为线索，笔者查找出秋喜之妻苑小俊的所有报销记录。1976～1979年4年间，苑小俊共报销12次，分别为1976年1次，1977年1次，1978年、1979年各5次。除前4次和1979年第一次按规定刨除坐底费外，其余7次均以全部花费为基数按当年规定比例报免。苑小俊12次就医共计花费1694.27元，社队联办和社办合作医疗共为其报免1102.57元，约相当于其总费用的65.08%。所有报免者中，单次花费最高的是耿庄大队社员礼会，报销日期为1978年9月19日，可报金额为583.31元，根据当时的报销比例，其报销金额计算方式为：（583.31－20）×80%＝450.65元。

由于各公社间存在贫富差异，社员受益程度亦不同。羊村公社是深泽县最小、最穷的公社，仅辖羊村、贾村、西内堡3个生产大队。1975年6月，该公社参考了马里、西河等先行举办社队联办合作医疗公社的规章制度，制定了《羊村公社社队联办合作医疗制度试行草案》，规定社队联办合作医疗基金据各大队参加合作医疗人数，每人每年提取医疗费0.2元，分两季提取，统一掌握使用。参加社队联办合作医疗人员，一次住院看病，其药费在50元以上的部分，可到社队联办合作医疗站凭单据报销50%；50元以下部分，仍到本大队合作医疗站按其合作医疗制度报销。报销项目包括中西药费和手术费。羊村公社的社队联办合作医疗迟至11月才开始提取基金，当年每人仅提取0.025元，次年上半年人均提取0.05元，仅为规定数量的一半。实际报销比例为超出50元部分报销50%。1975年仅报销2人次，分别报销11.31元和17.38元。尽管如此，1976年参加社队联办合作医疗的人数还是大为增加。其中，西内堡大队参加人数由2412人增至3344人，羊村大队由2651人增至2760人，贾村大队由1703.5人增至2725人（马里公社也有人数出现小数点的现象，但由于时日相隔太久，当事人实在无法回忆起当时的情况）。根据会计档案显示，1975年11月至1976年6月，共报销12人次，其中9人次的药费及手术费总额均在100元以下，社队联办报销款额在10～20元。另有3人报销金额较大，分别为西内堡大队第26生产队田甲妮药费

---

① 笔者与原耿庄公社卫生院会计纪运造访谈记录，2007年8月8日。

290.37 元，报销 120.18 元；第 22 生产队张娃娃药费 120.49 元，报 35.25 元；第 13 生产队马志波药费 275.17 元，报 112.59 元。再加上可以在本大队报免的部分（该公社 3 个大队合作医疗站的报销比例为 30%～50%），大病报销部分基本能达到药费的一半。虽然比其他公社报免比例要低，但对于更加贫困的羊村公社社员而言，仍是雪中送炭。1977 年春，羊村公社社队联办合作医疗制度的管理人员变更，一年后因联办基金出现赤字，且钱款与账目"合不拢"而停办，群众意见很大。这也是笔者在访谈中发现的唯一一个因管理问题而停办的公社。

虽然社队联办合作医疗制度可以在一定程度上减轻社员的医疗负担，但对于靠工分吃饭的社员而言，不到万不得已，是不会到医院住院的，因为那样不但花费高，而且要耽误家人挣工分，既要多花钱又要减少收入。在调查中，村民告诉笔者，由于饮食习惯、生活环境、常年劳动等原因，以前农村得大病的比例相对较低，一般头疼脑热的小病在大队卫生室就能治好。需要输液的也尽量采取设立家庭病床的方式进行，赤脚医生负责守诊守治，赤脚医生实在看不了的病才去住院。故社队联办合作医疗基金基本上都是"用在了刀刃上"。

到合作医疗制度解体时，除铁杆和羊村公社因亏欠提前停办外，其他各公社掌握的合作医疗基金均结余数百元不等，最高的达 8998.21 元。因此，从深泽县的情况来看，这一时期老百姓享受的医疗服务绝不是"微不足道"的；而且，合作医疗报免的药费实质是"羊毛出在羊身上"，与国家免费供给的公费医疗根本不具备可比性。

另外，管理严格也是社队联办及社办合作医疗制度值得称道的一个重要方面。由于会计工作的特殊性，各公社在指定会计人选时都十分谨慎。而选中的人一般也能够做到认真细致，尽职尽责。纪运造老人给笔者讲述了他任会计时的一段难忘的经历：

> 合作医疗报销是试探着来的，只要院长和会计认真，肯定没问题。我是管账的，但我们家一分钱也没报过，因为不符合报销条件。大伙的眼睛都看着呢。不要说别的，让人戳脊梁骨就受不了。没有不透风的墙。有一次，我们有一个邻居要求报销，钱不多，只有 12 块钱，还不够坐底费。他找院长，院长不给他批，就来找我，软磨硬泡，一个劲地说好话。后来我觉得钱也不多，这么大人了一个劲地求我，磨不开面

子，就给他报了。后来院长查账发现了，跟我闹（闹：方言，在此是发脾气、训斥的意思），可给我闹了个样子呢。我一般做事都不出格，唯一出格的就是那 12 块钱，所以一直到现在都忘不了。[①]

在访谈中，其他公社卫生院的会计和合作医疗总站管理人员也表达了同样的感受。因此，社队联办和社办合作医疗期间，除羊村公社外，其他各公社偶有不符合条件的报销者，但均未发生挪用、浪费、贪污、盗窃合作医疗基金的现象。各公社结余的基金，除马里公社 1983 年按比例分发到各大队外，其他留有账目的公社至今在乡镇医院的账面上还能查到当年的盈亏情况。

社队联办合作医疗因实行时间短，措施严谨，问题不明显；而社办合作医疗由于仓促上马，脱离了农村的实际情况，因而出现问题较多，大致可以归结为以下两个方面。

其一，盲目拔高，名不副实。如前所述，至 1975 年，队办合作医疗制度运行了 6 年时间，经历了"高潮—低谷—新高潮"的过程，已经积累了一些经验，因而过渡到社队联办较为自然，压力、阻力较小。而社队联办发展到社办，则仅仅 2 年的时间，各公社还在逐步摸索适合的管理办法和报销比例时，就被迫开始实行社办。上级"反右倾、破保守""大干二十天"的强力动员方式，仿佛"大跃进"运动又在合作医疗发展过程中上演。因此，社办合作医疗既缺乏公社资金的支持，又缺乏具体的操作经验，而迫于形势压力，基层又不得不办，于是"上有政策、下有对策"的现象就发生了。深泽县原马里公社合作医疗总站负责人给笔者讲述了当地社办合作医疗的整个过程：

> 当时国家提倡社办，就压着我们办。公社开会动员时困难一大堆，公社书记叫着我的名说："就这么闷（闷：方言，笨、不开窍的意思），回去跟你们院长说说去，那不就一句话的事嘛！"我记得回来后跟院长一说，院长说："那就办吧，光给摆难事。"因为实行社办，要求组织要扩大，人员要多，但是没有人来，就办不下去。主要是如果增加管理人员，没人发工资，不能让人家白干啊。但上头检查，就只好弄了个假的。从 1977 年起办了一年多，其实社办和社队联办性质差不多，就是

---

① 笔者与原耿庄公社卫生院会计纪运造访谈记录，2007 年 8 月 8 日。

把所有的合作医疗基金都收上来，扣除用于大病报销的部分外，再给各大队拨回去，公社没有投资。拨款掌握一个平衡，就是收的多的不能让人家吃亏，收少的、不交的，不能乱往下拨。基金收上来后，有的大队为了能多拨点款，就造假处方。为堵这个窟窿，我们除加强教育外，还及时查账，去查大队卫生室的账目，要求日清月结季报表。后来改成日清月结月报表。让他们报到公社卫生院会计那。还弄过一段时间日清日结，比如一个药片多少钱，今天卖了多少，应该剩下多少，要数清楚，经常数到夜里 12 点，太麻烦了。社办想的是挺好，但实行起来就不行了，落实不了。但从账目上能看到我们在实行社办，我记得当时地区还来人查过账，就在这边的一个小屋里，拿出一大堆账本来让他看。他看过后说："不错，你们办得不错，很好很好！"然后就走了。我们院长还因此到县里作报告，算是政绩呢。①

就笔者目前搜集到的资料来看，深泽县 10 个公社中，只有耿庄公社真正按上级要求实行了社办合作医疗。1977 年、1978 年、1979 年、1981 年 4 年，该公社共从工副业管理站和公社建筑队按年度拨付社办合作医疗基金 9800 元，而同期从生产大队以下筹集来的资金才 9848.02 元。1980 年，仅有 3 个大队交纳资金，公社亦未拨款，合作医疗靠历年积累勉强维持；到 1981 年，仅有公社注入资金 1500 元，生产大队以下已完全停止交纳。社办合作医疗的试点——铁杆公社，公社投资仅落实了一部分，举办一年多后，因出现赤字而停办。其他公社则完全没有报免资金的注入，只是解决人员工资。可见，大部分公社的所谓社办医疗，只不过是应付国家强制政策的对策，实际是以社办之名，行社管之实。

但是，在档案材料中，河北省所辖各县 1977 年度的工作总结都描述了本县社办合作医疗的盛况。直到 1979 年，才从河北省卫生局局长纪芝棠在河北省农村合作医疗汇报会上的讲话中，即从官方渠道弄清了社办合作医疗的真相。其中谈到，1977 年以来，"曾一度不从实际出发，不因地制宜，在全省范围内大力推广社办合作医疗，强调基金筹集的比数，强调提高医药费的减免幅度，片面追求免费率，好心没有把事办好，脱离了现实可能性，致使一些地方出现了大轰大嗡、强迫命令、弄虚作假的现象，搞了'一刀切'

---

① 笔者与深泽县原马里合作医疗总站负责人李造圈访谈记录，2007 年 7 月 4 日。

和没有坚实基础的'一片红'"。① 以上证明，这种情况并不是深泽县独有的，至少在河北省是普遍现象。"欲速则不达"，在一些经济条件较差的社队，这种"穷过渡"做法，导致社办医疗未办好，队办的也停了，挫伤了社队干部和群众的积极性。

其二，管理体制问题。从县医院分院与公社卫生院的行政管理体制来看，由于存在条块分割，县分院虽地处公社所在地，却是县直单位，其资金、人员等均与公社无关，而合作医疗则属于公社内部事务，因此，县分院无法或不愿意参与社办合作医疗制度的管理工作，不能实行"院站合一"。在这种情况下，有的分院所在地的公社党委强烈要求建立公社卫生院，有的则主张把本公社社员看病后的利润从分院抽出来归合作医疗，有的提出总站建立药房，凡本公社社员在县分院看病后，到总站取药。而无论是在县分院以外另设公社卫生院还是建合作医疗总站，都容易形成"一山二虎"的态势，二者之间的矛盾不可避免。深泽县的实际状况是，4处县分院所在地中，大直要公社另设了公社卫生院，属营利性机构，并没有实行合作医疗。马里公社没有公社投资，延续了社队联办的管理形式。西河和赵八两公社根据地区意见，建立了直属公社领导的合作医疗总站，采取到县分院看病、总站取药的方式。西河合作医疗总站的司药人员给笔者讲述了当时的状况：

> 我当时专管卖药，我们这儿中药西药都有，几个人原来也都是医生，但看病不多。我们当时是一个单独的单位，归公社管，和分院没关系。但因为我们的房子就在分院旁边，门口写着"药房"，来医院看病的人，还以为我们是分院的药房，在分院开处方后，就来我们这买药，结果分院很有意见。所以办得时间不长，就散了，剩下的药分到各大队卫生室了。②

原西河合作医疗总站的站长则说出了问题的关键：

> 总站和分院的矛盾在于：我们提倡"三土四自"，尽量少花钱能治病，但是有个原则，不能耽误病人，应当哪一级治就送到哪一级医院，这个都有明文规定。但病人到分院后，在他们那儿买药价钱高，解决不

---

① 《纪芝棠同志在全省农村合作医疗汇报会上的讲话》（1979年11月12日），石家庄市档案局藏，档案号：49-1-389。

② 笔者与原西河公社合作医疗总站司药人员孙敬敏访谈记录，2007年8月5日。

了开大方用贵药的问题。这是个关键。人们到分院看病花钱多，报销就多，这样公社投资就大，等于大伙和公社的钱让分院拿走了。因为分院不管合作医疗报销的事。在我们这买药他们又有意见。①

据原赵八合作医疗总站副站长回忆，与县分院之间的矛盾也是医疗总站仅维持一年多就解体的主要原因。② 此时已是改革初起的年代，合作医疗制度的根基已经产生动摇，而这些问题的存在更是加速了合作医疗体系的坍塌。

第二节　赤脚医生群体及个体的变迁

"赤脚医生是指中国农村人民公社时期，生产大队中不脱产的初级卫生保健人员。他们是受过一定时期培训，掌握简单医疗卫生常识和技能，仍持农村户口的基层卫生工作者。"③其前身是 1965 年培训的半农半医。"文革"爆发后，原定复训和补训半农半医的工作基本没有落实，先期培训的半农半医也只能在实践中自己摸索。1968 年，《红旗》杂志第 3 期（9 月 10 日）刊登了一篇调查报告《从"赤脚医生"的成长看医学教育革命的方向——上海市的调查报告》，由于"赤脚医生"的名称形象地说出了半农半医群体的特点，所以很快被大家接受。④ 自此半农半医的称呼被"赤脚医生"所取代。在随后的十几年间，赤脚医生作为"六二六"指示的主要落实者和合作医疗制度的执行者而备受瞩目，成为时代的宠儿。

一　赤脚医生的培训与考核

全国普遍实行合作医疗制度后，社、队两级医务人员的工作量加大，原有人数已不能满足需求，赤脚医生培训工作成为农村医疗卫生事业发展的重要内容。1969 年后，随着合作医疗制度的实行，对农村医务人员的培训也形

---

① 笔者与原西河公社合作医疗总站站长曹永谦访谈记录，2007 年 7 月 24 日。
② 笔者与原赵八公社合作医疗总站副站长郝义生访谈记录，2007 年 8 月 2 日。
③ 李德成：《赤脚医生研究述评》，《中国初级卫生保健》2007 年第 21 卷第 1 期。
④ 夏杏珍：《农村合作医疗制度的历史考察》，《当代中国史研究》2003 年第 5 期。

成制度化的定期系统培训。培训形式大体有三种：一是县医院、地段医院安排师资到基层办训练班；二是在县医院、地段医院临床教带；三是在五七技校开设训练班。随着赤脚医生队伍的成长壮大，培训目的也由最初为"无医生或有医因年老体弱不能从事医务工作的村庄"① 培养医务人员和卫生员，到20世纪70年代转变为"提高现有赤脚医生的医疗技术水平"②。教学内容以基础理论为主，辅以实践，培训时间一般为半年至一年。深泽县赤脚医生脱产培训统计情况如表3-5所示。

　　培训师资以县医院医生为主，教材包括省防疫站印发的《农村卫生员手册》和省卫生厅印发的《新法接生课本》《快速针刺疗法》以及培训教师自己编写的一些讲义等，重点学习常见疾病的防治办法、传染病的管理、农业劳动卫生、简明医疗技术、针灸疗法、战伤救护和中草药的认、采、种、制、用等，教材简明易懂，注重学以致用。通过学习，学员能用中西医两种方法进行常见疾病的防治，能处理小伤小病；能够担负疫情报告、传染病隔离、消毒、预防投药、注射及卫生宣传工作；接生员学会产前检查、产后处理和接生的基本知识，并能在实践中使用。随着赤脚医生医疗水平的提高，学习内容亦有所调整，即加入了一些医学专科教材中较为系统的理论知识，为学员打下基础，便于日后在自学中提高。③

表3-5　深泽县赤脚医生脱产培训统计

年份	学时	内容	参加人数（人）	备注
1969	1年	西医	52	10个月理论，2个月实习
1971	6个月	中医	50	
1973	3个月	中西医	70	复训，由县医院和县分院分期进行
1974	9个月	中医	120	中医班50人，另复训70人
1975	1年	中西医	46	
1976	10个月	中西医	51	原定1年，后因毛去世提前结业
1977	6个月	综合	不详	

注：1972年亦进行培训，但未找到相关资料；1970年资料未能找到。
资料来源：根据与部分赤脚医生访谈记录及其当年培训班的毕业合影总结绘制。

---

① 深泽县人民委员会：《关于"选送农村知识青年参加医生训练班"的通知》（1965年5月1日），深泽县档案局藏，档案号：2-1-218。
② 深泽县革命委员会卫生局：《关于1973年赤脚医生培训计划的通知》（1973年3月24日），深泽县档案局藏，档案号：16-1-24。
③ 笔者与原古罗公社西古罗大队赤脚医生信锡刚访谈记录，2005年8月15日。

　　为帮助赤脚医生日常学习，1972 年，国务院还批准人民卫生出版社出版《赤脚医生杂志》（月刊）。该刊是重点供赤脚医生、公社卫生院（所）医务人员参考的综合性中级医药专业杂志。主要内容为交流各地用毛主席哲学思想指导医学实践的经验；以预防为主，用中西医结合、新医疗法防治常见病、多发病的经验；开展计划生育、爱国卫生运动的经验；巩固和发展合作医疗的经验；制备及使用药物的经验，特别是采、种、制、用中草药的经验；医药卫生技术革新的新成果；有效、价廉、易行的土方、验方；国内外医药成果专题综述；等等，① 具有极强的针对性和实用性。

　　因赤脚医生培训教材不固定、随意性较大，而常见病、多发病又具有非常明显的地方性，中草药的生长亦具有地区差异，赤脚医生培训中急需适应本地教学需求的教材。1974 年，河北新医大学成立赤脚医生参考丛书编写组，因应具有一定实践经验的赤脚医生的需求，编写了一套《基础医学问答》，内容主要为对赤脚医生在实际工作中提出和经常遇到的问题进行解答。1975 ~ 1977 年，正式出版了《总论》《消化系统》《呼吸系统》《生殖系统》《血液系统》《循环系统》《内分泌系统》《神经系统》《泌尿系统》《感官、皮肤和泌尿系统》10 个分册。书中问答题目来源于广大赤脚医生和基层医护人员以及新医大学工农兵学员和有关基础、临床学员。为使丛书更适合赤脚医生的需求，编写组在编写过程中，还请赤脚医生和部分工农兵学员参加了部分问题的编写和全部内容的审修。初稿印出后，还寄给各地赤脚医生，广泛征求修改意见；并先后在石家庄地区、张家口地区、邯郸地区组织的赤脚医生培训班进行试用，然后依据赤脚医生逐题审查时提出修改建议再进行修改。这种严谨的态度使这套书一出版就受到广大赤脚医生的欢迎。1977 年，全国赤脚医生培训提高工作经验交流会议特别指出："各地要根据自己的需要和学员的具体情况，制定教学计划，教学大纲，编写教材，安排好教学工作。教材要注意总结本地行之有效的防治经验、中西医结合、通俗易懂。"根据上述要求，河北省卫生局编写了一套中西医结合、基础理论与临床结合的，具有本省特点的《赤脚医生教材》（见图 3 - 1）。其具体编写原则为：教材要以复训为重点，在编写时要体现启发性原则，文

---

　　① 人民卫生出版社革命委员会：《赤脚医生杂志·征稿启事》（1972 年 6 月），石家庄市档案局藏，档案号：49 - 1 - 240。

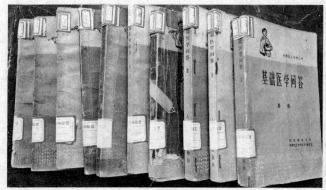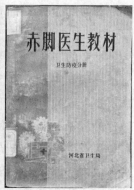

图 3-1　1974 年河北新医大学编写的《基础医学问答》和

1979 年河北省卫生局编写的《赤脚医生教材》

字要精练，深入浅出，循序渐进，通俗易懂，便于学员自学，每章后面要加复习思考题，作为学员掌握的重点。一般赤脚医生自学要能够看懂 70%～80%。① 根据调查和赤脚医生的要求，教材还加强了基础理论的培训，以利于学员在工作中运用所学理论指导医疗实践。临床各科不但把常见病和多发病写深写透，还对非常见病和多发病进行扼要的介绍，以扩大赤脚医生的知识面。此外，人民卫生出版社还出版了吉林医科大学编写的专供北方地区参考用的《赤脚医生教材》。赤脚医生专用教材的出版，为培训工作提供了相对统一而全面的教学内容，不但有利于提高培训质量，而且为赤脚医生的统一考核打下了基础。

除以课堂教学为主的集中培训方式外，各公社卫生院和县医院分院还负责赤脚医生的日常培训以及赤脚医生和卫生院医生的换岗培训。李造圈医生为笔者讲述了马里公社具体实行情况：

> 卫生院负责培训赤脚医生。一个月一次，既是例会又是培训，一般是上午先汇报各村的情况，然后布置任务。下午上课，进行业务指导。公社卫生院的医生准备好讲授内容，下发学习材料，一共一天时间，有时管一顿午饭。1975 年前还通过一种方法提高赤脚医生的业务水平，即赤脚医生和卫生院医生换岗，赤脚医生抽调到卫生院增加实践经验，卫生院医生到大队卫生室指导工作，为期半年。这是县里派

---

① 《河北省〈赤脚医生教材〉编写工作会议纪要》（1978 年 3 月 22 日），石家庄市档案局藏，档案号：49-1-373。

的任务。但是这几个村没轮完就结束了。这样做确实提高了赤脚医生的业务水平，因为在卫生院见得疾病比较多，做的手术也比较多，经验也就丰富了。比较受益的是赵庄、东北马、大兴、前马里等大队的赤脚医生。他们回去后跟卫生院抗衡的劲不小，平常复杂一些的内科病都能看。冠心病、老慢气（老年性慢性气管炎）、慢性胃病这些也都能看、能治，与卫生院抗衡不小。我在那里学习了半年，在马里医院那会儿就不错。当时培养的大部分人后来都成了气候了。这样做对下边有好处，对老百姓有好处，如果考虑经济效益的话，就不合适了。赤脚医生技术提高后，卫生院的业务量就下降了。

综上所述，赤脚医生培训采取集中与分散两种相结合的方法，既具有针对性、实用性，又侧重系统性和可持续性，在授之以"鱼"的同时更注重授之以"渔"，使赤脚医生基本具备了自我提高的能力。医疗行政、教学、出版部门的通力合作以及赤脚医生的自身努力，使大部分赤脚医生的水平不断提高，其医疗技术大致相当于中等专业学校毕业生的水平。

经过培训的赤脚医生，基本可以解决社员群众小伤小病的问题，而重伤大病问题则凸显出来。1973 年，石家庄地区 17 个县医院能开展上腹部手术；91 个县医院分院中有 45 个能开展下腹部手术；368 个公社卫生院中只有 62 个能做痔疮、阑尾炎、疝气手术，与将其建设成为"农村医疗卫生工作的基地"的目标相去甚远。为加强县医院分院和公社卫生院的建设，卫生部在逐步装备公社卫生院医疗器械的基础上，提出"必须加速为公社卫生院培养技术骨干，配好技术班子"，"使之能处理一般急重病症和解决一般创伤、急腹症、难产、计划生育四项手术等"①。据此，石家庄地区制订出卫生技术人员培训三年规划，要求各级医院医疗水平在 1975 年内分别达到以下目标。县医院普遍开展骨科，并力争能普遍开展胸外科手术；有条件的可以开展胸外科，做到大伤大病不出县。县分院普遍能达到处理外科急腹症，抢救危重病人，处理难产，能做男女绝育手术，内、眼手术和处理耳、鼻、喉科常见病，能透视、照相、化验、配血，做到中伤中病不出片。公社卫生院普遍达到能处理一般外伤和常见病、多发病，抢救一般危重病人，能助产、刮宫、上环；半数公社卫生院能达到设有简易病床，能开展痔疮、阑尾炎、疝气和

① 中华人民共和国卫生部军管会：《关于加速培养公社卫生院技术骨干的意见》（1972 年 4 月 19 日），石家庄市档案局藏，档案号：49 - 1 -253。

男女绝育手术；能处理一般难产，并创造条件争取把透视和化验也开展起来，做到一般伤病不转院。

为完成以上目标，各县分别采取县医院举办短期训练班、"派下去，请上来"等方法为县分院和公社卫生院培养各科人员。根据各地的专科特长，石家庄地区还在正定举办胸外科学习班，以正定县医院为基地，由无极、藁城、赵县能做胸外科手术的医生为师资，各县医院派出学员集中在一起边实践边学习提高；在赵县举办放射科学习班，为县分院培训透视、照相人才；在元氏县举办五官科学习班，为县分院、公社卫生院培训五官科人才；在束鹿县举办妇产科学习班，为县分院和部分县医院培养妇产科人才。此外，还根据省分配的进修名额，有计划地向省、市医院输送进修人员。① 经过几年的进修、培训，县分院和公社卫生院的技术力量得到加强，真正成为本公社卫生工作的业务技术指导中心。

经过 1969～1977 年连续培训，农村基层卫生机构医务人员的数量和技术已有了长足发展。全省赤脚医生已经发展到 13.43 万人，其中包括女赤脚医生 5.238 万人，平均每个生产大队有 2.67 名，每 332 个农业人口中有一名赤脚医生。据不完全统计，党团员骨干赤脚医生约占 36%。根据典型调查，赤脚医生参加农村集体生产劳动不到 120 天的占 48.8%，120～150 天的占 28.4%，150 天以上的占 22.8%。全年复训赤脚医生 16432 人，其中初训为 18527 人，累计复训 86213 人。经过培训和实践锻炼，赤脚医生的医疗技术水平有了显著提高，有些赤脚医生甚至掌握了难度较大的内外科治疗手术。承德地区治疗地方性甲状腺肿疾病的工作，就是主要依靠赤脚医生完成的。广大赤脚医生已经成为农村卫生战线不可缺少的骨干力量。

1976～1977 年两年，河北省重点开展县办赤脚医生学校的建设，两年共投资 447 万元，解决学校建房问题。到 1977 年底，各县均建起初具规模的县办赤脚医生学校。其中，专业人员、校舍、教学实习基地三配套的有 56 个。②

有了数量保障，才能有质的提高。为了解医务人员对业务理论知识的掌握情况，鼓励并督促医务人员大胆学习、刻苦钻研业务技术，迅速提高医务人员的医疗技术水平，石家庄地区于 1977 年 12 月印发了复习提纲，经过半年的准备，于 1978 年 6 月 30 日对全区县分院以上的国家正式医务人员 2170

---

① 《河北省石家庄地区卫生技术人员培训三年计划（1973—1975）》（1973 年 9 月 11 日），石家庄市档案局藏，档案号：49-1-247。
② 《1977 年河北省农村卫生革命总结报告（草稿）》，河北省档案馆藏，档案号：1027-10-8。

人统一进行了一次业务考核。

考核共分中医、护士、药剂、放射、检验、内、外、妇、儿、五官、卫生防疫 11 个科。地区按医师或药师、检验师、护士的业务水平统一命题，并向县派出总监考人员。由各县卫生局主持，分别在 46 个考场进行。试卷除护士、内、外科由县组织评卷小组按地区制订的标准答案评分外，其他各科试卷统一由地区评分。

对这次考核，各县卫生局普遍比较重视，县卫生局局长大都亲自监考。有的县还在地区统一考试之前先行考核了一次，有的对非国家正式人员也同时进行了考核。广大医务人员对这些考核的态度也十分积极，全区应参加人数为 2565 人，实参加人数为 2012 人（不含地直医疗机构人员），未参加的 553 人中，免试 54 人，值班 96 人，因公外出 177 人，病休（多为年龄较大者）226 人。有的老医生病休在家，听说地区进行考核，也拄着拐杖参加考试。①

从考试结果看，全区医务人员的业务学习情况整体来看是比较乐观的，及格率达 62.9%，各科总平均分数为 66.1。全区及深泽县考核结果详细情况参见表 3-6。

表 3-6　深泽县及石家庄地区国家医务人员业务考核成绩统计（1978.6.30）

分项	平均分数											
	中医	护士	药剂	放射	检验	内	外	妇	儿	五官	卫生防疫	总平均分
深泽县（分）	54.5	61.1	43.0	60.3	55.6	63.5	67.3	53.7	46.5	61.6	66.7	59.6
石家庄地区（分）	46.8	71.8	44.4	64.6	55.6	72.8	73.6	58.5	68.8	68.3	64.5	66.1
及格率（%）	32.0	70.1	24.1	66.2	48.0	81.7	81.5	38.1	80.0	71.1	61.6	62.9
深泽县排名	6	16	10	13	6（并列）	17	14	11	13	13	6	15

注：全区参加单位含 17 个县和地直医疗及教学机构，共 18 个单位。儿科考试无极、井陉、获鹿、灵寿、行唐五县未参加。

资料来源：根据《一九七八年六月三十日石家庄地区医务人员业务考核成绩表》绘制。该表见石家庄地区行政公署卫生局《关于医务人员业务考核情况的通报》（1978 年 8 月 9 日），石家庄市档案局藏，档案号：49-1-366。

① 石家庄地区行政公署卫生局：《关于医务人员业务考核情况的通报》（1978 年 8 月 9 日），石家庄市档案局藏，档案号：49-1-366。

由上观之，石家庄地区国家医务人员的业务素质除中医、药剂、检验、妇科外，其他科的技术水平均达到及格标准。而深泽县的情况则不容乐观，除中医、检验、防疫高于或等于全区平均分数外，其他科的成绩均比较落后，全区总成绩排名仅列第 15 名。

由于这样大规模的业务考核尚属首次，无经验可循，再加上时间仓促、人手不足，难免存在一些问题，如考核内容不全面，未出心电图室、理疗科、新医科的试题；评卷标准宽严不一等。考核结果虽未必能精准地反映各县的实际水平，但还是可以为发现问题与差距方面提供依据，给落后县的医务人员敲响了警钟，有利于促进和鞭策其加强业务技术的学习，提高水平。

继国家医务人员考核后，河北省着手进行公社卫生院医务人员和赤脚医生业务考核工作。1978 年 11 月，下发了《公社卫生院医务人员业务复习提纲》和《赤脚医生业务复习提纲》，并要求公社卫生院每个医务人员都应该熟悉《公社卫生院医务人员业务复习提纲》的基础部分，中医部分每个西医都应该熟悉。大队医疗站的医务人员都应该熟悉《赤脚医生业务复习提纲》的全部内容。[1]

1979 年春全国及全省卫生厅（局）长会议后，河北省下发《关于全省赤脚医生考核发证工作的安排意见》，考核范围重新确定为"在大队合作医疗站、卫生室和进入卫生院（包括县分院）工作的赤脚医生"。[2] 5 月 27 日，河北省对全省 10 万余名大队赤脚医生和公社卫生院（县分院）赤脚医生分别进行统一考试，

因大队赤脚医生和进入卫生院的赤脚医生在实际工作中有所区别，因此在试题拟定上也不尽相同。大队赤脚医生的考题采取固定式模式，既有理论又有临床，内容涉及中西医、妇科、儿科、预防、战伤救护等方面，以衡量赤脚医生的综合能力。进入卫生院的赤脚医生则针对不同专业指定必答题和选答题。60% 以上的赤脚医生考核合格，并领取了赤脚医生证书。省卫生局还对全省 749 名考核成绩优秀的赤脚医生颁发了奖状和奖品。为了加强对赤

---

① 石家庄地区行政公署卫生局《关于印发〈公社卫生院医务人员业务复习提纲〉和〈赤脚医生业务复习提纲〉进行技术考核的通知》（1978 年 10 月 31 日），石家庄市档案局藏，档案号：49 - 1 - 361。

② 河北省革命委员会卫生局：《关于全省赤脚医生考核发证工作的安排意见》（1979 年 5 月 2 日），石家庄市档案局藏，档案号：49 - 1 - 385。

脚医生的技术培训，从 1977 年 10 月开始组织编写的 210 万字的《赤脚医生教材》也基本完成，预计 1980 年第一季度发到各地使用。[①]

深泽县 510 名赤脚医生中有 373 名大队赤脚医生和 16 名公社卫生院赤脚医生参加了这次考试，其中 5 名 95 分以上者获得了省卫生局的奖励，28 名 90 分以上者获得县卫生局的奖励，293 人考取了赤脚医生证书。考试结果见表 3-7 和表 3-8。[②]

表 3-7　1979 年河北省大队赤脚医生统一考试成绩统计（深泽县）

公社	人数（人）	及格人数（人）	及格率（%）	最高分（分）	最低分（分）	平均分（分）
城关	30	19	63.3	89.5	30.0	61.7
大直要	43	25	58.1	86.5	24.0	58.7
古罗	34	20	58.8	96.0	2.0	61.6
马里	41	35	85.4	93.0	20.0	71.8
铁杆	33	31	93.9	94.5	15.0	80.7
西河	50	49	98.0	96.5	54.5	83.0
羊村	19	12	63.2	86.5	26.5	59.4
耿庄	34	25	73.5	86.5	27.0	61.6
赵八	53	48	90.6	93.5	38.0	78.6
留村	36	29	80.6			74.8
总计	373	293	78.6			

表 3-8　1979 年河北省公社卫生院（县分院）赤脚医生统一考试成绩统计（深泽县）

参加人数（人）	及格人数（人）	及格率（%）	最高分（分）	最低分（分）	平均分（分）
16	12	75	88.5	31	70.8

从以上两表可以看出，各公社之间成绩差距较大，及格率为 58.1% ~ 98.0%；同一公社内部，最高分和最低分之差也令人咂舌，虽有鱼龙混杂之嫌，但也不乏特殊情况，不能单凭这次考试完全准确地反映赤脚医生个体的医疗技术。一方面，考试内容为综合性的，而每个医生各有所长，如刘增军

---

①　河北省卫生局：《关于 1979 年工作总计及 1980 年工作要点》，河北省档案馆藏，档案号：1027-9-139。

②　深泽县卫生局资料室资料 1~11 卷。

是家传中医，对西医几乎一窍不通，考试得 50 分，中医部分基本上是满分，所以不能因考试成绩不及格就否定其医术，因此省卫生局也做出明确规定："对长期（指从事中医专业十年以上）在农村从事中医专业并有一定威信的中医赤脚医生，发证时可以考核为主，考试分数可做参考。"① 另一方面，对考试提纲的重视与否，临时准备的充足与否，也会在一定程度上影响考试成绩。相比之下，公社卫生院的试题出得比较切合实际，试题分为两部分：填空、词解、鉴别、计算等基础知识是各科必答题，共 40 分；问答题包括内科、外科、儿科、妇科、中医中药、新药、防疫、检验、放射等内容，医生可根据自己的业务专长选做 6 题，共 60 分。因此，公社卫生院赤脚医生的考卷能更准确地反映赤脚医生的专业水平。从整体来看，经过各种培训，农村赤脚医生从不懂或略懂医学知识到基本满足社员一般医疗卫生方面的需求，其业务素质还是值得肯定的。

1981 年，为合理解决农村赤脚医生的报酬问题，进一步巩固和稳定赤脚医生队伍，石家庄地区再次对赤脚医生统一进行全面考核，考试合格达到中专水平的赤脚医生发给"乡村医生"证书，享受相应的经济待遇。参加考核的条件为：政治上拥护党的领导，热爱社会主义卫生事业，积极工作，近几年没有发生重大责任事故；具有初中以上文化程度，在大队医疗站（包括在卫生院）工作 10 年以上。考核内容及方法分为两部分。一是考试，科目包括内、外、妇、中医、药剂、卫生防疫等并以中等卫生专业教学大纲为主要内容，包括基础理论和临床实践；由地区统一命题，制定标准答案，统一印发试卷，分县考试，交叉评卷。二是思想表现和技术能力鉴定，由公社卫生院组成鉴定小组，对参加考核的赤脚医生的政治思想、服务态度以及实际技术操作能力进行认真的调查了解，做出鉴定，听取大队委员会的意见后，报县卫生局批准，由地区卫生局审查发给准考证。② 此次考核深泽县仅有 270 人参加，包括西医 234 人，中医 29 人，药剂 7 人。这是人民公社时期进行的最后一次农村医务人员考核，但是，它并不但没有实现解决赤脚医生待遇以稳定赤脚医生队伍、巩固合作医疗的初衷，而且为赤脚医生个体行医提供了通行证。

---

① 河北省革命委员会卫生局：《关于全省赤脚医生考核发证工作的安排意见》（1979 年 5 月 2 日），石家庄市档案局藏，档案号：49－1－385。
② 石家庄地区行政公署卫生局：《关于"乡村医生"考核发证工作的通知》（1981 年 3 月 30 日），石家庄市档案局藏，档案号：49－1－411。

二　赤脚医生的待遇

待遇问题是稳定农村医务人员队伍最重要的因素。新中国成立以前，农村医生都是个体行医，以赚取诊疗费用和药品利润为生，相对于普通农民而言，生活优越而有保障。农业合作化运动开始后，联合诊所和农业合作社保健站的成立，使其收入有了一定的限制，但仍高于普通农民。1958 年下半年至 1966 年上半年，农村医生随着农村社会的变迁几经沉浮，工作与收入也几经变化，多种待遇形式并存，除少数个体行医者外，主要有单纯记工分、工分加补贴和固定工资加奖励 3 种模式。其间，由于缺乏统一和严格的管理以及灾荒较为频繁，医生收入无保障，弃医从农现象与暗中分红、收取高额利润的现象普遍存在。1966 年新型大队卫生室建立后，农村医生待遇也发生了革命性的变化，除个别技术高的老医生外，其他新旧医生收入均实行完全工分化。然而，谁也没有预料到，正是完全工分化为后来赤脚医生队伍的解体埋下了伏笔。

由于农村医生定位于半农半医，其工分收入也由两部分组成，行医时间由大队记工分（一般每月记 13～15 个），参加农业集体劳动时间由所在生产队（亦称小队）记工分，分红时大队工分拨入小队，根据小队分值折算成粮食和现金。故即便是同一大队卫生室的医生，由于所属小队不同，收入也有差别。原城关公社大王庄大队赤脚医生马路江向笔者讲述了他的收入情况（括号内为笔者提问）：

> 从 1966 年一成立卫生室，我们就是只拿工分，没有补贴，大队给的工分不够，经常跟大队要点工分。去培训学习没补贴，也是记工分。（记 10 分吗？）到不了 10 分，也就八九分，不到一个整劳力，那时一个整劳力是 10 分。全活的挣 10 分，不全活的挣不到，男人挣多少，妇女挣多少，都有区别。我们基本就是上中等，9 分。（那时 9 分合多少钱？）这个一年跟一年不一样，根据当年收入定。大队把我们的工分开到生产队里，再由生产队一年结算一回。我是第 2 队，当时一个队跟一个队的分值也不一样。庄稼长得好的，产量高的分值可能就高点，反之就低点。我们在本生产队参加分红。（你们对这种方法有意见吗？）有意见也没办法，也得那么着，那时候讲政治，一般个人计较比较少。而且

那时年轻也好强，也愿多搞点事业。个人的利益也不能说不讲，但主要精力还是放在工作上。①

马路江的讲述比较具有代表性，反映了 20 世纪 70 年代赤脚医生的普遍收入状况。关于半农半医初期的学习和工作中记工分的情况，该公社北中山大队赤脚医生宋礼栓如是说：

> 1965 年开始学习时没有补助，因为一开始我们走读，在家吃饭，只记工分。后来天冷了，离学习班远的要住宿，在学校吃饭要用钱和粮票。后来人们就反映情况，就有了一些补助，但是很少。因为这个补助的事，我还跟大队干部闹过矛盾。当时上边有这个精神，让给补助，但大队干部有时思想也不一致，我记得那时要钱要粮票找大队秘书批准。那个大队秘书的思想咱也不能说人家落后不落后，他就认为：你去学医，给你记工分还不行？你学了技术是自己的，还得让村里给你出钱？因为这个我还跟他吵过，我们也是一个院里的（即属同一宗族且关系比较近），但他就是不同意。我说：这是上头的精神。你要不补助，我住那住宿，我吃什么？要不我就不干了，我就不学了。在家一天一个劳日挣着，家里有饭吃，又不花钱。后来给了补助也不过一个多月。按天算，每天大概 0.2 元，4 两粮票。那时凡是沾粮食的东西就要粮票。补助很少不够吃，我们有时就从家里再带些干粮，那时棒子面饼子都很少，就是带两块红薯。
>
> 成立卫生室后，因为是半农半医，所以一方面要在生产队参加劳动，挣工分；另一方面大队一个月也补助一些工分，开到生产队，生产队到时候结算。一开始给我 13 个大队的社务工，大队干部、会计完全挣社务工，不挣小队的工分。还有民兵连长，是生产队的人，但上边组织民兵训练或组织开会，是代表村里去的，开了几天会，就开几天社务工，弥补不能在生产队参加劳动损失的工分。那时在生产队每天挣 10 个工分，早晨 2 分，上午、下午各 4 分，算 1 个劳日。13 个社务工就是 13 个劳日，一个月 30 天，我还必须得到生产队劳动将近 20 天，否则挣不到工分就吃不上饭。我们村就我一个医生，有人找，我就去看病，参加生产队劳动少，有时连 10 天也保证不了。这样我还不如在生产队干

---

① 笔者与原城关公社大王庄大队赤脚医生马路江访谈记录，2007 年 6 月 21 日。

活挣工分多呢。后来我又找大队干部，找了好几回，秘书还是不同意。我又找了支书，他们重新商量后，给我开20个社务工。后来"文化大革命"开始了，大队以我为主组织红卫兵。那时上边精神也多，我又要看病，又要参加红卫兵，有时还要参加民兵训练，就没有时间到生产队干活了。大队就给我开30个社务工。①

1969年后，赤脚医生在培训期间的待遇有所提高，一般实行县、大队两级补贴。县级补贴按地区规定，"每人每日生活补助费三角，加上教学、杂支等费用在每人每期不超过四十元的标准内统一安排使用。此经费在本年度卫生事业经费中开支"。② 这样，实际分到个人头上的补贴每人每月生活费9元，大队补贴每天8~10分（个别大队每天记5分），富裕一些的大队每天还有0.5元和半斤粮票的伙食补助，有的甚至报销购买学习用品的费用。③这些措施对激发赤脚医生的学习热情，提高他们的医疗水平起到了很大作用。

生产队卫生员属于不脱产的卫生人员，平时和其他社员一样下地劳动。但是需要卫生员参加卫生工作时，卫生工作与农业生产之间就又出现新的矛盾：

> 小队卫生员因卫生工作耽误了工分，比如，抽调卫生员种药材时，卫生员不在小队出工，而小队队长又认识不了这个问题，抽人家的人，人家不愿意让去，有阻力，耽误了出工，小队就不给记工分，或给的少，影响了卫生员对卫生工作的积极性。大队卫生室抽人就不好抽。④

有鉴于此，社队联办合作医疗制度普遍实行后，各公社都采取了付给卫生员误工补助的方法，即需要卫生员协助进行防疫注射或收种药材时，按每人每天0.2~0.3元的标准补助，补助款由合作医疗基金支付，卫生员补助问题得以适当解决。

实行合作医疗以后，赤脚医生在防病治病任务加重的同时，还要种药、

---

① 笔者与原城关公社北中山大队赤脚医生宋礼栓访谈记录，2007年7月12日。
② 石家庄地区革命委员会财政局、石家庄地区革命委员会卫生局：《关于一九七三年赤脚医生培训计划的通知》（1973年2月15日），石家庄市档案局藏，档案号：49-1-249。
③ 笔者与原赤脚医生王彦贵、信锡刚、肖连群等人访谈记录，2005年8月。
④ 笔者与原城关公社大王庄大队赤脚医生马路江访谈记录，2007年6月21日。

采药、制药和参加培训，很难再抽出时间参加农业生产，小队工分收入受到影响。为保证赤脚医生的待遇相当于或高于同等劳动力水平，其工分逐步过渡到完全记大队工分，收入基本与大队干部持平。

由于赤脚医生不参加或很少参加农业集体生产劳动的情况比较普遍，1975年全国卫生工作会议上有人建议，文件中最好不要写上赤脚医生参加农业集体生产劳动、参加集体分配。在国务院汇报会上，卫生部的汇报对这个建议做出了让步，把农业两个字去掉，只写参加集体生产劳动，把参加集体分配去掉，结果遭到中央、国务院领导的反对：

> 全国有67万多个生产大队，按一个大队有二三个赤脚医生算，就会有大约二百万人不参加农业集体生产劳动。不是说他们不参加农业集体生产劳动，农业就垮了，而是说，他们和农民的关系就变了，执行毛主席的指示就变了样……赤脚医生必须参加农业集体生产劳动，不脱离群众，脱离了农业生产劳动，群众就不承认你们了，就不拥护你了，你不参加农业集体生产劳动，农民就讨厌你。赤脚医生有了一点成绩，更要谦虚谨慎，好好学习，好好参加劳动，不能光是到处做报告讲经验，就是不劳动，这就站不住了……参加农业集体生产劳动，是从政治上讲的，是方向、路线问题。按照毛主席的指示，赤脚医生是要参加农业集体生产劳动的，要提高到制度、方针、路线的高度来认识。这是个原则问题。在原则问题上退不得，退了就不成为赤脚医生了。

> 不参加集体分配，实质是要官办，要发工资……把集体分配去掉，那就不是赤脚医生了，那就不是依靠集体办，要国家发工资了，这就让赤脚医生走到毛主席曾经批评过的那种道路上去。赤脚医生要拿工资，要靠补贴，这也就变了。不参加集体分配，那叫赤脚医生怎么活呢？让国家负担，不要说500万，就是130万也是个大问题！不仅是发工资，马上还有口粮问题，这样实际上就把卫生事业破坏了。赤脚医生一定要参加集体分配，当然就要参加农业集体生产劳动……一定要按毛主席总结的典型经验办，按毛主席指示的方向、路线办，依靠集体办，千万不能把赤脚医生引向脱离生产、脱离群众，一定要引起十分注意。[1]

---

① 《中央、国务院领导同志讲话要点》（根据记录整理，未经领导审阅）（1975年6月26日），深泽县档案局藏，档案号：2-1-324。

根据国务院领导人对"两个参加"问题的态度，以及对大寨赤脚医生每年参加集体劳动253天的肯定和倡导，该会议报告明确提出："依靠群众、依靠集体办好合作医疗，发展赤脚医生，赤脚医生参加农业集体生产劳动、参加集体分配、坚持亦农亦医，这是个路线问题，各地区都必须坚决贯彻执行。任何借口条件特殊，在这些根本性问题上产生怀疑，表现动摇，打算后退的做法，都是错误的。"[1] 但是，笔者在访谈中却发现，深泽县大部分赤脚医生都很少或几乎不参加农业集体生产劳动。他们所从事的体力劳动一般仅限于种药、制药等和医疗卫生工作有关的劳动，仅仅做到了"一个参加"，那就是参加集体分配。而就是这个参加，最终直接导致了赤脚医生队伍的解体。

1978年，石家庄地区行政公署在《关于当前农村基层卫生组织情况的报告》中规定：赤脚医生的"全年收入一般应不低于同等劳力水平，男女要同工同酬。对于技术好、服务态度好的，经过群众评定，可给予适当奖励"[2]。由于医疗卫生工作不受季节和天气限制，如无特殊情况，大部分赤脚医生一年365天，每天都能挣9～10个工分，且没有生产队工分男高女低的差别，收入普遍比其他农民不仅高而且稳定。收入的稳定以及国家的重视，对稳定赤脚医生队伍，巩固合作医疗制度，改善农村医疗卫生状况至关重要。

1980年，石家庄地区农业生产实行联产计酬后，社员的收入不再是单一的工分制。例如，藁城县小常安公社大常安大队医疗站过去办得不错，但1980年这个生产大队实行了责任田，有1/2的农户包了地，其中又有1/2的农户拿到超产奖1000元以上，最多的有拿到四五千元的。有4个妇女包24亩棉花，每人分超产奖1400元。这些超产奖励，赤脚医生只能是可望而不可即，甚至不少的赤脚医生维持不了当时的中等生活水平，因此思想很不稳定。贾市庄大队第二生产队1980年卖棉花收入8000元，其中7000元作奖金，只剩下1000元按工分分，赤脚医生只能分得工分部分，大大影响了他们的积极性：合作医疗不办了，有的不想当医生了。梅花公社梅花大队医疗站原有7个人，1980年下半年减少到5人。大队要求每个医生每天向大队交

①　国务院批转卫生部：《关于全国卫生工作会议的报告》（1975年7月27日），深泽县档案局藏，档案号：2-1-325。

②　石家庄地区行政公署卫生局：《关于当前农村基层卫生组织情况的报告》（1978年7月24日），深泽县档案局藏，档案号：2-2-391。

0.85 元，记一个工。而另外一个被减下来的医生自己单独开起了保健站，日收入就有 8～10 元。[1]

农业生产实行联产计酬和超产奖励，特别是实行包产后，有的大队，社员收入都大大提高了，而赤脚医生仍只按工分分红，没有奖励，更没有从包产中得到实惠。相比之下，他们的实际收入比同等劳力显著降低，这些变化对赤脚医生队伍造成了冲击，弃医经商、弃医从农或退出医疗站单干的现象频发，造成合作医疗停办，预防接种、爱国卫生、计划生育等工作没人管，农民看病、打针、吃药、新法接生找不到人，农村缺医少药的状况又严重起来。一些疾病的发病率有所回升，骗财害命的巫医神汉、封建迷信乘虚而入，群众意见很大。鉴于这种情况，1981 年 2 月，国务院批转了《卫生部关于合理解决赤脚医生补助问题的报告》，建议"凡经考核合格、相当于中专水平的赤脚医生，发给'乡村医生'证书，原则上给予相当于当地民办教师的待遇。同时，社队应给他们记工分，切实执行男女同工同酬的原则。对于暂时达不到相当于中专水平的赤脚医生，要加强培训，其报酬问题，除记工分外，也要根据当地实际情况给予适当补助"。该报告还对赤脚医生补助费的来源做了具体规定：一是从大队公益金中提取，二是从医疗站诊疗收入中解决，三是由地方财政解决。并责成县卫生局负责对赤脚医生的调动、培训、考核、发证和政府补助费进行管理。[2]

据此，石家庄地区做出如下决定：赤脚医生除按工分分红外，还享受超产奖励；赤脚医生不实行包产，要使赤脚医生管好医疗站，大队对医疗站可以实行定额管理，规定一定的任务（比如，预防任务、妇幼保健任务、计划生育任务以及治疗任务等）和收入指标，但不得把医疗站当作副业经营。关于补贴来源，由于石家庄地区社队工副业收入一般较少，诊疗业务收入有限，地区卫生局提出赤脚医生的经济补助费主要由各县财政予以解决，不足部分由社队工副业补足。实行时间从考核合格发证之月开始。[3] 根据笔者在深泽县的调查，1981 年，民办教师的工资约为 30 元，当时全县有 380 多名

---

[1] 石家庄地区行政公署卫生局：《关于当前赤脚医生的思想状况和解决意见》（1980 年 3 月 31 日），石家庄市档案局藏，档案号：49-1-411。

[2] 中华人民共和国卫生部办公厅：《中华人民共和国卫生法规汇编（1981—1983）》，法律出版社，1985，第 287～288 页。

[3] 石家庄地区行政公署卫生局：《关于当前赤脚医生的思想状况和解决意见》（1980 年 3 月 31 日），石家庄市档案局藏，档案号：49-1-411。

赤脚医生经全省统一考试合格，发给了"乡村医生"证书。仅这一部分人，每年工资总额就高达 14 万多元，这对于当时的县财政而言，无疑是一笔不小的负担。

待遇问题无法解决，直接导致了赤脚医生队伍的涣散，1982～1984 年，深泽县赤脚医生减少了近 200 人，其中，仅 1984 年下半年就骤减 67 人。到 1984 年底，全县赤脚医生总数仅为 329 人。[①] 虽然大多数赤脚医生选择了继续行医，但是经营方式发生了根本转变——原本为广大农民提供医疗保健的集体福利事业，成了赤脚医生个人养家糊口的手段。

三 赤脚医生群体结构与个体命运的变迁

从赤脚医生产生到转变为乡村医生，其间仅仅十几年时间，但是这个群体随着社会的变迁发生了很大的变化：一是三易其名，由半农半医到赤脚医生，再到乡村医生；二是群体结构转变；三是个人命运也随时势起伏。

从 1965 年到 1979 年，赤脚医生群体的变迁主要表现在四个方面。

首先，赤脚医生群体的文化水平显著提高。高中学历的赤脚医生明显增多，甚至出现中专和大专学历的赤脚医生，这主要是得益于农村教育事业的发展。

其次，男女性别比例差距明显拉大。1965 年培训的赤脚医生中，男女比例基本持平。1979 年，女赤脚医生的人数仅占 35% 左右，而且这在石家庄地区也是普遍现象。虽然上级反复强调，大队卫生室必须要有一名女赤脚医生，但实际上仍然难以遏制女赤脚医生减少的趋势。其主要原因是大队在选拔赤脚医生培训对象时，不愿意选拔女青年，因为培养对象一般为 20 岁左右的未婚青年，而女青年学成后往往就要面临结婚的问题，往往大队自己培养的女赤脚医生服务不了多久就有可能要嫁到别的大队去，得不偿失。这个问题在 1965 年培训半农半医时也存在，但由于农村卫生工作队的坚持，大队干部不得不让步。然而 1969 年以后，赤脚医生选拔任用的权力完全由大队干部掌握，一般情况下，只有与大队干部有社会关系的女青年

---

① 深泽县卫生局：《一九八四年卫生基本情况年报综合表》（1984 年 6 月底），石家庄市档案局藏，档案号：49－1－501；（1984 年底），档案号：49－1－486。

才能得到培训机会。

再次，赤脚医生中党团员比例大幅下降。1965 年选拔培养对象时，标准明确，执行严谨慎重，但是 1969 年后的选拔则主要是由基层干部的人际关系和社会关系所决定的。20 世纪 70 年代，赤脚医生在农村的优势地位逐渐显现出来：和下地劳动的农民相比，赤脚医生受人尊敬，收入高，既能学知识又能脱离艰苦的体力劳动。没有了代表国家权威力量的外来工作队的监督和参与，在赤脚医生的选拔任用中，出现了严重的任人唯亲现象。有些大队干部利用职权之便，优先安排自己的子女、亲属参加培训或直接安插到卫生室工作。在笔者的调查中，一些当年的大队干部坦言，除了原保健站成员及其子女外，和干部没有关系的社员一般进不了卫生室。以高庙大队为例，该大队卫生室有 6 人，除了 1 个是原保健站成员，1 个旧医生子女外，其余 4 个都和大队干部有社会关系。① 这种情况在其他地方也相当普遍。1965 年与 1979 年深泽县赤脚医生构成比例情况如表 3-9 所示。

表 3-9　1965 年与 1979 年深泽县赤脚医生构成比例②　　　　单位：人，%

年度	总数	性别		政治面目		家庭出身			文化程度		
		男	女	党团员	群众	贫下中农	中农	富农	高中	初中	高小
1965	213			136	76	183	30	0	15	129	69
	所占比例			63.85	35.68	85.92	14.08	0	7.04	60.56	32.39
1979	181	118	63	55	126	115	63	3	28	82	67
	所占比例	65.19	34.81	30.39	69.61	63.54	34.81	1.66	15.47	45.30	37.02

注：1. 1965 年政治面目一栏统计有误，总数少 1 人。统计数字未做性别区分，但根据对部分半农半医及农村卫生工作队成员的访谈，当时男女比例基本为 1:1。

2. 1979 年数字为不完全统计所得，只包括填写了《赤脚医生业务考核审批呈报表》的 181 名赤脚医生。其比例与实际情况可能略有偏差；其中，高中包括大专 2 人，中专 1 人；4 人未填该项，未列入。

最后，少数富农成分的医生加入赤脚医生队伍中。受"左"倾思想的影响，1962 年八届十中全会上，毛泽东提出了"千万不要忘记阶级斗争"的忠告，阶级斗争成为时代主题。阶级成分成为决定个人命运的首要因素，地

---

① 笔者与原大直要公社高庙大队的党支部书记张书臣夫妇访谈记录，2005 年 12 月 4 日。

② 深泽县农村卫生工作中队：《关于半农半医培训工作的体会》（1965 年 12 月 31 日），石家庄市档案局藏，档案号：49-1-161。

主、富农因"成分高"而成为政治斗争的对象，被完全排除在正常的社会生活之外，连基本的健康保障权都没有，在各大队和公社的合作医疗规章制度，都明文规定："地、富、反、坏、右一律不准参加合作医疗。"在这样的社会背景下，即使是救死扶伤的医务人员，也难免受牵连。"唯成分论"占据主导地位，使"成分高"的农村青年不但丧失了学医的机会，而且即便有家传医术的医生也被剥夺了行医资格。

到20世纪70年代后期，才有个别富农成为赤脚医生。如深泽县北白庄大队卫生室连司药共计5人，且都是"自来红"（出身好）或与大队领导有社会关系的，但医术水平不高。社员刘增军，从12岁起先后师从祖父、伯父学习中医9年，却因其富农成分不能进卫生室，平时都是义务给群众看病（只诊断开方，病人到卫生室拿药），口碑甚好。1977年，大队卫生室因医生看不了病而面临危机，社员强烈要求刘进入卫生室。为解决社员求医的实际困难，大队干部也反复动员刘进入卫生室，但刘因自己的富农成分而不敢答应。最后经公社领导出面担保，刘才解除思想顾虑。[1] 大直要公社南白庄另一富农医生的经历更为曲折。闫庆珍，生于1932年，17岁随祖父学医，新中国成立初期即加入卫生工作者协会。1958年初和另外两名医生组成联合诊所，同年下半年联合诊所归入公社所有，按规定医生每月获补助7元，诊所利润全部上缴公社。此间，其他两人每3个月到公社领一次补助，而闫因是富农不能享受补贴。1962年，闫被下放到大队卫生室；1969年，又因其成分问题被迫离开卫生室回家务农。此后，有群众找他看病也是只能开药方，即使如此，病人到卫生室拿药时却不给药，甚至被撕掉药方。1979年，大队卫生室缺人，闫再次成为赤脚医生，处境有所改善。[2] 相比之下，富农中的女性稍微幸运一些，因为她们可以通过婚姻改变其成分。大直要公社王庄村女青年王彩棉，17岁初中毕业后即跟随祖父学习中医，有一定的医疗技术基础，但因是富农不能参加赤脚医生培训班，更不能进入卫生室当赤脚医生。后来她嫁到大直要大队，丈夫家是中农，这才得以进入大直要大队的卫生室，但还是不能参加县里组织的赤脚医生培训班。[3] 由以上事例可见，集体化时期，少数富农虽有机会成为赤脚医生，但并没有获得完全与贫下中农同等的权力。他们只能依靠从家族内部传承的医疗技术为人民服务，却不能

① 笔者与原大直要公社北白庄大队赤脚医生刘增军访谈记录，2005年8月15日。
② 笔者与原大直要公社南白庄大队赤脚医生闫庆珍访谈记录，2005年8月18日。
③ 笔者与原大直要公社大直要大队赤脚医生王彩棉访谈记录，2005年8月3日。

获得国家免费提供的各种带薪培训机会。

河北省赤脚医生中，个人命运起伏最大的当属侯兰伏（见图3-2，以下有关照片均由侯兰伏提供）。为使读者更好地理解历史人物的观念和行为，笔者尽量保留了史料的原汁原味，并从个人生活史的角度，将档案资料与侯兰伏的口述访谈结合起来，以便透过当事人的思想、动机、语言、行为，去了解时代、政治对人的影响与塑造，人的命运又是通过何种方式与政治和社会变迁纠结在一起，以及个人的努力、选择与制度的规范、要求之间的张力。

侯兰伏，是邢台地区南宫县垂阳公社田集大队的赤脚医生。1965年，侯兰伏16岁，刚初中毕业就被大队党支部和贫下中农推选为半农半医。当时，侯兰伏担心自己年纪小，文化水平低，挑不起这个重担。社员群众鼓励她说："毛主席的'六二六'指示，真是为咱贫下中农操心到家了。俺们信得过你，你要听毛主席的话，好好学医，当好咱贫下中农自己的'土医生'。"党支部书记在送她去学医的路上，给她讲了1943年闹霍乱的情形："咱这个二百来人的小村，一天就死了十几人，你奶奶和你叔叔不到一天就相继死

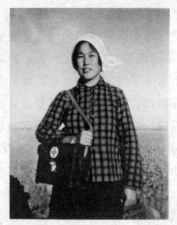

图3-2　侯兰伏（《人民画报》
记者拍摄）

去，穷人有病请不起医生，买不起药，生病只能拿命挡。你一定要为咱贫下中农学好医，为毛主席的革命卫生路线争气。"党的教导和贫下中农的嘱托给侯兰伏战胜困难的信心和力量，也使她下定了"为革命背一辈子红药箱"的决心。

有一次，侯兰伏患重感冒，发烧，三天咽不进几口汤水，但是当听说社员田丙臣爱人病危的消息后，马上起身前去抢救。田丙臣爱人患的是不全流产大出血，已处于休克状态。虽然侯兰伏是第一次处理这种病人，但是她沉着冷静地为病人进行静脉注射，采用中西医结合的方法治疗，病人慢慢苏醒以后，侯兰伏为其进行了刮宫手术，并将母亲的葡萄糖粉拿给病人补充体力和营养。经过20多个小时的连续工作，病人完全脱险，侯兰伏这才离开。因劳累过度，病情加重，侯兰伏头晕目眩，两腿颤抖，刚迈上自家门台就摔倒在地。事后，田丙臣夫妇逢人便讲："一辈子也不会忘记毛主席教育的赤

脚医生救了俺。"田丙臣的孩子们也经常说："俺们长大了，也要像伏姐一样，全心全意地为人民服务。"

一年腊月三十晚上，侯兰伏刚刚放下碗筷，宋都水大队社员张庭伍就找她去接生。等小孩顺利生下来时，已是半夜。侯兰伏刚刚背起药箱，还没出门，冯辛庄大队的辛金占又去找她接生。在大年初一欢度春节的时候，辛金占家添了个胖娃娃。离开了冯辛庄，在回家的路上，张埝大队的张玉栋又迎面拦住侯兰伏，说他爱人快要生小孩，请她去接生。正月初二，下了一天的大雪。侯兰伏踏着雪，背着药箱，走了两个大队为病人送医送药、治病、接生。到深夜，赵都水大队辛福申又来叫侯兰伏去出诊。当时侯兰伏已经两天两夜没合眼，两腿就像绑着沙袋一样沉。即使这样，侯兰伏还是踏着冰雪上路，不知跌了多少跤才来到产妇身旁。经诊断后发现胎儿横位，侯兰伏便先给产妇矫正了胎位，不久，产妇顺利分娩。但是孩子生下后，浑身青紫，没有呼吸。侯兰伏立即口对口地把婴儿嘴里的羊水一点一点吸出来，并进行了人工呼吸。经过半小时的急救，婴儿终于哭出了第一声。

这个春节，侯兰伏从腊月三十晚上出诊到正月初四早晨才回家，在外整整忙碌了三天四夜，走了 5 个大队，为 8 个产妇接了生，还为 20 多名社员群众检查、治疗疾病。家里人见到她时，又心疼又埋怨地说："看你累得这个样子，连过年都忘了。"

随着看病人数的增加，侯兰伏遇到的疑难病症也越来越多。为提高自己的医疗技术水平，她用自己的积蓄买了 28 本医书，挤时间学习，并结合临床遇到的疑难病症，大胆地亲自体验。为了给社员田书格治疗颜面神经麻痹，她决心跳出医书上的框框，亲自试针。为防晕针，她让母亲守在旁边，以便自己晕倒时有人拔针。她对着镜子，从地仓穴向三个不同的方向扎去，扎到第三针时，她面部酸胀，头晕目眩，面色苍白，她母亲因担心而阻止她。她安慰老人说："不怕的，为了解除贫下中农的痛苦，自己担点风险也是应该的。"经过在自己身上的试验，侯兰伏终于找到了较好的针感，并用这种方法为田书格连续扎了半个多月针，最终治好了她的病。图 3 - 3、图 3 - 4 展示了侯兰伏为病人送医、送药的情形。

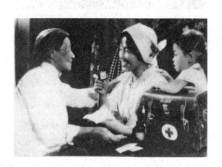

图 3 - 3 送药到炕头场景

为了学好人体解剖，掌握内脏的位

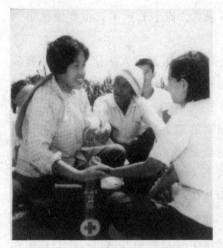

图 3-4　送医到田头场景

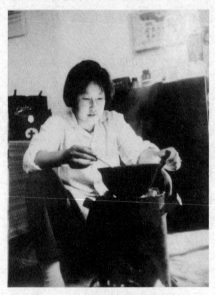

图 3-5　亲自为病人煎药场景

置，侯兰伏还多次跑到垂阳食品站和工人一起剥猪宰羊；为了练好外科手术的基本功，她还自己买兔子，反复练习皮肤缝合；遇有不懂的病症就跑七八里路到垂阳医院请教。经过几年的学习实践，侯兰伏掌握了妇产科、儿科、内科、外科等 60 多种常见病及多发病的诊治技术，能做阑尾切除、疝修补、切除子宫肌瘤、男女结扎等 20 多种中小手术。仅经她手接生的就有 100 多人，做"四术" 1600 多例，从没发生过事故。

此外，侯兰伏还和其他赤脚医生一起，积极贯彻"预防为主"的方针，对全村社员进行健康普查，摸清疾病底数，并为社员建立家庭健康档案，做到每人一个健康卡片，每家一个健康档案袋。在普查的基础上，对社员的疾病有计划地进行预防和治疗。在普查中发现李云翠患卵巢囊肿，侯兰伏就带她到医院做了手术，使其恢复了健康。对患慢性气管炎的社员，她就经常对他们做预防感冒的宣传，每到秋冬季节坚持送医、送药上门。对高血压、心脏病患者按时复查，及时治疗。村里的 6 名慢性病患者已经基本痊愈。得过慢性病的老贫农田立堂高兴地说："旧社会，穷人得病没钱治，生老病死无人管，如今家家建立健康档案，有病能早治，无病搞预防，真是新旧社会两重天。"图 3-5 展示了侯兰伏为病人煎药的情形。

除对疾病普查、普治外，侯兰伏还与其他赤脚医生一起发动群众开展爱国卫生运动，大搞以"两管""五改"为中心的农村卫生基本建设。以小队为单位对粪便实行了统一管理，还划分了卫生区和改良吃水井。由于贯彻了

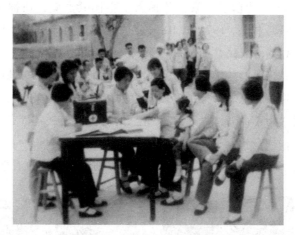

图 3 - 6　成人防疫场景

"预防为主"的方针，在其任半农半
医和赤脚医生期间，基本上控制了传
染病的流行，保证了社员身体健康，
支持了农业生产。图 3 - 6、图 3 - 7
为侯兰伏为村民及儿童进行防疫
注射。

侯兰伏的付出获得了社员的认可
和爱戴，他们经常送些好吃的或小礼
物给她作为回报。但是侯兰伏从不把

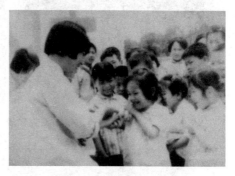

图 3 - 7　儿童防疫场景

听诊器当作谋取私利的工具。杜庄大队杜坤路得了吊线风，侯兰伏坚持送
药，按时扎针，使他恢复了健康。事后，他亲自拿着一块衣料送给侯兰伏，
并感激地说："多亏你给我治好了病，俺一辈子也不能忘呀，这是我的一点
心意。"侯兰伏没有收，对他说："为贫下中农防病治病，是我的责任和应尽
的义务，病好了应该感谢党和毛主席。"像这样送衣料、挂面、鸡蛋、线衣、
纱巾等东西的，她都一一婉言拒绝。从医近十年来，侯兰伏的脚走遍了周围
5 个公社，30 多个大队，从没有接受过一次礼物，走到哪里都坚持宣传毛泽
东思想，得到了广大社员群众的热爱和支持。

1972 年冬，侯兰伏的舅舅在外地给她找到了工作。是走还是留，侯兰伏
进行了激烈的思想斗争。这个消息在村里传开后，不断有人跑到她家里打
听。陈秀群老大娘含着热泪对她说："孩子，咱们村离不开你，说啥也不能

走啊!"最终，侯兰伏留了下来，并加入了中国共产党，还被选为公社党委委员、大队支部副书记。1974 年 10 月，侯兰伏作为赤脚医生代表参加中国卫生代表团，对越南人民共和国进行了友好访问（见图 3 - 8、图 3 - 9）。[1]

　　档案资料中有关侯兰伏的记载到此戛然而止，笔者却对她的人生经历充满了好奇：侯兰伏后来怎么样了？档案里的记载都是真实的吗？现在的她怎么看待当时要"为革命背一辈子红药箱"的誓言？怎么看待赤脚医生和中国社会的变迁？

　　几经辗转，2015 年下半年，笔者终于打听到了侯兰伏的消息，并于 12 月

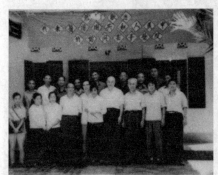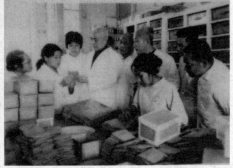

图 3 - 8　中国卫生代表团在越南参观访问时场景

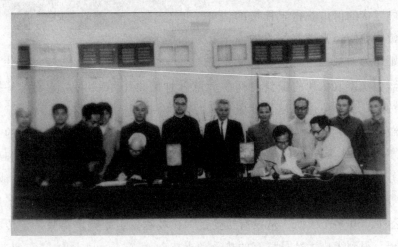

图 3 - 9　签订中越卫生合作协定场景（后排左三为侯兰伏）

---

[1]　南宫县垂阳公社田集大队赤脚医生侯兰伏：《为革命背一辈子红药箱》（1975 年 6 月），河北省档案馆藏，档案号：1027 - 7 - 102。

29 日对她进行了访谈。1949 年出生的侯兰伏老人已经 67 岁，但身体依然硬朗，对于笔者最为好奇和关注的两个问题，她也爽快地做了回应。关于以上档案资料的真实性，侯兰伏说：

> 里面的事儿都是真实的，但有些话是上面的人给修改过的，俺们不会说那样的话（指政治和意识形态色彩比较浓厚的表述）。我当赤脚医生的 10 年，从 1965 年到 1975 年，村里没有发生过传染病。那时候政治学习抓得很紧，《人民日报》大队订着呢，每期都有，天天看。每个礼拜到公社去学习，一个是学习卫生知识，一个是学先进经验；大讨论，赤脚医生都参加学习。从（19）68 年，村里开始种药，种红花、板蓝根、大青叶，蒲公英之类的，产量不高，一亩地才收几十斤，不过，卖的钱儿基本够用了，传染预防工作做得好，没什么大病，药费花不了那么多。那时候，早上起来有时候发动小学生帮着采红花，早起，露水没落，花不扎。俺们村是俺公社第一个成立合作医疗的，公社全体赤脚医生都去祝贺，每人发一张毛主席像，觉着挺光荣的。合作医疗第一年一个人收两毛钱，第二年开始收三毛钱，（19）71 年后就开始不收钱了，到（19）76 年又改成收两毛钱。五保户和烈军属不收。那时候两三毛钱也有交不起的。一家七八口人，交了两三块钱，也觉得很吃力，一般都是上半年收一回，下半年收一回，这样好像负担还轻点。预防接种都是免费的。合作医疗之前，本村的接生需要 1 块钱，外村的需要 2 块钱。实行合作医疗之后，本村的接生不要钱，外村的要付点钱。

关于侯兰伏 1974 年以后的经历，她的命运以出访越南为转折点，发生了巨大的变化。1974 年 10 月 10~25 日，侯兰伏作为唯一的赤脚医生代表和唯一的女代表，随以卫生部部长钱信忠为团长的中国卫生代表团出访越南。那一段历史，侯兰伏依然记忆犹新，并保留着访越期间拍摄的大量照片。

从越南回来后，侯兰伏被任命为垂阳公社医院副院长、副书记，负责计划生育工作。1975 年，人民画报社和河北画报社到垂阳采访了侯兰伏，用镜头记录和再现了侯兰伏作为一个赤脚医生的日常工作与生活。1976 年，侯作为赤脚医生代表参加了在上海举办的赤脚医生大会，同年 9 月被任命为南宫县卫生局副局长，但还没来得及上任，就被上调到邢台地区卫生局任副局长，主管防疫工作和合作医疗。至此，侯兰伏达到她人生和职业生涯的顶峰。

关于那一段经历，侯兰伏如是说：

> 当时从国外回来，北京中医学院和河北新医大都点名让我去上学，我也想去，但是当时地委组织部和省领导委员会说，你是共产党员，共产党员就要无条件服从安排。我就没有去上学。但是，（19）79 年有个政策，"文革"时期提拔的干部，不管是造反派上去的，还是实干上去的，都一刀切，都下去了。我当时要是上了大学，名也有了，地位也有了。1984 年以后重视学历了，如果是大学生的话，职务也能往上提。

本来 1979 年侯兰伏是应该回到农村的，但是她找到了当初阻止她上大学的领导（幸好他还在任），那位领导后来帮忙把侯兰伏安排到邢台地区防疫站防疫科任副科长。2004 年，防疫站转制分流为两个部门——卫生监督所和疾病防控中心，侯兰伏转入卫生监督所，直至退休。

虽然侯兰伏后来的经历在赤脚医生群体中仅是一个个例，但是，大部分从 1965 年的半农半医发展来的赤脚医生与她一样，都是通过自己的努力付出得到了普遍的社会认同和尊重。在笔者访谈的 50 余名赤脚医生中，也有部分人因为工作出色调入公社卫生院，负责合作医疗管理或防疫工作，有的甚至完全凭自己的努力，在改革开放以后，当上了乡镇医院的院长。而其他大部分人，依然默默无闻地坚守在乡村医生的岗位上。虽然没有了耀眼的政治光环，但是时代赋予他们的"全心全意为人民服务"、甘于奉献的思想观念和价值观已经内化为他们自己的行医准则。历史给了他们一个实现人生价值的舞台，他们则将自己的一生和满腔热情作为回报，献给了农村的医疗卫生事业。

四　民众心中的"赤脚医生情结"

"赤脚医生向阳花，贫下中农人人夸。一根银针治百病，一颗红心暖千家。出诊愿翻千层岭，采药敢登万丈崖，迎着斗争风和雨，革命路上铺彩霞。赤脚医生向阳花，广阔天地把根扎。千朵万朵红似火，贫下中农人人夸。"电影《红雨》于 1975 年国庆节公映后，其主题歌《赤脚医生向阳花》曾唱遍大江南北。如今虽然已经过去了 30 多年，但是现在有不少四十岁以上的中年人还记得这首歌。2006 年 1 月 16 日，《广州日报》刊登了《粤 7 位"赤脚医生"获卫生部表彰》一文，一下子唤起了人们对赤脚医生的集体记忆。这种怀念甚至跨越了时空距离，延伸到了网络时代，网上开始出现怀念"赤脚医生"的风潮。许多网友都对小时候赤脚医生的救助之恩念念不忘。同年，贵州省从江县雍里乡大塘村赤脚医生李春燕被评为 2005 年度感动中国"十大人物"之一，这反映民众心中依然存有浓厚的"赤脚医生情结"。跟今天发达的医疗水平相比，当年农村的医疗条件可谓简陋至极，赤脚医生在如此简陋的条件下，为广大农民的医疗卫生事业做出了重大贡献。

（一）"赤脚医生情结" 的来源

普通民众对赤脚医生的怀念，很大程度上源于对当前看病难、看病贵以及医疗资源分布不均等问题的不满和无奈。这种不满与无奈引发了人们对合作医疗普遍推行时期，融洽的医患关系、便捷的医疗服务、低廉的防治费用的向往和怀念，"赤脚医生情结"由此应运而生。

（1）赤脚医生："视病人如亲人。"集体化时期，农村医务人员以"社队来、社队去"为原则，即从本公社、本大队选拔农村青年进行"在地化"培训，培训结束后仍回原籍为社员服务。中国农村是"一个差序格局的社会，是由无数私人关系搭成的网络"，① 是一个"没有陌生人的社会"。赤脚医生作为乡村社会的一员，能通过血缘、地缘、业缘几乎与患者都扯上关系，或是本家，或是邻居，或是同学，等等；总之，"都是乡里乡亲的"，医生很容易做到"视病人如亲人"，而病人对原本是熟人或亲戚的医生亦无生疏与隔阂，可以完全接受和信任。故而，在赤脚医生和病人之间较易形成良好的互动关系。如城关公社西赵庄大队郭氏产后感染，得了严重的产褥热，高烧不退。本村两个赤脚医生连续守诊守治近一个月，使其脱离生命危险。提起那段经历，郭氏依然对两个赤脚医生充满感恩之情：

> 那会儿可危险了。两个赤脚医生态度可好了，民（指本村赤脚医生郭永民）和我们是一大院里的。我产后七八天的时候，就开始发烧，我不舒服，也不愿意告诉别人，就在床上翻来覆去，难受得够呛，等孩子他爹从地里回来，才去叫医生。一试体温，40 度。孩子他爹说去医院吧，我说不去，医院花钱太多，在家里输液吧。从一开始发烧就没下过40 度，有时到41 度。我就白天晚上不停地输，两个赤脚医生就一天24

---

① 费孝通：《乡土中国生育制度》，北京大学出版社，1998，第9、36 页。

小时轮流在这盯着。输了 7 天 7 夜后，还是不退烧，民说，你们去医院检查检查吧，我们就赶着毛驴车去县医院检查。医生说，你住院吧。我说，我不住，我家没条件住院。那时合作医疗还给报销了一部分。医生说，那你就输液时加点量。后来就这样接着在家输液，一共输了一个月。赤脚医生就一直在这儿守着。晚上他俩就轮流在这守着。有一天夜里，他们都困了，瓶里的液输完了，只剩下输液线里的一点了，我婆婆就跟有什么事似的，一激灵就醒了，她到我屋里一看，药输完了，赶紧把医生叫醒，幸亏他们在，要不就太危险了。总算扛过去了。

我从小命不好，娘家没老人了，就只有一个姐姐，所以后来我姐姐说，等民家的大儿子娶媳妇我们也给个被面（那时结婚流行送被面，被面质量的好坏能反映送礼物者与主人关系的远近），你们送的是你们的，我们也要出一份，算是娘家人的心意。另一个赤脚医生家儿子结婚，我姐姐也送了，就是报答人家的救命之恩吧。后来，民的二儿子找工作，我的外甥也帮忙了。①

这里，医生和病人的交往已经远远超出了医患关系的范畴，形成复杂深厚的人情网络。在这网络中，"从己向外推以构成的社会范围是一根根私人联系，每根绳子被一种道德要素维持着"②。而毛泽东时代对赤脚医生进行的思想教育，如全心全意为人民服务、发扬革命的人道主义精神等，使赤脚医生虽然缺乏物质性回报，但更能强化了乡土社会"维系着私人的道德"。这种力量的强大，甚至在"文革"造成的派系斗争中，都超越了政治意识形态的藩篱。政治运动是一阵风，无论刮多久，都会过去，大家还是"百年不散的老乡亲"。曾经是本大队红卫兵组织者的赤脚医生宋礼栓如是说：

那时县里、公社、村里都分两派，有保的，有反的，不同派别之间经常辩论，有时甚至会打起来，形成武斗。但如果有病人，谁叫也得赶紧去，如果不去，都是乡里乡亲的，就觉得对不住。虽说有时观点不一致，如有人就说：跟咱们不一致的，叫你去看病就不去，不管他们的事。但是，我就认为，应该什么事说什么事，就算是观点不一致，也就是进行辩论，但人家孩子发烧来找我，让我去打针，要是不去，就觉得

① 笔者与深泽县原城关公社西赵庄大队社员郭氏访谈记录，2007 年 7 月 8 日。
② 费孝通：《乡土中国生育制度》，第 33 页。

不好意思。该干的也得干。我还是讲究人道主义的，我们一开始培训就学毛主席指示，要发扬革命的人道主义精神，人道主义跟政治观点就不能混同起来。①

当然，这种道德力量也并非完美无缺，在差序格局的社会结构中，它会因"所施的对象和'自己'的关系而加以程度上的伸缩"，②故而"优亲厚友""看人开药"以及裙带关系难以避免。不过，乡土社会同时又是一个"面对面的社群"，而"群众的眼睛是雪亮的"，为了避免让人家戳脊梁骨，这种"伸缩"是有限度的，纪运造老人的经历已经给我们提供了一个实例。故"相对较为优厚的报酬、较为严密的监控机制和乡土亲情网络共同编织出了一幅赤脚医生成长的图景"③。

（2）患者："赤脚医生就是好。""少花钱，病能好"——成本低。为解决农民看不起病的问题，当时大力提倡"三土四自"，降低医疗费用，做到"少花钱治大病，不花钱也治病"，而赤脚医生正是"三土四自"措施的核心执行者和落实者。在笔者对赤脚医生的访谈中，几乎每一个赤脚医生都谈到当年种药材的情景，并对自己种过的药材品种如数家珍。

> 那时时兴"三土四自"，提倡少花钱治大病，不花钱也治病，所以各卫生室也提倡用土方、验方。当时报道一些在医院被判死刑的病后来被土医草药治好了。那都是真的，都有典型病例。宣传是从中央到省到地区，省里收集民间的偏方验方，逐级开会收集，整理、编印好后逐级下发，包括历代祖传的老中医的祖传秘方，那时经常发那些小册子，确实有很多都有效。我确实知道的，杜家庄一个人看妇科病，尤其是产褥热，产后中暑，我们一起看过，西医用抗生素，几天退不了烧，而用他那个只有九味药的小方，三服药就解决的了。当时有一个中医也专治妇科，他不信杜家庄那个医生的药方，后来有一产妇患病，一边输液一边吃他的药，都好不了，结果我在晚上把杜家庄这个医生叫来，吃了他的药好了。还有我们邻县有一个偏方，治疗蜂窝组织炎、脓肿、疖子等，西医输液打针都解决不了，一贴他的膏药就好了。这些祖传秘方确实有

① 笔者与深泽县原城关公社北中山大队赤脚医生宋礼栓访谈记录，2007年7月12日。
② 费孝通：《乡土中国生育制度》，第36页。
③ 杨念群：《再造"病人"——中西医冲突下的空间政治（1832—1985）》，第404页。

效，虽然说不出道理来。实行合作医疗的时候，我在大队卫生室工作，那时村里有个荣军，患了蜂窝组织炎，天天给他换药，每次都得一个小时，蜂窝组织炎就像一个蜂窝一样，一个脓眼一个脓眼的，很难治，后来贴了两贴膏药，就收口了，你不服气都不行。

还有黄疸性肝炎，用瓜蒂散，就是不花钱，瓜蒂散就是用苦瓜蒂（当时说得神乎，还得是吃了苦瓜以后大便出来的才行，其实不用）加上宫丁香和木丁香。宫丁香就是人们煮肉用的佐料，木丁香就是指家雀拉的粪里边白色的部分，直立着的最好。就这么三种药能值几个钱？公丁香用量很小，苦瓜蒂则用量较大，家雀粪不花钱，农村满房顶都是。把三味药在一起研成面，用一根小竹管吹到鼻孔里，一下就行，十几分钟后，口鼻就开始流出黏腻的黄色液体，一直流十来个小时，一次就能好了。如果用西医治疗输液打针至少一个月。我儿子就是用这个方法治好的，现在30多岁。就吹了一次就好了，也不用补充液体。瓜蒂散是有记载的，书本上的瓜蒂散是催吐的，中医就是利用了这个原理，但不呕吐，只是从鼻子里流液体。①

访谈中笔者见到了被访者的儿子，那个曾经被瓜蒂散治好黄疸性肝炎的小孩，如今已经40来岁，现在在深泽县西河乡医院当医生。笔者本人小时候也曾被邻居大妈用一根缝衣针就治好了已经绕腰部半周的带状疱疹（当地称"缠腰蛇"）。有的赤脚医生甚至自制电疗机为患者做理疗，使瘫痪患者恢复健康。笔者在做田野调查时，人们普遍反映"那时人们得大病的少，小伤小病几乎不怎么花钱"。能做到这一点，赤脚医生可谓功不可没。

"有病不用到处跑"——方便。忆起赤脚医生，其随叫随到、方便快捷的服务也是备受称道的一个方面。这一点在1965年培训的半农半医身上已经得到充分体现。1966年春天，深泽县麻疹大流行，村民们第一次成为"把医疗卫生工作的重点放到农村去"的受益者。也正是这次疫病流行，使第一批接受培训的半农半医以"新医生"的身份和形象在村民心目中实现了由晚辈到医生甚至恩人的转变：

那年我们培训完正赶上麻疹肺炎大流行，又闹地震。当时没有麻疹疫苗，没法预防。麻疹肺炎叠加死亡率特别高，麻疹合并肺炎后，高

---

① 笔者与深泽县原西河公社河庄大队赤脚医生曹永谦访谈记录，2007年7月24日。

烧，呼吸衰竭，很多小孩就死在这上了。我们忙得连吃饭的时间都没有，背着药箱子挨家转，该打针的时候不用叫，自己主动去，我们村那一代患者现在都 40 岁左右了，那时他们有的已经病得不行了，结果还是抢救过来了。到现在老人们还是经常会说，可别忘了你叔叔，或者可别忘了你大伯，那几年是他们救了你们了。①

据西古罗大队赤脚医生信锡刚介绍，有一年夏天连降暴雨，水深及膝，有一位患者需要一天打针 4 次，他就蹚着雨水按时上门服务。② 由于当时自行车都很少见，出诊、送病人住院都依靠步行，疫情严重时有的赤脚医生脚板走得甚至双脚起泡，走路一瘸一拐的。

（3）医患之间的良性互动。从以上叙述我们可以看出，身处本地私人关系网络中的赤脚医生，不但"视病人如亲人"，而且通过自身的努力，使合作医疗制度得以低成本运行，为农民提供了基本的医疗保健服务，故而得到广泛的社会认同。赤脚医生为病人送医送药的情形如图 3-10 所示。

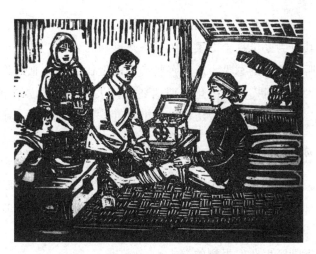

图 3-10　医药上门（孟国基作，载《健康报》1965 年 11 月 6 日）

那时我们在村里当赤脚医生，可受了崇拜了，说实在的，那时一说谁谁在卫生室工作，就好像高人一等似的，人们都可尊敬赤脚医生了。这一点男女都一样。全村家家户户都能走到，谁家什么屋子什么炕，都

---

① 笔者与深泽县原城关公社大王庄大队赤脚医生马路江访谈记录，2007 年 6 月 21 日。
② 笔者与深泽县原固罗公社西固罗大队赤脚医生信锡刚访谈记录，2005 年 8 月 15 日。

了解，到谁家都捧着敬着。那时卫生室可不是好进的，多少人都想去啊！①

正因为如此，赤脚医生才更珍惜自己的荣誉和威望，从学医到行医，始终背负着全村人的厚望。东关大队赤脚医生王振庄如是说：

> 我们培训的时候，是记着工分的，等于全村人供着你学习，你要是不好好学，说不过去，不能白学，就要好好为社员服务。那时候家里也比较支持我。家里什么事也不管了，自留地也不管了，完全由家里人做。我呢，是一心扑在这上头。在这方面也得到了社员们的好评，大病、小病都找我。我这人还有一个特点，就是嘴勤、腿勤、手勤。直到现在，谁家有病人，我就跑得快了。我今年66岁，现在方便了，只要通知我，电话一响，不管是半夜里还是什么时候，都起来接，问清是谁，怎么回事，就赶紧去了。②

赤脚医生在本地私人关系网络中的身份，再加上其个人能力及在村民中的威信，使其成为乡土社会中重要的有特殊影响的人员，村民有什么大事小情，都愿意听听他们的意见。所以有些赤脚医生往往还身兼数职。王振庄就是这样一个"多面手"，集体化时期他还兼任大队支部委员、青年团书记、民兵指导员。个体行医后，曾历任村党小组组长、村民代表、调解员等。

（二）赤脚医生深受社会认同的原因

与当时医疗条件相适应，赤脚医生所提供的医疗服务的确是"物美价廉"的；集体化时期，赤脚医生用热情朴实、方便周到的服务形成了和谐的医患关系。为什么会如此呢？原因大致有如下三点。

第一，赤脚医生获取报酬的方式。

集体化时期，农村医务人员的报酬和普通社员一样，实行工分制，有病看病，无病生产。这种方式看似简单、平常，甚至很不"正规"，但它是最适合当时农村实际情况的。它不但不会增加社队的经济负担和医疗服务成本，而且，也是更重要的，切断了医患之间的利益关系，使赤脚医生根本没

---

① 笔者与深泽县原西河公社大桥头大队赤脚医生孙敬敏访谈记录，2007年8月5日。
② 笔者与深泽县原城关公社东关大队赤脚医生王振庄访谈记录，2007年5月12日。

有开大方、卖贵药、过度医疗的动机和动力，促使医疗机构实现了由盈利到福利的飞跃。在没有利益之争的前提下，中国乡土社会人际关系模式的作用才能充分彰显出来，其他方面的因素才得以发挥作用。

然而，医院实行经济体制改革后，都实行自负盈亏，在医生眼里，病人由"亲人"变成了"财神"：

> 现在所有县里医院都是自收自支，这就是体制问题，如果国家发工资，医生何必狠着要病人的钱啊？并且也好管理。现在和过去不一样，那时是病人找医生，现在是医生找病人。现在各个科室都承包到人了，工资都是按提成计算的，看的病人多，提成就高，工资也就高。看病少，工资就差多了。所以医生都去揽病号，我爱人在县中医院，他们都是看见有人进了医院楼道就赶紧招呼，每个科室都抢病人。县医院妇产科也分成了两个，竞争得很厉害。有时医生还给认识的孕妇打电话，叫人家到自己的科室检查，生产。①

享受国家干部待遇的医院医生尚且如此，遑论无任何社会保障的乡村医生了。处于乡土社会中的他们，难免要在经济利益与人情关系中做出艰难选择：

> 以前发个糖丸啊，或打预防针啊，上边一组织，发下药来，下边该怎么进行就怎么进行。完成工作后跟大队汇报一下，该记工分的就记工分。现在是市场经济了，谁的时间也不能白耽误，发个糖丸也得一块钱。②

也有的乡村医生觉得大家都是老乡亲，针灸、按摩等没有物质成本的治疗，或者患者病轻药费比较少时，"张不开嘴要钱"；但时间长了，诊所盈利较少，难以维持家用，不得不转营或兼营其他职业。

第二，赤脚医生的个人经历与价值观念。

集体化时期培训的赤脚医生，大都出生于20世纪四五十年代，几乎每个人都目睹过因无钱看病或找不到医生而眼睁睁看着亲人病死的事例，因而非常珍惜学医的机会。为村民解除病痛，绝对是他们真诚的愿望。

---

① 笔者与原西河公社合作医疗总站司药人员孙敬敏访谈记录，2007年8月5日。
② 笔者与深泽县原城关公社北中山大队赤脚医生宋礼栓访谈记录，2007年7月12日。

从赤脚医生的选拔标准我们可以看到，这个群体有一些共同的特点：年轻、有知识、思想上进。"那时年轻、好强，也愿多搞点事业"，"我是一个比较好强的人"，"那时候年轻好胜"，是笔者访谈时经常听到的话语，相信这也是每个时代年轻人的共同心声。而那些在那个艰难的岁月中能读完初中甚至高中且能获得接受培训的机会的年轻人，应该是同龄人中比较优秀的。年轻好胜和救死扶伤的使命感使他们能甘心为农村的医疗卫生事业无私地作贡献，作为直接受益者的患者及其家属没有理由不对他们心存感激。

第三，"文革"期间的思想政治教育。

当时绝大多数赤脚医生之所以有良好的医德医风，除受有前文所述原因外，"文革"期间大学毛泽东思想的作用也绝对不可小视。以下是一个普通赤脚医生日记的摘录（括号内为笔者修正补充）：

> 即使我们的工作得到了极其伟大的成绩，也没有任何值得骄傲自大的理由。虚心使人进步，骄傲使人落后，我们应当永远记住这个真理。
>
> ——毛泽东
>
> 今天，我读过了毛主席的这条最高指示，头脑（中）浮现出很多的自己不付（符）合主席（要求）的事情和思想方法。
>
> 现在由于我们的卫生（工作）开展起来了，一个月来基本是平板而过的。但我总觉得自己事情少了，一个月来没问题是成绩了。因而在各个角落里浮出骄傲的情绪。对群众是离远了，为什么呢？是不是只给病人看病、探视几个病人，（就）算是和群众打成一片呢？不算，一万个不算。这样群众就不支持我们，我们也无法去解决群众所出现的问题。下去走一走、看一看，参加活生生的阶级斗争、参（加）轰轰烈烈的生产革命，在群众中吸收养分，在主席著作中找取灵魂，放下我们（因字迹无法辨认空缺5个字），扛起革命的红旗前进。（69.3.31 午）①

这个笔记本记录了1968年3月27日至1970年3月1日间该赤脚医生学习毛泽东指示的内容及心得体会，从中我们可以看到，他的确是在以毛泽东思想为镜，比照自己的思想、行为，以提高自己的思想境界和改进工作方

---

① 摘自李造圈日记。

法。在笔者对赤脚医生所做的大量访谈中，"全心全意为人民服务""一不怕苦、二不怕死""发扬革命的人道主义精神"等颇具时代特色的话语出现频率之高，以及"那时人们思想单纯，不像现在……"等慨叹流露出的对毛泽东时代的怀念与对现状的无奈，说明毛泽东思想在那个时代已经在一定程度上内化为他们自己的行为规范和道德标准。正是有这样的赤脚医生大量存在，合作医疗制度才能在国家没有直接经济投入的情况下得以实行，农民的健康也才能在物质条件极度贫乏的条件下获得保障。

　　值得一提的是，女赤脚医生的性别优势，有利于她们推进妇幼保健工作的开展，其医生的身份也使她们在婚姻中具备其他农村女青年所没有的优势。

　　　　赤脚医生人数按大队人口比例分备，并强调必须有女赤脚医生。男女赤脚医生的区别是女赤脚医生主要面向当地妇女，像妇女病的普查普治等。妇女患常见病、多发病时还是找女医生的多，因为让男医生看不方便，觉得害臊，甚至连病情都不愿意说，除非是生孩子之类没办法的事。但总的来说，男医生看妇女病的确实很少。如果病情不是特别重，女性患者是不会去看男性医生的。比如，外阴瘙痒这种小病，发作起来也是让人难受的。女性一般来看的时候，大腿内侧和外阴都抓烂了，实在没法忍受了才来看。到卫生室也是偷偷把女赤脚医生叫到一边小声说，所以我们那时就是两间屋子，有时把妇女叫到一间屋子里给她们讲治疗妇女病的重要性。有的地方没有女赤脚医生，接生都是男医生，毕竟乡里乡亲的面子上抹不开。还是女医生更受欢迎。

　　　　我去卫生室是一个偶然的机会，那时卫生室一个女赤脚医生结婚了，她爱人在石家庄，她结婚后就跟着丈夫走了。她长得模样一般，嫁到石家庄跟她是赤脚医生绝对有关系。我们村附近这几个村，就说整个西河公社吧，所有的女赤脚医生确实嫁得都比较不错，几乎都是男方在外面参加工作，后来大部分都脱离了农村。对于同龄的未婚姑娘们，在生产队下地干活和在卫生室当赤脚医生，找对象标准都会因此截然不同。当赤脚医生有知识有文化，人们比较尊敬。①

以上多方面的因素使赤脚医生和合作医疗制度一起，赢得了群众的认可

① 笔者与原西河公社合作医疗总站司药人员孙敬敏访谈记录，2007 年 8 月 5 日。

和支持，贫下中农赞曰："合作医疗就是好，众人拾柴火焰高，赤脚医生好，走上门来送医药，何时有病何时到，又治病，又采药，少花钱，病能好，贫下中农养得起，革命生产双飞跃；社会主义好，全靠党领导。"①

小 结

人民公社时期的合作医疗制度是在国家搭建起来的集体化舞台上，由农民创意出演的人由国家统一指挥的、一幕参与人数众多、场面极为宏大的社会历史剧。最初的农业合作化使合作医疗成为可能；"三级所有、队为基础"的人民公社体制，使其巩固发展。从1968年底到1978年，经过10年的尝试和摸索，合作医疗由队办，到社队联办，再到社办，基本形成了一套适合当时农村经济发展和消费水平的制度模式。收费标准、报销比例、管理方式等几经修改，也已经逐渐稳定下来，基本上解决了农民看不起病的问题。

在此过程中，赤脚医生发挥了不可替代的作用。这个由半农半医成长起来的群体，在向农村卫生工作队老师学习医疗技术的同时，也承袭了老师们高尚的医德医风，促进了医疗作风的转变。赤脚医生处于当地的社会文化网络之中，熟悉当地的生活环境，了解当地的发病特点，和当地人有着千丝万缕的联系。在毛泽东思想和农村卫生工作队老师良好医疗作风的影响下，乡村内部的乡土文化和外部影响在他们身上实现了良性结合，两方面的优势都得以充分发挥出来，使农村拥有了一大批留得住、养得起、信得过的农民自己的医生。作为合作医疗的主要执行者，他们不辞劳苦，通过采、种、制、用中草药和使用针灸与土单验方，实现了"少花钱治大病，不花钱也治病"的目标，节约了合作医疗基金，使祖国的中医药得到充分发展。赤脚医生群体是医疗卫生工作的重中之重，实际上起到联系国家卫生政策与农民健康保障之间的桥梁作用。他们的引领和付出，使新中国成立初期确立的医疗卫生四大方针落地、开花，使农民享受到贴心的、高性价比的医疗服务。

---

① 深泽县卫生局：《1974年工作总结》（1975年1月），深泽县档案局藏，档案号：16-1-10。

第四章　轮回与反思："为什么人的问题"

　　农业集体化时期农村的合作医疗制度的解体及其原因，一直是学者们较为关注的问题。目前的研究成果同异并存，相同的观点是，农村合作医疗制度解体是多因之果；不同的观点则在于原因的构成及主次不同。李德成在总结了前人研究成果的基础上提出，政治因素的影响、基层社会结构的变迁、经济体制的改变、政策导向的关系、人为因素的影响都是造成合作医疗衰落的原因，其中政治因素的影响居首位。[①] 姚力则认为，人民公社解散、集体经济削弱是第一位的原因；第二位为与领导者对它的态度直接相关；第三位为把合作医疗看成"左"的产物，没有充分正确认识到它在农村卫生和社会保障中的重要价值，国家的支持力度减小。[②] 笔者认为，农村合作医疗制度式微的确是多因之果，厘清合作医疗制度产生和解体的过程，其决定性因素自然会浮出水面。

　　如前所述，合作医疗是在农村医疗卫生制度趋于完善的过程中建立并发展起来的，二者的建立和完善既离不开国家从政治、经济两方面的大力倡导和支持，又离不开社、队两级集体经济的支撑与基层干部以及医务人员的努力付出。尤其是合作医疗的资金，主要来源于生产队的公益金和社办工业企业的盈利，因此，对集体更具依赖性，其主要执行者赤脚医生亦然。赤脚医生的收入由生产大队记工分，而大队并非经济实体，其收益实际仍来源于生产队。因此，集体经济是合作医疗及农村医疗卫生制度建立的物质基础，国家的政治号召必须通过建立在集体经济基础上的医疗机构及其工作人员赤脚医生才能落地、开花。

　　下面梳理 20 世纪 70 年代末巨大的社会变迁——改革开放、集体经济瓦

---

① 李德成：《合作医疗与赤脚医生研究（1955—1983）》，博士学位论文，浙江大学，2007，第127 页。

② 姚力：《当代中国医疗保障制度史论》，博士学位论文，中国人民大学，2007，第 96 ~ 97 页。

解与合作医疗及农村医疗卫生制度解体之间的关系，以得出较为接近历史真实的结论。

第一节　合作医疗制度解体与农村医疗制度改革

如前所述，1977 年是农村合作医疗制度蓬勃发展的一年，虽然大搞社办合作医疗有揠苗助长之嫌，但也说明合作医疗制度有了一定的基础。深泽县在召开动员会的时候，就曾对当时实行社办合作医疗的有利条件做出如下分析："一是国民经济不断发展，提供了资金来源，今年大秋作物长势普遍良好，丰收在望。几年来，社办工副业有很大发展，集体经济不断壮大。今年上半年，各公社工副业收入多的八万多元，有的四五万元，铁杆公社收入最少，仅两万五千元，但他们第一个成立了社办合作医疗。其主要经验是路线端正决心大，领导重视亲自抓；发动群众勤俭办医；措施有力抓得紧，抓得死。二是我县已普及了社队联办，多数公社有一定投资，为社办合作医疗打下了基础。三是兄弟县和我县的先进社为我们提供了先进经验。四是要看到广大群众对提高合作医疗水平有强烈要求。"[①] 虽然以上分析与社队联办合作医疗的实际情况有些出入，但集体经济不断壮大，是不争的事实。今天来看，1977 年是合作医疗制度发展的顶峰，由此年开始农村合作医疗制度开始走下坡路。

一　合作医疗制度解体及其原因分析

1977 年的盲目跃进，使农村合作医疗仅仅维持了几个月的红火局面，此后其中的问题即开始显露。因而，合作医疗制度发展的"大跃进"成为其式微的直接原因之一。1978 年 6 月，实行仅半年多时间，石家庄地区社办合作医疗就只剩下 50 个，社队联办的减少 20 个，300 个队办合作医疗停办。针对这种情况，地区卫生局提出要"从实际出发，采取多种形式把合作医疗办好。要根据条件，采取适当形式，不能强求划一，搞一刀切。队办、社队联

---

① （范峥同志在全县农村卫生革命汇报经验交流会上的讲话）《高举毛主席的伟大旗帜，认真贯彻落实省农村卫生革命会议精神，为全面落实毛主席光辉"六二六"指示而奋斗》（1977年），深泽县档案局藏，档案号：2－1－355。

办、社办三种形式，队办是基础。搞社办、社队联办要首先搞好队办。队办巩固了，公社有了条件，再向联办和社办发展。管理体制要注意发挥两个积极性，社管部分在目前情况下不宜集中过多，一般不宜超过总资金的百分之三十。报免范围和幅度要定得适当"①。这样的指示才是真正符合事物客观规律的，但是，对于农村合作医疗制度来说，随后到来的巨大社会变革，使其失去了休养生息的机会。

导致合作医疗制度出现危机的另一直接原因是"文革"的牵连。这种牵连的苗头早在"文革"刚刚结束的1976年下半年就在个别地方出现，当时"有的县卫生局领导提出：卫生部是'半个部'，谁知道还像过去那样搞法对不对呀？因而不敢大胆抓合作医疗、赤脚医生。尤其受'四人帮'的流毒，不敢对合作医疗再提'整顿'"，"认识上的犹豫，必然带来领导上的不决，底数不清，工作不扎实，行动消极，措施不力，使问题得不到解决。这是存在问题的总根源"。②

虽然这个问题在当时就给予了纠正，没有对合作医疗造成太大的影响。但是，十一届三中全会后，对"文革"的批判与定性，使部分干部错误地认为合作医疗是"一平二调"，"增加了社队和农民的负担"，是"四人帮"极"左"路线的产物，因此抓合作医疗"理不直、气不壮"，有的县借口尊重生产队的自主权而对合作医疗事业放松了领导。因此，河北省农村合作医疗机构数量出现了下降趋势。1979年比1978年下降了6.8%，比1977年下降了12.2%。实行合作医疗的大队仅占大队总数的87.4%，个别县下降到50%以下。为挽救合作医疗的命运，1979年底，卫生部、农业部、财政部等又联合颁布《农村合作医疗章程（试行草案）》，要求各地加强领导，努力办好，尽快恢复到1977年的水平。③

据此，河北省卫生局特发通知，为农村合作医疗"正名"，"明确合作医疗早在五十年代即在我国农村出现，它不是'文化大革命'中产生的新生事物。它是人民公社社员依靠集体力量向疾病做斗争的一种社会主义性质的

① 石家庄地区行政公署卫生局：《关于当前农村基层卫生组织情况的报告》（1978年7月24日），深泽县档案局藏，档案号：2-1-391。
② 石家庄地区行政公署卫生局：《当前农村合作医疗、赤脚医生概况》（1976年12月28日），石家庄市档案局藏，档案号：49-1-343。
③ 河北省革命委员会卫生局：《关于整顿巩固农村合作医疗意见的报告》（1980年1月5日），深泽县档案局藏，档案号：2-1-436。

医疗制度。它是建立在自愿互助的基础上，既不是刮'共产风'，也不是'一平二调'，更不是伤害生产队的自主权"。对于合作医疗的形式，地区行政公署也根据本地区农村经济状况，明确"以大队办为主，有条件的也可以社队搞联办或社办。不论哪种形式都要根据所筹措的资金多少和历年来本队的发病用药情况确定一套合理的规章制度，免费范围和报免幅度一定不要过宽过大，要适合经济基础，不能盲目划杠杠、定框框。原来的不合理的要调整过来"，"由于合作医疗基金不多，需要治疗的疾病不少，就必须坚持勤俭办医的原则。一是注意节约用药；二是有计划有组织地利用闲散地、道边、渠边、房前屋后种些药材和适时采集，增加收入，充实合作医疗基金；三是大力推广针灸、按摩和土、验方治病"。[①] 同时，对赤脚医生的管理也提出了具体要求，并责成县革委（人民政府）社管会对农村合作医疗加强领导，及时解决存在的问题。

1980 年春，各地采取多种形式，深入开展对《农村合作医疗章程（试行草案)》的学习、宣传活动，合作医疗覆盖率稍有回升，但仍然没有减慢合作医疗制度迅速衰退的脚步。1981 年，各地合作医疗大规模停办。农村基层防疫网的彻底破裂，直接影响了"预防为主"方针的贯彻、爱国卫生运动的开展，导致疫情乘虚而入。是年秋季，石家庄地区发生病毒性肝炎疫情，有些社队呈现暴发流行。仅两个多月，疫情就波及全区 17 个县的 349 个公社，1817 个大队，分别占社、队总数的 82.3% 和 41.8%，发生病毒性肝炎3.197 万人，死亡 4 人，发病率占全区总人口数的 574.49/100000，超过上年同期 16.51 倍。此次肝炎疫情的突出特点是发病率高，难以控制，仅 11 月中旬 10 天时间，全区就发病 2310 例。

疫情过后，积极办好农村合作医疗、巩固提高赤脚医生队伍的任务迫在眉睫。因此，石家庄地区将办合作医疗的标准也大大放宽。"农村的合作医疗要积极地、因地制宜地办好，形式可以多种多样，不要'一刀切'，社办、社队联办、大队办、小队办都可以。免费幅度要从实际出发，全免、部分免（如免挂号费、劳务费、药品批零差价）或大队卫生室收全费，支付赤脚医生经济报酬都可以。要合理解决赤脚医生经济报酬问题，实行工分加现金补贴，应不低于同等劳力的实际收入。技术高、服务态度好的要高于同等劳力

---

① 河北省石家庄地区行政公署：《关于大力办好农村合作医疗的通知》（1980 年 1 月 10 日），石家庄市档案局藏，档案号：3-3-601。

的实际收入，这样做有利于防病治病和赤脚医生队伍的巩固提高"。① 虽然对合作医疗的管理体制的要求已经退到生产队都可以办的程度，甚至还可以收全费，但是合作医疗仍然难以为继。

为什么20世纪80年代初，各级卫生行政机关极力降低举办合作医疗机构的标准，并下大力气进行整顿，但仍然回天无力，未能取得以往整顿后的效果？

比较20世纪70年代和80年代合作医疗出现的问题就可知晓个中原因。前者合作医疗出现的问题主要是在经营管理方面，此类问题可以通过加强领导，强化对赤脚医生的教育、监督来解决。即使是基金不足，也可以通过集体的力量，自种、自采、自制中草药解决。后者仍然沿用此方法失灵的根源就在于20世纪70年代末，农村发生了一个巨大的变革，即农村经济体制改革。众所周知，改革的第一步就是实行家庭联产承包责任制，土地承包到户。这一举措实施后，首先受到冲击的就是农村最基本的经济单位——生产队。人民公社体制最根本的特征就是"三级所有、队为基础"，三级之中，只有生产队是真正的经济实体，生产大队和人民公社最终都得依靠生产队集体的公积金、公益金来供养，合作医疗也不例外。故生产队不仅是人民公社体制赖以存在的基础，而且也是合作医疗制度得以实行的基础。1979年后，生产队逐渐解体，合作医疗失去了筹集资金的机构，从而失去了最主要的经济来源。赤脚医生亦然。土地承包到户，使中药无地可种。因此，对于合作医疗而言，生产队的解体无异于釜底抽薪。合作医疗基金无人筹集，赤脚医生报酬问题无法解决，人、财无着，而这些问题又不是卫生行政部门能够解决的，所以再怎么整顿也是巧妇难为无米之炊。

由上可见，合作医疗实际是与生产队集体经济相辅相成的。合作医疗制度解体与生产队解散几乎同步，而非与生产大队和人民公社同时解散，这也证明了此点。根据笔者在深泽县的调查，社办合作医疗体系坍塌首先源于1979年部分生产队解体，大队筹集不到资金，无法上交公社。1980年，生产队全部解散，社办合作医疗仅靠往年结余勉强支撑。"1981年底，全县有96%的生产大队实行联产承包责任制，农村行政组织不再直接管理农业生产"。② 医疗卫生工作也因之受到影响，办合作医疗的大队数急剧下降，1982年3

① 石家庄地区行政公署卫生局：《关于病毒性肝炎防治工作情况的报告》（1981年12月14日），深泽县档案局藏，档案号：2-1-450。

② 中共深泽县委组织部、中共深泽县委党史资料征集编审办公室、深泽县档案办公室编《中国共产党河北省深泽县组织史资料（1925—1987）》，河北人民出版社，1991，第179页。

月，坚持实行合作医疗制度的有 6 个大队，占全县大队总数的 4.8%。集体办卫生室和赤脚医生集体承包卫生室，利润归己的共 22 个大队，占全县大队总数的 17.89%，这部分大队，赤脚医生有一定报酬，比较稳定，群众看病，有医有药，但赤脚医生抓预防工作的积极性受到一定影响。集体或个人承包卫生室的有 47 个大队，占大队总数的 38.2%；其中，有 15 个大队把卫生室当副业承包给集体或个人，每年向大队定额交款；由个人承包卫生室利润归己的 20 个大队；还有 10 个大队，把卫生室分摊包给个人，或由一两个赤脚医生承包了卫生室，其他赤脚医生又自由开业单干，如南赵八大队 7 名赤脚医生搞了 6 摊。另外，还有的把卫生室包给赤脚医生以外的一般社员。这些大队的赤脚医生重治轻防思想较重，有的根本不管预防工作，有的为了增加收入，开大方、卖贵药甚至抬高药价非法取利，有的忙于种地或搞家庭副业，防治工作受到严重影响。

同年 9 月，卫生部派人到河北省正定县、深县、赤城县、怀来县进行调查，结果表明：4 县在 1979 年以前都是合作医疗的先进县，随着农业生产责任制的逐步实现，农村医疗保健制度发生了变化，实行谁看病，谁拿钱，赤脚医生以联合办医、个人承包的形式开业的村达到 80.5%，合作医疗仅剩下 12.8%。[①] 1982 年至 1984 年底，深泽县赤脚医生总数由最多时的 510 人下降为 329 人。[②] 合作的基础既已被打破，社、队合作医疗站自然无以为继，而此时国家又没有根据经济体制的变化及时出台适应当时形势的新政策，只能模仿土地承包制度，由赤脚医生集体或个人承包大队卫生室。虽然大多数赤脚医生选择了继续行医，但是经营方式发生了根本转变——原本为广大农民提供医疗保健的集体福利事业，成了赤脚医生个人养家糊口的手段。开大方、卖贵药甚至卖假药的现象自然难以避免，但还算有医有药，而部分人口较少的小村由于个体诊所入不敷出，无人行医，无医无药。因此，关于合作医疗解体的根本原因，与学者、官员的多方分析求证不同，其亲历者们用朴素的语言道破了"天机"：

> 合作医疗解体不是筹集不上资金没钱了，关键是体制变了。一分地，一散队，什么都归自己了，没有工分了，那会（政策）青黄不接，

---

① 河北省地方志编纂委员会编《河北省志·卫生志》，中华书局，1995，第 68 页。

② 深泽县卫生局：《一九八四年卫生基本情况年报综合表（续二）》（1984 年底），石家庄市档案局藏，档案号：49－1－486。

谁也不知道以后怎么办。卫生室都搬到自己家里成个人的了，还怎么搞合作医疗？①

而合作医疗制度一直延续下来的地区大都是改革开放后集体经济依然保留并发展较好的地区，这也从反面证实了这一点。如广州市石牌村的"合作医疗制度一直延续到了现在。由于合作医疗制度与村的集体经济实力联系在一起，伴随着村集体经济的发展，合作医疗制度得到了进一步的发展与完善，因此，参与的人数也逐年增多。1985 年，全村参加合作医疗的人数有 4746 人，1994 年为 6088 人，1999 年则达到了 6984 人"②。

二 农村医疗卫生制度的变革

合作医疗与大队卫生室的建立有先后，但二者的物质基础同为生产队，故其解体和改制几乎同时发生，而且都是被动进行的。公社卫生院虽然也有集体的成分，但实行社办国助后，其物质基础更多地依赖于国家各级财政的投入，故家庭联产承包责任制对其影响不大。它的衰落，主要源于自上而下的市场化改革。

（一）大队医疗机构的被动转制

我们已经分析了合作医疗制度解体的直接原因和根本原因。但是，当时的卫生行政部门尚未认识到这一点，仍然强调合作医疗停办的原因"主要是认识问题"，是由于"有些领导对这一关系到群众疾病健康切身利益的事情关心和重视不够"。并反复重申"合作医疗是党在农村医疗工作的一项重要政策，决不能动摇，而且要长期坚持下去，越办越好，在四化建设中做出贡献"，③ 而对于此时农村已经重新出现的联合诊所和个体开业医生，却因此问题"比较复杂，牵涉面比较广"，④ 而没有及时做出积极的政策引导，出现

---

① 笔者与深泽县原西河分院合作医疗总站负责人曹永谦访谈记录，2007 年 7 月 24 日。

② 郑孟煊主编《城市化中的石牌村》（《中国百村调查丛书·石牌村》），社会科学文献出版社，2006，第 145 页。

③ 石家庄地区行政公署卫生局：《关于进一步抓好合作医疗工作的通知》（1980 年 4 月 7 日），石家庄市档案局藏，档案号：49 - 1 - 397。

④ 《省卫生局召开的地、市卫生局长会议传达提纲》（1980 年 4 月），深泽县档案局藏，档案号：16 - 1 - 67。

医疗卫生政策与现实脱节的误区，其中最突出地表现在大队医疗机构中赤脚医生待遇方面。

为巩固赤脚医生队伍，1981年2月，国务院批转了《卫生部关于合理解决赤脚医生补助问题的报告》，仍然重申"社队应给他们记工分，切实执行男女同工同酬的原则"的老方法。然而，随着生产队解散，工分已经成为历史，其他解决赤脚医生报酬的措施亦因不符合农村实际而无法落实。

1981年是农村医疗卫生事业发生显著变化的一年，合作医疗制度已大面积停办，原属于大队集体保健事业的大队卫生室转变为集体承包、个人承包、个体开业等多种形式的营利性医疗机构。其职能亦只局限于看病收费，生产大队一级的疾病预防、妇幼保健、爱国卫生等工作无人执行。赤脚医生定期到公社卫生院（县分院）汇报工作、接受培训的制度亦不了了之，公社卫生院与大队卫生室之间的密切联系也逐渐中断，农村医疗保健网断裂为一个一个分散的点。在部分地区，由于赤脚医生入不敷出，甚至连散落的医疗点也消失了。而此时，各级领导虽仍强调"最基层的卫生网出现了危机，这个网破了是不行的"，[①]却并未提出有效的补救措施。

是年，最大的政策性突破就是河北省卫生局发出了《关于认真做好个体开业行医及联合诊所试点工作的通知》，并拟出《河北省个体开业行医及联合诊所管理办法（试点草案）》，责成石家庄市、秦皇岛市及每个地区选出一个比较好的卫生工作试点县先行试点。[②] 在"试点草案"及次年正式颁布的《河北省个体开业行医及联合诊所暂行管理办法》中，对个体开业医生和联合诊所的条件、考核审批、任务要求、收费标准、组织管理等方面均做出严格规定。其中，明确个体开业医生（诊所）"是社会主义卫生福利事业的补充，对他们的正当业务收入，按国家规定实行免税"，这使个体开业医生（诊所）的医疗行为具备了合法性。但"开业医生一般不设药柜"的规定，则有些苛刻和不便。仅数月后，因"实践证明，这样做既不方便群众诊治疾病，也不能很好地调动个体开业医生的积极性，直接影响着个体医生的业务开展"[③]，河北省

---

① 《全省地、市卫生局长会议汇报提纲》（1981年3月16日），石家庄市档案局藏，档案号：49-1-408。

② 河北省卫生局：《关于认真做好个体开业行医及联合诊所试点工作的通知》（1981年6月1日），石家庄市档案局藏，档案号：49-1-422。

③ 河北省卫生局：《关于个体开业医生允许设药柜的通知》（1983年2月10日），石家庄市档案局藏，档案号：49-1-471。

卫生局即下发《关于个体开业医生允许设药柜的通知》。但赤脚医生就没有这么幸运了，因为在个体医生开业条件中有明确规定，"农村生产大队的赤脚医生不得申请开业行医"，① 这与农村实际状况明显不符。1982 年上半年，深泽县个人开业行医的医疗点已达 92 处，医生 102 人，其中，绝大多数是原来各大队的赤脚医生。

1982 年 6 月，石家庄地区卫生局转发了元氏县人民政府《关于认真搞好农村基层卫生组织整顿工作的通知》，其中，首先强调了大队卫生室的重要性："农村大队卫生所是三级医疗防疫网的基础单位，是各项卫生工作的落脚点。十几年来，它在改变农村卫生面貌，方便群众就医看病，防治农村常见病、多发病等方面发挥了积极的作用，很受广大群众的欢迎。"对于当时大队卫生室的经营混乱现象，提出了三项整顿措施：一是继续坚持办好合作医疗，免费幅度可大可小，也可以实行"三免"（免诊费、注射费、药品利润）或"两免"（免诊费、注射费）。二是大队医疗站必须坚持集体办，凡是由赤脚医生或社员个人经营的，都要迅速纠正过来，并通过发放药品购买证的方式，限制不符合要求的个体开业医生，对不听劝阻坚持开业的，应坚决取缔。三是加强对整顿工作的领导，要求各公社和卫生部门要加强对整顿工作的领导，卫生局要有一名副局长亲自抓。②

9 月，石家庄地区卫生局在《关于当前农村卫生医疗组织情况的报告》中再次重申："大队一级的卫生医疗所，必须坚持集体办医的方向，办医的形式可以多种多样，可以由一个大队办，也可以由几个大队合办，或由公社卫生院与大队联办。无论哪种形式，都不能把大队卫生室包给赤脚医生个人办，更不能卖给私人当作副业经营。"③

然而，正如同 1960 年代初精简下放时遇到的问题一样，一旦国家或集体无法解决医务人员的报酬问题，任何政策和文件只能是一纸空文，完全没有约束力。1982 年底，"多数合作医疗已经停办，大队卫生所都

① 《河北省个体开业行医及联合诊所暂行管理办法》（1982 年），石家庄市档案局藏，档案号：49 - 1 - 449。

② 石家庄地区卫生局：《转发元氏县人民政府〈关于认真搞好农村基层卫生组织整顿工作的通知〉》（1982 年 6 月 9 日），石家庄市档案局藏，档案号：49 - 1 - 435。

③ 石家庄地区卫生局：《关于当前农村卫生医疗组织情况的报告》（1982 年 9 月 4 日），石家庄市档案局藏，档案号：49 - 1 - 430。

实行了不同形式的集体或个人承包责任制"①。1983 年，本着"既要积极支持，又要坚持标准"的原则，将对个体开业医生的考试、批示、发证工作下放到县。并规定农村赤脚医生在本村开业可以允许，但暂不发证书。② 在随后的几年中，大部分集体承包的大队卫生室又先后分家，分期偿还完原属大队集体的卫生室资产后，农村医疗机构又恢复到合作化之前的个体行医状态。个体医生自负盈亏，看病收费，几乎不再负担无报酬的宣传、预防、妇幼保健等项工作。此后，大队医疗机构整顿工作因屡屡劳而无功而无人倡议，各级卫生部门关注的重点逐渐转移到对公社卫生院的改革。

（二）公社卫生院的主动改革

1980 年初，"调整、改革、整顿、提高"八字方针成为全国卫生局长会议重点讨论的问题。就卫生部门内部而言，调整主要是调整好各项任务同人力、物力、财力等可能条件之间的关系，把计划建立在科学可靠的基础上。卫生事业发展的重点放在三分之一县的整顿建设上，而三分之一县的重点又放在县级医疗机构上。改革要着重抓好卫生事业经济管理体制的改革问题。"经济问题是最大的政治问题，许多社会问题、政治问题都要从经济问题着手去解决"。试点单位要改变过去实行"统收统支""差额补助"的办法，实行"全额管理，定额补助，结余留用"，使医院在经济管理上有一定的自主权，承担一定的经济责任，把国家、医院、职工三者的利益结合起来，重视增收节支，用较小的劳动和物资耗费取得较大的医疗效果和经济效果。整顿工作的中心是解决技术水平、管理水平、领导水平"三低"的问题，从而提高卫生队伍的业务技术水平，提高各级领导的管理水平和领导水平。加强医院经济管理，必须坚持三条原则：一是保证社会主义福利事业的性质，必须执行国家有关的方针、政策、法令和规定；二是必须为提高和改进医疗质量服务；三是不能加重群众经济负担。但是，1979 年 10 月 5 日，中央领导就已经提出"有收入可能的事业单位，要实行企业化，自负盈亏，这要作为一条方针定下来，由各主管部门

---

① 石家庄地区行政公署卫生局：《一九八二年工作总结》（1983 年 2 月），石家庄市档案局藏，档案号：49－1－430。

② （谷惠同志在各县卫生局局长、县医院院长改革工作会议座谈会上的讲话）《有领导有步骤地搞好卫生工作的改革》（1983 年 6 月 10 日），石家庄市档案局藏，档案号：49－1－454。

在今年内提出实施方案"。① 因此,我们可以发现,在改革之初,对于医院的改革方向问题,当时的国家领导部门之间已经在福利与营利之间存在分歧。

在改革初期,公社卫生院也被推上了改革的风口浪尖。集体所有制公社卫生院作为负责农村卫生工作的一支重要力量将如何发展,如何在新的历史时期充分发挥他们的特点和作用,亦成为迫切需要解决的问题。1981年3月,河北省卫生厅提出,对公社卫生院的所有制和领导体制都要力求稳定,不能轻易变动。对于公社卫生院的补贴方法,强调可以有所变动,但是不能因财政体制的改变而减少,更不能实行"自负盈亏"。② 为切实了解公社卫生院的运营状况,制定适当的调整措施,同年5月,卫生部办公厅政策研究室到湖南衡阳、常德地区和湘西土家族苗族自治州进行调查,结果发现集体所有制公社卫生院正普遍面临着求生存问题,主要表现如下:领导力量弱;不懂业务技术人员的大量增加,使技术水平不断下降;工作无定额,无要求,干多干少没人管;财务管理混乱,有的是没有账目和制度,有的是有制度,但上下都不严格执行,集中反映了对集体所有财产的随意侵犯。有鉴于此,卫生部提出"集体性质卫生院要按照集体所有制的特点进行管理":一是实行国家补助、独立核算、自负盈亏的制度。独立核算、自负盈亏是适合于集体所有制单位的基本管理制度。但由于许多集体所有制卫生院规模小,底子薄,收入少,而国家规定的收费标准太低,不够成本;承担国家交给的卫生防疫等群众卫生工作任务都没有收入;退休、抚恤费用开支数目大,集体卫生院负担不起,因而还不能做到完全自负盈亏,需要国家进行补助,以调动卫生院的积极性。二是实行自主经营,发挥自己的优势。这是做到独立核算、自负盈亏的必要前提,实行自主经营主要是保证卫生院在用人上的自主权。三是实行经济管理。卫生部肯定了常德地区实行浮动工资的办法,即把工资分为三部分,60%作为基本工资,20%作为完成任务的奖励,20%作为困难补助,后两部分是活动的,根据个人完成任务的情况和生活情况来评定。四是实行民主管理,即对领导人实行民主选举,经济管理实行民主决策,民主理财,民主

---

① 《省卫生局召开的地、市卫生局长会议传达提纲》(1980年5月),深泽县档案局藏,档案号:16-1-67。

② (傅大为同志在全省地、市卫生局长会议上的讲话)《以调整为中心,努力做好一九八一年的卫生工作》(1981年3月10日),石家庄市档案局藏,档案号:49-1-422。

监督。①

卫生部文件下达后，石家庄地区在栾城、束鹿、正定、平山、赵县、灵寿六县的 12 个公社进行了改固定工资为浮动工资的试点，调动了医务人员的积极性。② 1982 年，浮动工资制普遍推行，初步解决了长期存在的"铁饭碗"和"大锅饭"问题，增强了职工的责任心，服务态度大有改善，绝大多数公社卫生院扭亏为盈。

应该说，这次调整是具有积极意义的，既保障了医务人员的基本收入，又在一定程度上调动了其工作积极性。对患者而言，既没有增加经济负担，又可以得到更好的服务。然而，这种和谐局面没能维持多久，即被下一轮的改革高潮所淹没。

党的"十二大"召开以后，改革步伐加快。改革的总方针是，从实际情况出发，全面而系统地改，坚决而有秩序地改。所谓全面而系统地改，就是一切战线，一切地区，一切部门，一切单位，都有改革任务，都要破除陈旧的、妨碍我们继续前进的老框框、老套套、老作风，都要研究新情况，解决新问题，总结新经验，创立新章法。所谓坚决而有秩序地改，就是全党都要按照党中央确定的方法、步骤，坚决而有秩序地进行。衡量改革工作搞得好不好的主要标志是"三个有利于"，即：一看是否有利于建设中国特色的社会主义；二看是否有利于国家的兴旺发达；三看是否有利于人民的富裕幸福。据此，卫生部门针对本部门的服务对象是人，而且是病人的特点，提出了自己的评价标准：一看是否有利于改善服务态度；二看是否有利于提高服务质量；三看是否有利于群众方便就医；四看是否有利于合理地增收节支。同时要正确处理国家、集体、个人和病人的关系。要充分提倡国家拿大头、集体拿中头、个人拿小头、病员不吃苦头的精神。只顾个人利益、眼前利益，不顾国家和集体利益、长远利益，开大方、卖贵药、弄虚作假欺骗群众，加重群众的不合理负担，就偏离了社会主义的办院方向，违背了改革的根本目的。③

---

① 卫生部办公厅政策研究室：《关于集体性质公社卫生院改进管理问题的调查》，载卫生部编《卫生工作简报》第 33 期（1981 年 8 月 15 日），石家庄市档案局藏，档案号：49 - 1 - 422。

② 石家庄地区行政公署卫生局：《一九八一年工作总结》（1981 年 12 月 28 日），石家庄市档案局藏，档案号：49 - 1 - 429。

③ （谷惠同志在各县卫生局局长、县医院院长改革工作座谈会上的讲话）《有领导有步骤地搞好卫生工作的改革》（1983 年 6 月 10 日），石家庄市档案局藏，档案号：49 - 1 - 454。

1983 年，"改革"二字已经成为各种卫生工作会议、文件中出现频率最高的词，并在八字方针的排序中，占到了第一位。该年也因此被称为"改革之年，是开创卫生工作新局面的头一年"。此前试行的浮动工资制因浮动范围仅限于工资的 40% ~50%，其他仍为国家补助的固定工资，而被比作"大锅饭"换成了"中锅饭"，"说明'左'的因素还没有彻底肃清，仍然束缚着人们积极性的发挥"。因此，需要"冲破'左'的束缚，解放思想，大胆改革，实行工资的全浮动或承包"。①

为彻底改变公社卫生院"独家办、大锅饭、一刀切、不核算"的"左倾指导思想"，正定县率先推行联量联责浮动工资制，成为石家庄地区经济改革的领头羊。1983 年 1 月，河北省及正定县卫生局派人到江苏省认真学习了江阴县办好卫生院的经验，从 3 月 1 日开始，按照集体所有制的性质和特点，在吴兴公社实行了"独立核算、自负盈亏、按劳分配、民主管理、结余提奖"的管理原则。所谓联量联责，就是工资收入与工作数量、质量挂钩，奖勤罚懒。总体要求为：以 1982 年收入结余总额为基数（1982 年总收入 8.5 万元，总开支 7.97 万元，纯结余 5300 元），实行"定额包干，超额提成"。对高于上年的超额部分，提取 30% 分成，其余10% 为全院公益金（福利费），60% 为卫生院公共积累；低于去年的亏损部分，扣发 15% 分成数额的个人工资，以此增强全院职工对集体事业发展的责任感，要"跳着够"，不能"猫腰捡"。全年任务指标根据历年业务开展情况确定，1983 年的任务指标为：门、急诊人次数全年不少于 2.75万人次；全年收住病人数不少于 480 人次，病床周转次数不少于 36 次，使用率不低于 95%，诊断符合率不低于 80%，治疗有效率不低于 85%；全年精神病收住人数不少于 180 人次，治疗好转率不低于 50%；全年妇科手术费收入不低于 1360 元；全年化验费收入不低于 1840 元，全年药房收入不低于 6.5 万元，放射（透照）、心电图全年收费不少于 730 元；全年业务收入总额不少于 8.5 万元。

实行联量联责浮动工资制，首先要确定每个人的浮动工资任务总额，计算公式是：

本人工资 + 副食补贴 + 保健津贴 + 职工药费 + 医疗杂支及材料费 =

---

① 石家庄地区行政公署卫生局：《从我区实践看"独立核算、自负盈亏"的生命力》（1983 年7 月 15 日），石家庄市档案局藏，档案号：49 - 1 - 454。

任务总额

完成任务总额是对每个职工的最基本要求，超过任务总额，分段提取上浮动资金：超出 20 元以内提成 30%，21～50 元提成 20%，51 元及以上提成 10%。达不到任务总额，向下浮动，扣发本人与上浮动资金数量相等的款额。

联量联责计酬的具体核算方法如下。

（1）服务项目的定额核算。每个挂号人次 0.10 元；每开一个化验、放射、心电图、针灸单次 0.05 元；每个住院日按 0.28 元核算；注射费按 75% 折算；妇产科收入按 50% 折算，要求保证不发生破伤风、产褥热及"四术"事故；化验费按 50% 折算，要求做到准确及时；放射（包括透视照相）、心电图按全费计算，要求准确及时，透照废片率不超过 2%；药房人员的药费业务收入按 4.9% 计算，要求做到拿药及时、无差错，中药配方坚持按处方要求进行炒、炙、锻加工，中药损耗率不超过 3‰，西药损耗率不超过 1‰；会计、收费人员与药房人员要求相同，要求划价准确，账目日清月结；防疫、妇幼保健医生按实际工作量计算，在卫生院经济尚不宽裕的情况下，建议县卫生主管部门给予适当补助；院长在加强医院管理搞好卫生院工作时，浮动工资取前 8 名的平均数。

（2）联责规定。吵架一次扣发一个月的上浮动资金；发生三次差错或一次三类事故扣发一个月上浮动资金；发生一次二类医疗事故，扣发一个季度上浮动工资；重大事故扣发全年上浮动资金直至追查刑事责任；损坏卫生院医疗器械按原价赔偿。

（3）出勤要求。每月除国家规定节假日外，上满班为月全勤，每日坚持两交班、两点名制度。迟到早退 15 分钟扣 0.20 元，超过半小时扣发半天工资；病、事假可用节假日补顶，如不进行补假者，事假扣日工资，病假 10 天以内也扣日工资，职工住院或长期病号发工资额的 80%；旷工一天，除扣日工资外并扣发本月上浮动资金；旷工超过 3 天者按自动辞职处理；经领导批准，超勤一天加奖日工资 50%。

（4）联量联责浮动工资制核算举例。例一，门诊医生吴小蜜，月工资 47 元 + 副食补贴 5 元 + 保健津贴 3 元 + 药费 2 元 + 医杂材料费开支 6.56 元 = 任务总额 63.56 元。吴小蜜 3 月完成任务情况是：门诊人次 714 次，每人次合 0.10 元，折款 71.4 元；化验 142 人次、放射 16 人次、针灸 12

人次，共 170 人次，每项合 0.05 元，折款 8.5 元；外科换药收入 16.20 元。实际完成收入总数 96.1 元，超额 32.54 元，20 元以内按 30% 提成，得 6 元，其余 12.54 元，按 20% 提成，得 2.51 元，总计得上浮动工资 8.51 元。

例二，药房共 4 人，月工资 178.50 元 + 副食补贴 12.50 元 + 药费 8 元 + 保健津贴 12 元 + 医杂材料费开支 15.02 元 = 226.02 元。药房业务月收入 5645.19 元，按 4.9% 提成，共提取 276.61 元，因 1 人兼管化验，月收入 25.15 元，加在其中共得 301.76 元，扣去任务总额 226.02 元，共超额 75.74 元，平均每人超额 18.94 元，按 30% 提取，每人所得为 5.68 元。[1]

随后的几个月，联量联责浮动工资制首先在正定县 20 多个公社卫生院推广开来，并在河北省卫生厅的倡导下在全省各地逐步试行。

就石家庄地区的情况来看，当时的改革形式主要有 4 种：全工资浮动；工资部分浮动；奖金浮动；部分医技科室（如放射、化验、药房、洗衣房）和全部科室承包。其中，实行工资部分浮动的占 46%，全工资浮动的占 29.8%，[2] 占到总数的 75.8%。在当时看来，实行"独立核算、自负盈亏、按劳分配、民主管理"的确显示了一定的生命力，主要表现在改善服务态度、方便群众就医；扩大了医疗项目、提高医疗质量，增收节支、提高了经济效益等方面；同时在解决在卫生院内乱安插非技术人员的问题上，收到较好效果。

然而，"独立核算、自负盈亏"的生命力却并非如当时所言是"无限的"，恰恰相反，其负面效应很快暴露出来。如前文所述，对诊断符合率、治疗有效率、好转率的硬性规定的确可以加强医生的责任心，但是其他任务指标，如门诊、急诊人次数，全年收住病人数，全年妇科手术费收入，全年化验费收入，全年药房收入，放射（透照）、心电图全年收费及全年业务收入总额的制定必然会导致患者过度医疗，不该住院的要住、无须做的检查要做、开大方、卖贵药不一而足（如图 4-1 所示），而上级要求任务目标必须"跳着够"不能"猫腰捡""不让病人吃苦头"的规定，又给这些规定披上了合理的外衣。国家不再补助医生工资，病人成了医务人员的衣食父母，服

---

① 《正定县公社卫生院积极推行联量联责浮动工资制》，载河北省卫生局编《卫生工作情况》第 8 期（1983 年 4 月 4 日），石家庄市档案局藏，档案号：49-1-471。

② 石家庄地区行政公署卫生局：《关于我区卫生系统改革情况和今后意见的报告》（1983 年 7 月 15 日），石家庄市档案局藏，档案号：49-1-454。

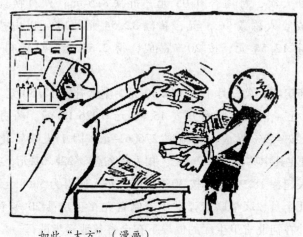

如此"大方"（漫画）

陈一中　礼忠言作

图 4 - 1　如此"大方"（载《健康报》1983 年 7 月 7 日）

务态度改善的代价是病人必须付出日渐高昂的医疗费用。这种现象在改革之初即已发生，除增加病人经济负担外，"有一些卫生院单纯追求经济收入，放松社会卫生工作领导，重治轻防在有些地方有所加重，致使个别大队出现破网现象。各级卫生人员技术训练有所削弱，队伍素质较差，不能很好地适应农村防病治病需要"①。这些现象在当时并非个别现象，虽然在文件中一再明确是"个别县和部分单位"实行经济管理后，出现了不同程度的追求利润指标，一切"向钱看"的偏向；"个别县"医疗事故屡有发生；"个别"防疫站人员少、设备差、经费不足，有些社队卫生防疫工作无人管，但高邑县9 个公社卫生院，一度竟有 5 个无防疫医生，不少县妇幼经费在卫生事业费中所占比例太低，②说明此类现象绝非少数和偶然现象。

随着医院制度改革的深入，有的医院巧立名目，损公肥私，"一切向钱看"的倾向越来越严重。1985 年 3 月，石家庄地区卫生局下发了《抓不良苗头，改不正之风》的文件，指出："改革的方向是对的，但是，在'变'中我们要注意到'不变'，那就是全心全意为人民服务的宗旨不变；国家拿

① 灵寿县卫生局：《关于农村卫生组织管理情况的汇报》（1984 年 1 月），石家庄市档案局藏，档案号：49 - 1 - 497。
② ［马文治同志在全区卫生工作会议上的讲话（修订稿）］《发扬成绩，抓住重点，进一步开创新局面》（1984 年 1 月 19 日），石家庄市档案局藏，档案号：49 - 1 - 482。

大头、个人拿小头的关系不变；加强经济管理、质量管理的要求不变。""变相吃国家、吃集体、肥个人的作风，是新形势下出现的新的不正之风……要坚决纠正，做到令行禁止，使卫生工作健康发展。"[①] 但是，结果并不容乐观。1986 年，深泽县通过深入了解，发现在医院实行经济责任制以后，的确"出现了单纯追求经济效益，把改革和多发奖金画等号，似乎搞改革就是为了钱，只有（发）奖金才能发挥主动性、积极性，忽视了思想教育、医德教育的作用，造成少数人乱开大方，增加公费开支，损害了国家及群众的利益，有损于社会主义医院的名誉"[②] 的现象。

第二节 评析与反思："为什么人的问题"

从 1949 年到 1979 年，是我国城乡医疗卫生制度从无到有的过程，也是不断摸索尝试直至获得成功，最终又转变为反其道而行之的过程。梳理河北省医疗卫生事业的发展脉络可以发现，一是这 30 年的医疗卫生工作始终是围绕着"一个重点"和"一条主线"进行的。"一个重点"即"农村和农民"。1965 年毛泽东在"六二六"指示中明确提出，"把医疗卫生工作的重点放到农村去"。中共"九大"以后，卫生工作借用毛泽东在文艺座谈会上的讲话中提出的"为什么人的问题"，再次将医疗卫生的重点凸显出来。这里的"人"指绝大多数人，而当时乃至现在，中国人口的绝大多数是农民。"一条主线"就是落实卫生工作"四大原则"——预防为主、面向工农兵、团结中西医、卫生工作与群众运动相结合。二者是有机联系的统一体。主线是为重点服务的，重点是主线中的重点。在落实"一点一线"的过程中，不断对医疗制度进行扬弃，最终找到了适合中国国情的制度模式，并取得了举世瞩目的成就。然而，从 1979 年后，仅仅数年的时间，探索了 30 年的成功模式被完全抛弃，中国的医疗卫生制度发生了 180 度的大逆转，走向了另一个极端，于其基础上创建的农村合作医疗制度也同样兴衰与共。

---

① 《抓不良苗头，改不正之风》，载石家庄地区行政公署卫生局编《卫生改革动态》，1985 年 3 月 6 日，石家庄市档案局藏，档案号：49 - 1 - 523。

② 深泽县卫生局：《一九八六年卫生工作总结》（1986 年 12 月 7 日），石家庄市档案局藏，档案号：49 - 1 - 533。

一 医疗卫生制度与合作医疗制度评析

新中国的农村医疗卫生制度几乎是在毫无历史传承的情况下，受农业生产合作化运动的启发，由民众的智慧开创，并在国家的重视与扶持下发展起来的。虽然挫折、弯路在所难免，但正如毛泽东所说："一张白纸没有负担，好写最新最美的文字，好画最新最美的图画。"① 到 20 世纪 70 年代中后期，农村医疗卫生制度与合作医疗制度在新中国农村医疗卫生史上画出了"最新最美的图画"，不但使占全国人口绝大多数的农民有了制度化的健康保障，而且成为发展中国家发展医疗卫生事业的"唯一典范"。

（一）成效及其原因分析

从 1949 年开始，到 1977 年社办合作医疗的普遍建立，这幅"最新最美的图画"完成，用了 28 年的时间，尽管这幅图画仅仅存在了几年时间，却在中国农村医疗卫生史上留下了浓墨重彩的一笔，而那些"最新最美的文字"也永远载入了当代中国的史册，并为其他发展中国家提供了借鉴和启示。

首先，创建了社会主义性质的不以营利为目标的医疗卫生制度，在一定程度上缓解了农民看病难的问题。基本药品降价：1959 年、1960 年、1963 年、1969 年、1973 年、1980 年、1984 年 7 次降价，降幅最高达 95%，最低也有 50%。其中，1969 年降价品种 1200 多种，占全部经营品种 70% 以上，降价金额达 12 亿多元。药品零售价指数，如以 1950 年为 100，1969 年为 20.85，1983 年为 16.42，而且农村的药品价格比城市更低一些。1956 年，手术费约降低 60%，接生费降低 50%，门诊挂号费降低 30%。② 虽然农民是自费医疗，但实际上国家通过补贴供方，为农民提供了基本保障。这种医疗保障方式被称为"价格严格管制下的自费医疗"。伴随着农业生产合作化，新的社会组织——政社合一的人民公社的出现，以县卫生院/县医院、县医院分院/公社卫生院、大队卫生室/合作医疗站为主体的医疗卫生机构的组建与发展，搭建起了农村三级医疗保健网。1972 年公社卫生院普遍实行社办国

---

① 毛泽东：《介绍一个合作社》，《建国以来毛泽东文稿》第七册，中央文献出版社，1992，第178 页。
② 齐谋甲：《当代中国的医药事业》，中国社会科学出版社，1988，第 467～471 页。

助后，具有社会主义性质的福利性医疗卫生制度逐步建立起来。

其次，1965 年"六二六"指示发出后，城市医务人员组成农村卫生工作队一边下乡巡回医疗，一边为农村培养当地留得住、养得起、用得上的半农半医，随后，大批城市医生到农村安家落户，赤脚医生群体的发展壮大，基本解决了农村缺医的问题。至 20 世纪 70 年代中后期，全国赤脚医生总人数达到 180 万，到农村安家落户的城市医务人员也有 10 万人之多。

再次，合作医疗制度的普遍推行，使农民看不起病的问题在不同程度上得到解决。到 1976 年，全国 93% 的人民公社建立了合作医疗制度，在不同的人民公社当中，集体报销基金的比例也各不相同，从 30% 到 90% 不等，平均水准大约为 50%，减轻了农民医疗费用的负担。

最后，医疗卫生制度的建立与合作医疗制度的推行，使农村医疗卫生工作的中心——"一点一线"得到贯彻落实。国家用于卫生事业的经费逐年增加，1976 年比 1965 年增长近两倍，其中 70% 以上用在了农村。[1] 1969 年，全国卫生工作会议明确将"为什么人的问题"[2] 作为"一个根本问题，原则的问题"，强调"毛主席的无产阶级卫生路线最核心的问题，就是为绝大多数人服务"。[3] 因此，"在毛泽东时期，医疗改善最显著的特征是，那些最贫困……的人受到了政府的优待"[4]。尤其是"很重视贫下中农，看个病什么的很照顾"[5]。

在"把医疗卫生工作的重点放到农村去"的过程中，农民看病难、看病贵的问题逐步得到解决，同时，医疗卫生工作的主线——卫生工作"四大原则"也得到贯彻落实。

"面向工农兵"毋庸赘言。工人有劳保，士兵主要来自农村，因此，该原则既是农村卫生工作的重点又是主线之一。

从 1966 年以集体经济为基础的大队卫生室建立，到 1972 年公社卫生院

---

① 《马化民同志在石家庄地区卫生革命经验交流会议上的讲话》（1976 年 5 月 19 日），深泽县档案局藏，档案号：2 - 1 - 345。

② 毛泽东：《在延安文艺座谈会上的讲话》，《毛泽东选集》第三卷，人民出版社，1991，第 857 页。

③ 《全国卫生工作会议纪要》（1969 年 9 月 1 日），河北省档案馆藏，档案号：1027 - 7 - 83。

④ 高默波：《高家村——共和国农村生活素描》，章少泉、喻锋平等译，香港中文大学出版社，2013，第 235 页。

⑤ 《"天生"就是要当医生》，张开宁、温益群、梁萍主编《从赤脚医生到乡村医生》，云南人民出版社，2002，第 97 页。

实行社办国助，医疗机构的硬件设施和医务人员的收入有了制度性保障以后，无利可图的疾病预防工作才真正得以开展。从 20 世纪 60 年代中后期到整个 70 年代，农村基本没有重大疫情暴发，地方病、常见病和多发病也得到初步控制。"预防为主"方针的落实，不但使农民减少了疾病的折磨，也节约了合作医疗基金。

"卫生工作与群众运动相结合"的方针，在当时是以"群防群治"的方式开展起来的。主要形式有：群众性的卫生宣传活动，提高农民的卫生意识，普及卫生常识，降低患病概率；开展群众性的爱国卫生运动，改善农村生活环境；动员群众积极接受预防接种，防止疾病的发生和蔓延；发动群众种植和采集中草药，节省合作医疗基金；等等。在这项工作中，赤脚医生起到了组织、指导的核心作用。

四大方针中，唯有"团结中西医"方针贯彻得不够彻底。一方面，通过"三土四自"，使中草药物尽其用，尤其是社办土药厂普遍建立后，大大降低了医疗成本。另一方面，对于中医本人，却因为"出身"问题，未能做到人尽其才，详情后叙。

综上所述，经过 30 年的发展，我国建立起了一套适应当时国情的农村医疗卫生制度和医疗保障制度——农村合作医疗制度。这两项制度相得益彰，充分显示了社会主义制度的优越性。一方面，国民健康水平大幅度提升。结核病的发病率下降了 60%～70%。法定报道传染病的发病率持续下降。[1] 人均寿命从新中国成立前的 35 岁增加到 1978 年的 68 岁；新生儿死亡率从 1950 年的 250‰下降到 1981 年的低于 50‰。[2] 另一方面，农民的生活质量得到提升。生活质量是指人们客观生活的实际状况以及对生活的满意程度和幸福感受程度，包括客观生活质量，即社会生活条件的实际状况；主观生活质量，即生活满意度和主观幸福感。[3] 1949～1979 年，在生产力水平没有显著提高的前提下，以"一点一线"为核心的各项医疗卫生制度的落实，使农民得到低价、便捷的医疗服务。农民卫生观念和卫生常识从无到有，发病率和死亡率降低，疾病可以及时救治，减少了身心痛苦，提高了健康水平，劳动出勤率提高，增加了家庭收入。

新中国成立之前，感染性疾病是导致死亡的最主要原因。兰安生等根据

---

① 王绍光：《人民的健康也是硬道理》，《读书》2003 年第 6 期。
② 刘雪松：《毛泽东与新中国医疗卫生工作》，《党史博览》2016 年第 5 期。
③ 梁景和：《生活质量：社会文化史研究的新维度》，《近代史研究》2014 年第 4 期。

《国际协定死亡原因表》对京师警察厅试办公共卫生事务所管辖的 5 万居民在 1925 年 9 月 1 日到 1926 年 8 月 15 日之间的死亡原因进行统计。在所统计的 1214 例死亡病例中，有 970 例是死于各类感染性疾病，约占总死亡人数的 80%。1933 年，北平第一卫生事务所发表的居民死因报告显示，感染性疾病依然是最主要的致死原因。该报告对 386 例未经医治而死亡者进行分析，因无知而有病不就医者为 46.9%，赤贫无力就医者为 21%，猝死者为 19.7%，信成药者为 10.6%，迷信求神医者为 1.8%。①

　　而新中国成立后，医疗卫生制度的建立与合作医疗制度的实施，使农民不仅减少了身体上的痛苦，而且增加了劳动收入，使其生活质量得到提高。同时，还提升了农民对自身生命价值的认识，并通过医务人员，表达对党和政府的感激之情。德克萨斯州达拉斯市 Southern Methodist 大学的 Michael Mc-Collough 和戴维斯市加利福尼亚大学的 Robert Emmons 两位心理学家做了关于感恩对于健康的作用的实验，结果表明感恩提高了人们的生活质量。② 农民对生命价值的认知和对党与毛主席的感恩不但提升了农民的幸福感和满意度，还将其直接转化为劳动热情，由此提升出勤率，提高粮食产量，个人生活水平得到提高，所交公粮增多，形成个人与国家互惠互利的良性互动。

　　上述成效的取得，以下三方面因素缺一不可。

　　第一，农村医疗卫生制度的普及得益于国家领导人的高度重视和国家力量在农村医疗卫生方面的强制介入。

　　作为消灭社会"三大差别"的措施之一，1965～1979 年初，"六二六"指示一直是确保农村医疗卫生事业迅速发展的"尚方宝剑"，它的保驾护航，使合作医疗制度在"文革"中，不但没有被破坏，而且得到进一步发展，使中国顺利实现了医疗资源由城市到农村的重大转移。这主要体现以下两个方面：一是在 1965 年至 1977 年间，农村医务人员培训工作的持续进行，由国家提供的带薪免费培训，调动了农村青年学医的积极性，农村医疗队伍得到空前壮大，"缺医"问题基本解决；二是 1972 年后，国家一边出资解决公社医务人员的报酬问题，使其无后顾无忧，一边大力装备县、社两级医院和部分大队卫生室，确保了其发展所必需的人、财、物成龙配套，使农村由缺医少药发展为有医、有药、有机构、有组织的较为完善的医疗卫生体系。

---

① 张大庆：《中国近代疾病社会史（1912—1937）》，山东教育出版社，2006，第 88 页。
② 《研究表明感恩提高了人们的生活质量》，http：//blog. sciencenet. cn/blog - 738133 - 678613. html。

第二，"文化大革命"对农村医疗卫生制度的影响也是重要原因之一。

1966年爆发的"文化大革命"如一石激起千层浪，波及整个中国社会，其范围之广、历时之长、影响之深远，是始料未及的。对于"文革"本身，《关于建国以来党的若干历史问题的决议》已做出明确定性，但是，我们"不能因为某个时期犯了错误，就把那个时期的工作通通否定"，更"不能把'文革'运动与'文革'时期简单画等号，不能因为要彻底否定'文革'，就否定'文革'时期党和政府所做的必要工作和建设上取得的重大成就，更不能因此而否定那一时期党和国家、社会的性质"。① 这些观点如今已成为学者们的共识。

此外，我们还必须将"文革"本身和"文革"影响区别开来。"文革"对社会各领域所造成的影响主要是通过泛政治化的形式和对领袖狂热的个人崇拜来实现的。影响有正面影响和负面影响之分，即使是同一领域，其不同侧面所受影响也会有所差别。因而不能一概而论，必须具体问题具体分析。

"文革"对医疗卫生领域的影响就是一个很好的例子。医疗卫生工作不但被扣上一顶"卫生革命"的政治高帽，而且中央主要领导人也明确表达了他对城乡医疗卫生状况的看法。一抑一扬之间，同在"文革"大背景下，城乡医疗卫生事业的命运却大相径庭。

"六二六"指示中，毛泽东批评卫生部为"城市老爷卫生部"，随后大批城市医务人员下乡培训半农半医，但此次下乡对当时城市医院的工作尚未造成负面影响：

> 医院的工作都有弹性。人员虽然少了，但人的思想革命化了，累点就累点，苦点就苦点吧。人家都下乡了，咱们在家呢！苦点累点大家都没有怨言。所以对医院工作影响不大。②

可是，"文革"爆发后，城市医院的状况发生了变化。

笔者：那您认为"文革"对城市医疗卫生工作有哪些影响？

遇俊卿：那影响可大了。"文化大革命"一开始，医生不念书了，不学专业了，学英语说是崇洋媚外，整天念书说是走"白专"道路。科

① 朱佳木：《论中华人民共和国史研究》，《当代中国史研究》2009年第1期。
② 笔者与原河北省医科大学附属第三医院院长遇俊清医生访谈记录，2008年8月19日。

室打乱了，不分科了，组成综合连队。每一个连队中内科、外科、小儿科、妇产科都有，护士也上手术，能做好吗？整个医疗秩序都给打乱了。那时有人问：你是哪个科的？他说：我是六官科的。怎么回事呢？五官科和妇产科合到一块，不成六官科了吗？就热闹了。我们这有个骨科的大夫，组成综合连队后，一天晚上该他值班，来了一个革委会副主任到这儿看病，心肌梗塞，他骨科的也不懂啊，病人就死了。为这还把他斗了一阵。综合连队，医护不分，科室不分，打乱了医疗秩序，使医疗质量降低了。

那时县医院也是这样。但是到农村医院看病多了，因为城市正乱着呢，正闹派性呢，两派还打呢，那时在县医院工作三五年的大学生就成了反动权威了，挨批斗。各科主任都受批斗了，没有受影响的就是公社以下的医疗机构。①

"文革"运动虽然席卷整个社会，但对于不同地区和不同阶层的影响还是有明显差别的。在农村，"文革"的进展程度是以"六好"来衡量的，即生产好、收割好、选种好、征购好、分配好和保存好。②党中央还明确规定，要"抓革命、促生产"，"要学大寨经验"，"农村人民公社现有的三级所有、队为基础的制度，关于自留地的制度，一般不要变动，也不要搞捐献"，"生产队一般不搞夺权"，"农民不要进城串联。必要时可由人民解放军组织少而精的毛泽东思想宣传队，宣传毛泽东思想，宣传党的方针政策"，"县、人民公社、生产大队、生产队等单位，要普遍地举办毛泽东思想学习班。广大社员、干部和民兵都要参加学习"③，等等。这些指示，使农村的政治环境相对稳定，农业生产得以正常进行，为合作医疗制度的发展提供了必要的条件。而"六二六"指示自然应该包括在学习范围之内，这在稳定农民思想的同时，也使农村的医疗卫生工作受到重视并得到加强。

遇院长关于"文革"对城乡医疗工作不同影响的看法与农村赤脚医生所见略同，关于这一点，赤脚医生王振庄如是说：

那时就是讲全心全意为社员们服务，县医院的批斗会和全县的"斗

---

① 笔者与原河北省医科大学附属第三医院院长遇俊清医生访谈记录，2008年8月19日。

② 《人民日报》，社论，1967年9月24日。

③ 中国共产党中央委员会：《关于今冬明春农村文化大革命的指示》（1967年12月4日），石家庄市档案局藏，档案号：49-1-212。

私批修""右倾翻案风"等对全县的医疗卫生工作没多大影响，反而是促进了卫生工作的发展，这主要是从政治方面促进了。那时候就是讲政治，一切从政治出发，一切围着政治做，把什么都当成政治任务去完成，就是政治统帅一切。说实在的，到现在我还是说，毛泽东时代人们的思想单纯，上边有什么指示，我们就把它变成实际行动，不打折扣，就是完全、彻底为人民服务，完全按照主席的指示去做。①

从"文革"前后农村合作医疗制度在全国的推广速度也可以看出，"文革"期间的泛政治化对县以下医疗卫生工作不但没有阻碍，而且起到强力推动作用。

1955～1968年，"在中共中央的推动和毛泽东的直接干预下，农村合作医疗在全国范围得到了有力的推广。根据长期追踪研究农村合作医疗制度的安徽医科大学卫生管理学院估算，全国行政村（生产大队）举办合作医疗的比重，1958年为10%，1960年为32%，1962年上升到46%"，"到1964年，全国农村只有不到30%的社队还维持合作医疗"，"1968年，全国只有20%左右的生产大队实行合作医疗，比1964年的水平还低"。② 可见，在当时的情况下，仅有中央领导的重视还是不够的，其最高覆盖率尚不及半数。即使是1966年春农村医务人员增多，普建大队卫生室后，农村合作医疗也未见起色。

毛主席再次倡导合作医疗时正值"文革"高潮时期，办不办合作医疗成为"执行不执行毛主席革命路线"的政治问题。故原本群众自发自愿的合作医疗转变为具有潜在强制性的政治任务，自上而下逐级下压，仅仅七八年时间，合作医疗在全国的普及率即稳定在90%左右，接近前14年合作医疗平均覆盖率的4倍。

不可否认，国家运用政治力量强制推行合作医疗制度的确有"一刀切"之嫌，但此"一刀切"主要体现在必须办合作医疗，且必须是"合医合防合药"③的乐园模式，即必须解决农民看病难、看不起病的问题。而具体到实

---

① 笔者与深泽县原城关公社东关大队赤脚医生王振庄访谈记录，2007年5月12日。
② 王绍光：《学习机制与适应能力——中国农村合作医疗制度变迁的启示》，《中国社会科学》2008年第6期。
③ "合医合防合药"即医生报酬由集体负担，社员享受免费预防保健服务，患病就诊时免收门诊费、出诊费、挂号费、手术费，药费也全免或部分免费。

际操作过程中，筹资方式、报销比例等却是依据各社、队的不同情况而定，故不能因"一刀切"地将其全盘否定。可以说，在当时的社会经济条件下，正是"卫生革命"这种特殊方式和毛泽东的个人影响，才使合作医疗备受重视，各项政策上通下达，一直贯彻到最基层。而合作医疗的普及，形成了这样的社会心理："实行合作医疗是毛主席对咱贫下中农的关怀和照顾，有了合作医疗，治病就有了保障，合作医疗是救命的制度。"① 故能充分调动蕴藏在民间的巨大潜能，有效弥补国力不足。

"文革"期间，如火如荼的政治运动，大批城市医务人员下放农村，城市正常的医疗秩序被打乱，的确阻碍了城市医疗卫生事业的发展，但并不能因此否认"文革"期间农村医疗卫生事业所取得的成就。所以，关于"文革"对合作医疗的影响，笔者比较赞同这样的观点：

> "文革"也是有功有过，就农村医疗卫生来说，医生下乡，办合作医疗这都是"文革"中发展起来的。现在为什么又恢复合作医疗呢？肯定是这个合作医疗对农村来说就是有益，所以要恢复。现在城市医生下乡也恢复了，主要是因为进主治医师职称，在农村待不了一年根本进不了。但现在的下乡就是挂个牌，到时候盖个章证明一下，其实人根本就不来。"文革"那时候是必须来，想不来根本办不到，因为不来就等于抵抗毛主席的路线，反对毛主席，谁敢不来？②

第三，集体化时期"三级所有、队为基础"的人民公社体制为合作医疗制度的实行提供了必要的物质保证。

生产队作为农村最基本的生产和经济核算单位，确保了生产队和社员个人两级合作医疗资金的到位。而当时的公社和生产大队除少数有副业收入，可以对合作医疗进行财力支持外，大多只起到领导和管理合作医疗的作用。生产队的存在还直接决定合作医疗制度的主要执行者——赤脚医生的去留。集体化时期，赤脚医生的报酬基本实行单一的工分制，年终赤脚医生工分由其所在的生产队根据当年收成状况分配粮食、折合现金。赤脚医

---

① 深泽县革命委员会：《关于巩固建立农村合作医疗制度的通知》（1969 年 6 月 24 日），深泽县档案局藏，档案号：3-1-41。
② 笔者与深泽县原马里分院合作医疗总站负责人李造圈访谈记录，2007 年 7 月 4 日。笔者认为，此处的"文革"，不应认为是"文革"本身，而应理解为"文革的影响"，即"文革"的影响有积极的一面，也有消极的一面。

生的工分一般比普通农民高，工作又不受季节的影响，故收入较高。较高的收入确保了赤脚医生队伍的稳定，为合作医疗制度的实行提供了最关键的人力资源。

集体化时期的合作医疗制度之所以能在短短十余年的普遍推行中取得举世瞩目的成就，国家领导人的高度重视、国家的政策倾向，以及"文革"的推动作用缺一不可；而这些因素发挥作用，又必须以集体经济为依托。

（二）存在问题及原因分析

受当时经济条件和农村实际情况的限制，医疗卫生制度构成要素及合作医疗运行过程中也有诸多不足之处。

首先，部分农村医务人员的素质比较低。在 20 世纪 60～70 年代培养的赤脚医生中，高小和初中文化程度者占 75%，还有 8% 的人仅受过初小教育，高中及大专学历的只有 17%。受教育条件的制约，学员知识水平也难以和现在同等文化程度的人相比。在技术方面，由于当时农村急需医务人员，赤脚医生的培训一般采取速成的方式，没有经过全面系统的医学基础理论的学习，因而其医疗技术受到局限，只能对付一般的常见病，遇到疑难病症就束手无策。70 年代后，赤脚医生选拔标准的转换在一定程度上破坏了 60 年代树立起来的良好医德医风，出现赤脚医生利用职务之便优亲厚友、看人开药、吃请受贿、贪污合作医疗基金、不坚守岗位等现象。"赤脚医生不赤脚，手拿针头到处跑，小病不愿看，大病看不了，有病干着急，经常找不到"。[①]这则顺口溜反映了广大群众的不满，这些现象严重的大队甚至影响了合作医疗制度的实行。

其次，从医疗设施来看，大队卫生室只能提供最基本的医疗服务，医疗设施、药品严重不足，只能依靠赤脚医生自制一些土器械，以解燃眉之急。由于无法找到河北省大队卫生室设备拥有情况的数据，笔者借用云南省农村合作医疗时期村卫生室设备拥有情况调查结果，以此为参照，可以对河北省乃至全国当时的状况有所了解。

人民公社时期大队卫生室拥有的主要是一些如听诊器、体温计、血压计、药品柜和十字箱等廉价易得的最基本设备，将近半数的卫生室没有胎心

---

① 深泽县革命委员会文教局、石家庄地区革命委员会文教卫生办公室：《关于赵八公社文教卫生战线政策方面存在若干问题的调查报告》（1978 年 3 月 24 日），石家庄市档案局藏，档案号：49-1-376。

听筒和产包，其他设备更是少而又少，拥有比例只有 30% 左右，有的甚至低于 20%。而河北省部分大队卫生室的实际情况比这还要简陋，除上述最基本的设备外，只有产包较为普及，少数卫生室备有拔牙钳子、手术刀等小型医疗器械。大队卫生室根本没有胎心听筒、冷藏箱、体重秤、骨盆测量仪和妇科检查床等设备，胎心听筒通常由听诊器代替，一般诊断床也兼作妇科检查床，高压消毒锅拥有量也很少。

　　一般情况下，医疗设施和药品的缺乏是医疗事故的诱因。集体化时期赤脚医生发生医疗事故原因主要有两个方面。一是消毒不严格引起的针眼感染。这种现象比较普遍，因为绝大多数大队卫生室没有高压消毒锅，注射用的针管和针头一般靠水煮消毒，但是根据笔者在深泽县的调研发现，整个集体化时期的文献资料中，仅在《深泽县志》中有一条由于赤脚医生违反操作规范导致病人死亡的记载。为了解当时医疗事故的确切情况，笔者针对这个医疗事故进行了大量访谈。以下是笔者关于医疗事故问题的部分访谈实录：

实录一

　　笔者：你们自制过药品吗？

　　翟银开：我们自治过西药，我们有个离子交换器，水一过交换器，就成蒸馏水了。蒸馏水再加上药，然后再过滤、分装、消毒，我们制过普洛卡因、当归液、元胡液，蒸馏水等一些简单的药品，都是针剂。

　　笔者：你们自治的针剂就用来给病人打针，出过什么医疗事故吗？

　　翟银开：没有。

　　笔者：那时候医疗条件那么差，怎么反倒没有出过医疗事故呢？

　　翟银开：都是经过专门培训、学习过的。我们就按要求做，制得不多，也没出过事。大小事都没出过。

　　笔者：那时消毒能消得很好吗？

　　翟银开：能，县里给了个高压消毒锅，我们是首先办合作医疗的，县里比较支持，一般地方都没有，都是直接用普通锅煮。针管、输液线可以煮煮，重要的东西还得用高压消毒锅才行。[1]

---

[1]　笔者与深泽县原马里公社南冶庄头村赤脚医生翟银开访谈记录，2017 年 5 月 5 日。

实录二

笔者：那时你们出过医疗事故吗？

王振庄：没有。

笔者：为什么，当时医疗条件那么差？

王振庄：细心。这里边主要是对病人的责任心。自己要时时刻刻把病人当作自己的亲人，细致，谨慎。医生必须时时刻刻想着病人就是自己的亲人，这个到什么时候也不能变。只要想到这个以后，就会少出事故，或者不出事故，因为你把病人当成自己的亲人了。我们在学习班也上政治课，上课的老师经常给我们灌输：你们别指着这个赚钱，病人找到你后，这就是你的亲人，把病人当成自己的亲人，你就不出事故，病人也好得快。就是这样。①

实录三

笔者：你们曾经出过医疗事故吗？

郭永民：出过。青霉素过敏，做了皮试，就是自己不相信自己。皮试后红肿范围超过1厘米，还是用药，主要是药打开了，怕不用就浪费了。有好几个差一点就有生命危险，后来就不敢了。②

实录四

笔者：你们以前出过医疗事故吗？

马路江：基本上没有医疗事故。

笔者：那时候医疗条件又不好，怎么会没有医疗事故呢？

马路江：那时的输液线都是胶皮管，用过后，缠吧缠吧在锅里一煮，就接着用，哪有现在的一次性的？如果有什么输液反应，打个针也就过了，没死过人。咱干什么都得什么小心，针管、针头经常煮，用一次换一个针头。

---

① 笔者与深泽县原城关公社东关大队赤脚医生王振庄访谈记录，2007 年 5 月 12 日。

② 笔者与深泽县原城关公社西赵庄大队赤脚医生郭永民访谈记录，2007 年 7 月 7 日。

那时南关有一个赤脚医生打链霉素,打死人了,把家属都快急疯了。我们都比较细心,打青霉素、链霉素都比较细心。①

实录一中翟银开所在的大队是深泽县第一个实行合作医疗的大队,县、社两级非常重视,医疗器械比其他大队要多一些。翟本人对工作也尽职尽责,曾当选过石家庄地区模范赤脚医生。实录二中王振庄是城关公社东关大队卫生室负责人,该大队第二个实行合作医疗。王因工作特别突出,曾作为河北省代表参加了1970年8月在北京举行的中国人民解放军北京军区活学活用毛泽东思想积极分子第三次四好连队代表大会,并得到毛主席的接见。他所在的卫生室还因此获得省卫生厅奖励的一口高压消毒锅,所以没有医疗事故发生。

实录三、四中的赤脚医生及其大队卫生室则都很普通,没有什么显赫的历史,医疗设施也更为贫乏。他们在行医过程中出现的青霉素类药物过敏反应引起的医疗事故,其根源就在于当时药品缺乏,赤脚医生有惜物的心理。

从以上事例我们可以看到,赤脚医生用自己的细心、谨慎尽力维护着村民的健康,无论是制药还是诊断治疗,都一丝不苟,高度的责任心部分弥补了物质方面的不足。

另外,当时老百姓卫生知识的贫乏和乡土社会浓厚淳朴的人情也部分地消解了医疗事故的负面影响。曾在城关公社卫生院主管防疫工作的王贞林医生分析了当时医疗事故少的原因。

笔者:那时反映到公社卫生院的医疗事故多吗?

王贞林:不多。

笔者:是真不多还是人们不愿让人知道?

王贞林:反正我们这儿知道的不多,也可能有,人们不往上反映,那时人们思想意识差。比较常见的问题是注射后的针眼红肿、感染,因为不会造成什么严重后果,过几天就好了,所以大家都不太在意。如果出现稍微严重点的问题,通过私人关系,可能两家关系不错,或者病家认为,我总找人家看病来着,即使有时候医生有什么差错,也就认了。

笔者:要是小毛病可以这样解决,那如果是出了人命怎么办?

王贞林:那时没有发现因为医疗事故死人的纠纷,很少有那种情

① 笔者与深泽县原城关公社大王庄大队赤脚医生马路江访谈记录,2007年6月21日。

况。那时老百姓缺乏卫生知识，就是医生的做法有点毛病，他们也挑不出来，因为他们什么都不懂；就是医生看错了，他们也不知道。①

根据笔者正面和侧面的大量调查，赤脚医生时代，深泽县仅发生上述一例链霉素未经皮试，直接注射导致患者死亡的严重医疗事故，与县志记载吻合。

再次，由于合作医疗以公社和生产大队为单位主办，基层干部对合作医疗重视程度因当地经济发展状况不同而不同，合作医疗在发展过程中存在空间和时间上的不平衡以及报销比例高低的差别。

以1974年为例（见表4-1），深泽县在实行合作医疗的公社中，合作医疗比例从27%至100%不等，差距极大。各地合作医疗报销比例从30%到90%不等，农民受益程度也不尽相同。部分大队的合作医疗时停时办，缺乏连续性，使合作医疗的优越性难以充分发挥出来。个别大队"干部吃好药，社员吃草药"的不平等现象也使合作医疗制度的声誉受到影响。在接受笔者访谈的村民中，还有些人甚至对当年曾经轰轰烈烈的合作医疗制度一无所知，或完全不记得了。

表4-1　1974年深泽县合作医疗实行情况　　　　单位：人,%

公社	生产大队数	已办合作医疗大队数	比例
城关公社	26	20	77
耿庄公社	10	8	80
西河公社	15	15	100
铁杆公社	15	13	87
马里公社	11	9	82
大直要公社	11	10	91
古罗公社	7	7	100
留村公社	10	3	30
羊村公社	3	1	33
赵八公社	15	4	27
合　计	123	90	73

资料来源：河北省深泽县革命委员会卫生局《关于合作医疗调查情况的汇报》（1974年3月1日），深泽县档案局藏，档案号：16-1-26。

---

① 笔者与深泽县原城关公社卫生院防疫医生王贞林访谈记录，2007年6月25日。

最后，也是最令人诟病的，就是卫生工作最为突出的"革命化"和"政治化"。"革命化"与"政治化"犹如一把双刃剑，在推动农村医疗卫生事业发展的同时，也衍生出一些问题。

其一，在大力推动中草药利用的同时，又因家庭出身而限制中医的作用，影响了"团结中西医"方针的落实。

与民国政府压制、消灭中医的政策不同，毛泽东非常重视和推崇中医中药。他认为："中西医比较起来，中医有几千年历史，而西医传入中国不过几十年。直到今天，全国人民疾病的诊疗依靠中医的仍占五万万以上，依靠西医的则仅数千万（而且多半在大城市里）。因此，若就中国从有史以来的卫生保健事业来说，中医的贡献与功劳是很大的。""中国有六万万人口，是世界上人口最多的国家。我们人民所以能够繁衍，日益兴盛，当然有许多原因，但卫生保健事业所起的作用必须是其中重要原因之一。这方面首先应归功于中医。"

1954年6月5日，毛泽东在与时任北京医院院长的周泽昭谈话时，说："对中医问题，不只是给几个人看好病的问题，而是文化遗产的问题，要把中医提高到对全世界有贡献的问题。……看不起本国的东西，看不起中医，这种思想作风是很坏的，很恶劣的。西医要向中医学习。第一，思想作风上要转变。要尊重我国有悠久历史的文化遗产，看得起中医，也才能学得进去。第二，要建立研究机构。不尊重，不学习，就谈不上研究。不研究，就不能提高。总是有精华和糟粕的嘛。这项工作，卫生部没有人干，我来干。"毛泽东的态度十分坚决，提出"我来干"，其实是严厉地批评了卫生部。

毛泽东重视中医药的保护和发展。毛泽东在中医药材的种植、流通，中医药典籍的保护、整理，中医师的培训等方面做了很多具体的指示："中药应当很好地保护和发展。我国的中药有几千年历史，是祖国宝贵的财产。如果任其衰落下去，那就是我们的罪过。……至于对中药研究，光做化学分析是不够的，应进而做药理实验和临床实验，特别是对中药的配合作用更应注意。""中医医书如不整理，就将绝版，应组织有学问的中医，有计划有重点地先将那些有用的……编出一套系统的中医书来。"

1958年10月11日，毛泽东在写给杨尚昆的信中指出："我看如能在一九五八年每个省、市、自治区办一个七十到八十人的西医离职学习班，以两年为期，则在一九六〇年冬或一九六一年春，我们就有大约二千名这样的中西结合的高级医生，其中可能出几个高明的理论家。……中国医药学是一个伟大的宝库，应当努力挖掘，加以提高。"①

从以上毛泽东的多次谈话和指示中可知，无论是从新中国成立初期解决缺医少药问题的考虑，还是从中医学的长期发展考虑，毛泽东都是非常认可和重视中医中药的；而且，在其大力倡导下，中草药在合作医疗中也确实得到广泛运用。然而，在那个出身决定一切的时代，虽然强调"团结中西医"，甚至鼓励西医学习中医，但是对于家庭出身不好的中医（大部分中医因为家庭经济状况好于普通农民而被划为中农以上成分），还是被剥夺了行医的权利，更不能进入合作医疗体系内，甚至不惜以合作医疗停办为代价。

1965 年，河北省中医人数有 2.18 万多人，1970 年下降到 9500 多人，减少了约 56.4%。这 9500 多名中医大多分散在省级医疗卫生部门和工矿企业单位中，县以下数量极少。有的县医院甚至地区医院只有 1～2 名中医，而且年龄已五六十岁。衡水地区由于中医人员严重不足，西医学习中医班无法开办。② 栾城县有两个大队把成分不好、历史复杂的老医生撤换掉，而新培训的赤脚医生技术水平低，经验少，在社员中没有威信，病人大多外出看病，药费开支大，致使合作医疗开办不久就停办。③ 笔者在深泽县的调研中，也发现多名中医因家庭出身问题被剥夺了开处方的权利，不敢给村民看病。这种情况到 1979 年以后才有所改变。

其二，过分强调政治和大批城市医务人员下放对城市医院工作造成负面影响。

1971 年以后，城市（包括县城）医院门诊和住院病人显著增加。一是农村连年丰收，农民生活水平有所提高，加上广泛实行合作医疗制度，过去无力到城里治的病，现在也可以到城市医院治疗；二是新厂矿不断建立，工人不断增加；三是"文革"以后药品降价，医院取消了住院押金和其他一些不合理的制度，降低了就医门槛。河北新医大学附属第二医院第一季度门诊病人数比上年同期增加 33%；保定市第二医院第一季度门诊病人数比上年同期增加 3%，住院病人数增加 12%。

与此同时，为了贯彻"六二六"指示，1970 年冬至 1971 年春，河北省

---

① 刘雪松：《毛泽东与新中国医疗卫生工作》，《党史博览》2016 年第 5 期。
② 河北省革命委员会卫生局：《关于招收部分护士学员补充县级医院的请示》（1971 年 9 月 29 日），河北省档案馆藏，档案号：1027－7－87。
③ 石家庄地区革命委员会卫生局：《关于当前合作医疗情况的报告》（1971 年 5 月 19 日），河北省档案馆藏，档案号：1027－7－7。

县及以上医院有41%的人员到农村安家落户，还有一些医务人员陆续调出支援"三线"和新建厂矿企业。因此，出现了一些非常尖锐的矛盾。一是医务人员少，门诊病人多，出现检查时间短、医疗质量低的问题。河北新医大学附属第四医院约每3分钟看一个病人，衡水地区医院中医科约每4分钟看一个病人。有的医院为了解决这个问题又采取限量挂号的办法，有的病人等一两天都看不了病，只好半夜就到医院排队挂号。二是占用陪床人员多。新医大附属第二、三、四医院，保定市第二医院，衡水、沧州地区医院陪床人员均占住院病人的80%以上，有的陪床人员比住院病人还多。陪床人员的增加，不仅影响医疗工作，还严重影响"抓革命、促生产"。宣化钢铁厂一个2000多人的车间，1970年因陪伴病人就占去4600多个劳动日。三是医护人员工作时间长，门诊医生经常加班加点，病房由三班制改成两班制，护理人员每天工作时间长达十三四个小时。这一年还要完成到农村安家落户人数达到城市卫生人员的60%的硬任务。

城市紧缺的不仅是医生，医院的护理人员也存在人数少、年龄大的紧张局面。几年来从未培养过新的医护人员，反而通过"文化大革命"，清洗了一部分"钻进卫生队伍的阶级敌人"，加之一部分老弱病残已退休或不能坚持正常工作，以及一部分有经验的护理人员转为医生，导致城市医院护理人员相当紧缺。

"文化大革命"前，河北省市及以上医院护士占医护人员总数的60%，到"文革"中期，护士只占24%。邢台等18个县及以上医院有医务人员528人，其中医生403人，护士只有125人。除去休产假、病假和支援"三线"、海河工地、出差等人员，坚持在病房上班的医生只有92人，护士只有65人。而且护士年龄普遍较大，为30～50岁，20多岁的几乎没有。定县医院病房护士共6人，45岁以上的1人，36～40岁的3人，30～35岁的1人，28岁的1人。河北新医大学附属第二医院护士的平均年龄在33岁以上。医务人员特别是护理人员的大量减少及现有护士的年龄增长，严重地影响医疗和护理质量。

县及以上医护人员大量减少，到医院门诊和住院的病人反而增加，因此城市医院普遍出现了"三长一短"的现象，即病人等候挂号时间长，等候看病时间长，等候取药时间长，诊断治疗时间短。这种现象不仅造成医疗质量急剧下降，还引起病人强烈不满。特别是由于护理人员减少，造成陪床人员显著增加。邢台地区18个县及以上医院住院病人有1811人，陪床人员就有

1888 人。石家庄县及以上医院病人与陪床人员之比为 1∶1.7。河北新医大学附属第二、三、四医院陪伴人员均占住院病人的 80% 以上，占用大量劳力，影响工农业生产。

医生的严重不足，已经影响到医疗质量，而在岗的医务人员还必须拿出大量时间参加各种政治活动和生产劳动，因此，人员缺乏和过度劳累导致医疗事故频发。1971 年 9 月 26 日，吴桥县娄子铺大队纪洪智患慢性阑尾炎，当时两个外科主治医都去参加"批林整风会"，只能让一个刚出校门的医生给她做阑尾切除术。这位刚学外科时间不长的医生做麻醉兼作指导，因缺乏经验，导致患者手术止血不充分，无菌操作不良，术后切口和皮下组织大面积渗血感染，形成败血症，住院两月余。

吴桥县医院新学外科的医务人员给罗屯公社李思孟大队社员做子宫摘除术，因手术不熟练，误伤患者输尿管，造成患者一侧肾脏切除。社员马某某怀双胞胎有阴道出血现象，怀孕三个月像六个月，被误认为葡萄胎打开了腹腔。社员王某某因陈旧性胰腺炎引起腹膜炎，被误认为是阑尾炎、子宫穿孔，进行剖腹探查术，给患者造成不应有的痛苦。①

这种现象不仅在河北，其他地方也很严重。1972 年 9 月，卫生部军管会转发了衡阳地区革命委员会生产指挥组上报的《关于常宁县医疗事故的调查报告》。调查发现医疗事故 53 起，其中 1969 年以前 19 起，1970 年 18 起，1971 年 11 起，1972 年仅 1～3 月就发生 5 起。其中造成死亡的 34 起。通过对事故原因的分析得知，除业务水平低的客观因素外，县医院医务人员抽调搞其他工作过多，医院在岗人员过少，工作忙乱也是重要原因。常宁县医院平时医务人员只有 20 余人，而经常住院的患者有 180 人左右，门诊病人平均每天 300 人次。医务人员上了白班上晚班，休息时间还要参加劳动，过度疲劳，导致工作精力不能集中。1970 年 11 月 12 日，只有一个护士带一个实习学生上门诊，实习学生给一患儿注射青霉素，误以为护士已经做过皮内试验，结果注射后引起其过敏死亡。②

另外，"文化大革命"期间，实行医护"一条龙"，医护责任不清，医

---

① 吴桥县革命委员会卫生科：《关于对几年来发生医疗事故的总结报告》，载河北省革命委员会卫生局编《卫生工作情况》第 5 期（1973 年 2 月 20 日），河北省档案馆藏，档案号：1027 - 7 - 10。

② 卫生部军管会转发衡阳地区革命委员会生产指挥组上报的《关于常宁县医疗事故的调查报告》（1972 年 9 月 23 日），河北省档案馆藏，档案号：1027 - 7 - 90。

生不愿做护理工作，护士完不成治疗诊断任务，影响了医疗质量的提高。

过度强调政治，在政治任务的高压下，城市医务人员面临艰难抉择：一边是城市的大医院，条件、环境都相对较好，而且可每天与家人团聚；一边是脏乱差的偏僻农村，条件简陋的公社卫生院，离家远，交通不便、生活不便，而且还会影响子女的教育和前途。关于当时的情况，曾经在深泽县下乡的河北省医科大学附属第三医院医生遇俊卿如是说：

> 城市医生到农村安家落户难度大一些，但那时候政治压力太大了，一般人顶不住，不下去的人很少。我们医院到农村安家落户的都下去了，全家都走了，带着孩子。大部分在县医院，个别的到了公社医院，"文革"结束后才回来。还有的在农村生儿育女，一大家子人了，就不回来了。……我们一起去深泽下乡的医生李梦茹，后来又跟着她爱人一起到赵县安家落户。她爱人思想也挺进步的，是个全科医生。"文革"后她爱人去世了，她也没有回来。1965 年我们下去办培训班。办培训班再困难，咬咬牙能挺过来呀。我就不主张城市医生下乡到农村安家落户，下不去。我的父母、爱人、孩子都在城市，让我下去，我能下去吗？现在没有那时候的思想觉悟。真正能和农民吃到一块、住到一块的医生就得从农村培养。①

其三，"文革"后期，合作医疗被强行与政治附会在一起，为其解体埋下了伏笔。

1975 年夏，中央一位领导在接见外宾时，曾谈及我国农村实行的赤脚医生制度。他以极其诙谐而又生动形象的比喻指出，赤脚医生在专业技术上应不断学习、进步、提高。他说，赤脚医生现在虽然是"赤脚"，但以后是要"穿草鞋""穿布鞋""穿皮鞋"的。这次谈话内容，当时由于政治原因没有公开发表，只在内部传达过。但是在 1976 年 4 月的《红旗》（总第 233 期）杂志上刊载一篇题为《反击卫生战线右倾翻案风》的署名"苗雨"的文章，把上述言论当作"修正主义"引述出来予以批判，说其否定赤脚医生、合作医疗等社会主义新生事物。

在做调研时，笔者在那个特殊的年代、特殊的政治环境下，不但关于赤

---

① 《把医疗卫生工作的重点放到农村去》，载梁景和主编《中国现当代社会文化访谈录》第一辑，第 189～191 页。

脚医生的言论被曲解，还将其与合作医疗捆绑到一起。没有料到的是，这子虚乌有的事件可能为合作医疗的最终解体埋下了隐患。

上述存在问题中，医务人员技术水平低和医疗器械少的问题对合作医疗的影响是暂时的，是可以通过经济发展、医学教育和科技发展来解决的。"政治化"与"革命化"对医疗卫生制度与合作医疗影响的前两个问题随着"文化大革命"的结束而消除了，唯有最后一个问题，使本来就已经失去根基的农村合作医疗遭受灭顶之灾。

二　反思与启示

王绍光先生在《学习机制与适应能力——中国农村合作医疗制度变迁的启示》一文中，将中国农村医疗卫生融资体制划分为 5 个阶段，即医疗合作的萌芽（1954 年以前）阶段，合作医疗的兴起（1955～1968 年）阶段，合作医疗的普及（1969～1978 年）阶段，传统合作医疗的衰落（1979～1985年）阶段，新型合作医疗的探索（1986～2008 年）阶段。"过去 60 年，这个领域每次发生变化，其走向都与中国整体的政策/制度走向十分吻合。这样，回顾该领域过去 60 年的变化就具有了普遍意义。"[1]　如今又一个 10 年过去，在这 10 年间，2009 年开始新一轮医改，新农合制度也在不断进行调整，直至 2017 年与城镇居民医保并轨，统称为城乡居民医疗保险制度。如今，农村合作医疗已经正式成为历史，但上述观点依然适用。"读史使人明智"，通过梳理历史发展的脉络，进行反思，可以使我们透过纷繁复杂的历史表象，学会独立思考和理性分析，从而抽象出历史的规律与本质，在解答历史留给我们的谜题的同时，也可以理性认识指导我们正在进行和将要进行的各种社会实践。

（一）1949～1984 年农村医疗卫生制度变迁的脉络

1. 城市—农村—城市：医疗卫生制度重点的迁移

新中国成立后，医疗卫生工作的重点在城乡之间的反复迁移，可大致分为 4 个阶段。

---

[1]　王绍光：《学习机制与适应能力——中国农村合作医疗制度变迁的启示》，《中国社会科学》2008 年第 6 期。

第一阶段：从 1950 年到 1957 年，先城市、后农村。这一时期，地方卫生行政和医疗机构体系刚刚开始进行拓荒性建设，人力、物力、财力等硬件以及管理经验、医疗技术和相关制度等软件皆不具备。因此，国家虽有心，但因经验、财力、人力所不及，在具体政策的制定中，仍然是先城市、后农村，或者也可以说是重城市、轻农村。省、专、市公立医院经费几乎全部由财政拨款，而县镇则基本属于自供自给。缺人少钱的县镇医疗机构发展缓慢，要么濒临垮台，要么抬高药价，农民看病难、看病贵的问题依然如故。而 1955 年中央文教会议提出"今后国家对农村的卫生所采取由多补助到少补助以至不补助的办法"，更是雪上加霜，不但使其发展举步维艰，而且不利于"预防为主"方针的落实。同样的原因也导致地方各级卫生部门配合不力，尤其是农村医疗机构的建立和发展，完全是左右摇摆，一波三折，反复整顿，与轰轰烈烈进行的"三大改造"形成巨大反差，致使国家制定的卫生工作的方针难以贯彻执行。

此时的农村医疗基本处于完全被动的状态，农村医生对组织机构的频繁变动无所适从，感觉前途迷茫。同时，医疗机构的反复调整也给村民就诊带来了诸多不便。

第二阶段：从 1958 年到 1963 年，农村医疗卫生工作被决策层忽视。这一时期国家的社会主义建设遭受了重大干扰，先是生产"大跃进"的狂热，紧接着三年自然灾害带来的吃饭问题，使农村医疗卫生事业的发展备受排挤和牵连，连一向重视卫生防疫工作的中央也无暇顾及。1951 年 9 月 9 日，毛泽东在批复贺诚给中共中央关于防疫工作的报告中曾指出："各级党委对于卫生、防疫和一般医疗工作的缺乏注意是党的工作中的一项重大缺点，必须加以改正"，"至少要将卫生工作和救灾工作同等看待，而决不应该轻视卫生工作"。① 但是，7 年之后，在笔者搜集到的 400 余份关于伤寒疫情的档案资料中，尚未看到国家在 1958 年后出台的全国各地疫情通报以及统一部署防治疫情的文件。对"大跃进"时期河北乃至全国严重的伤寒疫情，只有个别资料中有一句"抓了工作，忘了生活"，如此轻描淡写地一笔带过，从此再无下文。

在 1962 年的全国卫生厅（局）长会议上，河北省将这一问题反映出来，并明确提出："卫生事业是社会福利事业，国家或有条件的公社、生产队举

---

① 《毛泽东文集》第六卷，人民出版社，1999，第 176 页。

办卫生事业是社会主义国家性质所决定的，是在农村基层卫生工作的阵地中，社会主义是不是要占领（的问题）。解放十几年来的事实证明，国家在农村举办卫生事业是非常必要的。"同时，呼吁"对公社以上医务人员（包括集体举办）均应供给商品粮，对前一段转吃农业粮过头，而且不能很好安排工作的，要有步骤地调整过来……加强农村卫生工作的领导，县卫生科均应保留独立的建制和一定数量的编制，与文教局合并的应予分开"①。

应该说，这些建议确实符合社会主义发展方向和中国国情，也是防疫工作所必需的。然而，在当时的政治、经济大环境下，这些合理化建议却因与精简政策相违背而未被采纳。地方政府虽尽力防治，但终因受当时国家政策的制约，导致疫情防而不止，农民的健康和生命遭受严重损失。

第三阶段：从1964年到1978年，农村成为医疗卫生工作的重点。这一时期，国家医疗卫生政策与之前发生了根本性的转变，其标志性的事件一是副霍乱入侵河北，危及北京，这是转变的起点；二是"六二六"指示强调了医疗卫生政策的重点就是农村，指出了转变的方向；三是"文革"期间农村合作医疗制度的推行和城市医务人员下放农村安家落户，为政策转变提供了制度和人力的支持。

副霍乱传入河北本是坏事，可它不但直接促进了河北防疫工作，还给农村医疗卫生事业的发展提供了契机，最终使"把医疗卫生工作的重点放到农村去"的指示得以出台。此后，借助"文化大革命"的政治威力，国家卫生政策通往乡村社会的道路逐渐修建起来。1972年，社办国助普遍实行，自上而下的卫生政策渠道完全畅通，农村三级医疗保健网、合作医疗也才得以重建和发展。图4-2展示了城市医务人员响应号召到农村去的情形。

中央和地方两级政府的密切合作，促进了医疗卫生资源向农村的倾斜，"面向工农兵""预防为主""卫生工作与群众相结合"的三大方针才得以真正落实。在这个过程中，农民作为重点服务对象，受到前所未有的优待。赤脚医生群体和普通农民的主观能动性也被激发出来，通过中草药的采、种、制、用的"群防群治"，弥补了合作医疗资金和药品的不足。

第四阶段：1979年至1984年。市场化改革后，医疗卫生机构从下往上逐步被推向市场，先是大队卫生室承包给个人，乡村医生再次开始个体行

---

① 河北省卫生厅：《关于河北省农村基层卫生组织调整情况和今后意见（供全国卫生厅局长会议汇报参考）》（1962年10月），河北省档案馆藏，档案号：1027-2-601。

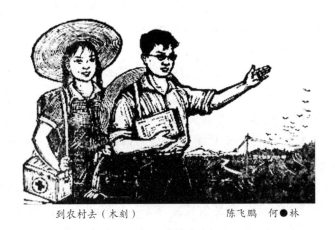

到农村去（木刻） 陈飞鹏 何●林

图 4-2 到农村去（载《健康报》1964 年 7 月 15 日）

医；后是公社卫生院改革，自负盈亏；最后，国家逐渐减少县及以上医院的投入，整个医疗卫生系统实现了市场化、商业化的转型。

综上所述，从 1949 年到 1979 年，在国家层面，农村的医疗卫生事业经历了被重视、被边缘化和成为重点与核心的三个阶段，伴随其在国家决策中的重要性的变化，与之相应的医疗卫生制度不断进行扬弃，从新中国成立初期国家投资过少的"自供自给"到人民公社初期的"统一核算"，再到调整时期的"自负盈亏"和个人开业的重新出现，再至 20 世纪 70 年代"社办国助"全面实行和大队合作医疗站的普遍建立，30 年的不断摸索与反复尝试，终于确立了适合中国国情的、以国家和集体为主体的医疗保障体系，在国家财政投入和个人缴费极低的情况下，使占中国人口绝大多数的农民有了基本的医疗保障。

以 1979 年为分界线，医疗卫生工作的重点进行了反向迁移。

"共和国的六十年，有两个充满斗志、激情四射的词汇，即'革命'和'改革'。这两个词集中反映了两个三十年的共和国的政治、经济、社会和文化的轨迹。"① 医疗卫生制度也不例外，从城市到农村的转变过程中，采取的是"革命"的手段；从农村再回归城市，则是市场化"改革"的结果。

经过了新中国成立初期城乡医疗卫生机构的组建和制度的不断调整，

---

① 王绍光、潘毅、潘维、贺雪峰、强世功、张静、单世联等：《共和国六十年：回顾与展望》，《开放时代》2008 年第 1 期。

至 1964 年，农村三级医疗保健网开始恢复和重建，以"医院革命化"为口号，以面向农村、服务农民为目标的"卫生革命"拉开了序幕。开门办院，送医送药送手术下乡，方便群众，减轻农民经济负担。这样做的后果是医院门诊量减少，但也只有这样，医院才能抽出人力下乡进行疾病普查普治，尽早发现病患，做到早发现早治疗，在减少患者痛苦的同时，还能避免小病发展成大病以致增加治疗难度和经济负担。1964年，深泽县医院医疗队在大梨园、小梨园两个村普查时，发现两个村庄就有 30 多个需要做手术的病人没去医院就医，因而得出结论："农民群众不是没病，而是因为钱少，没条件出门治病。"只有办面向农民的"农村式医院"才能真正满足农民的需求。① 而"六二六"指示的适时出台，则使农村的办医目标不但更加明确，而且成为一种政治任务和社会行为。随后农村合作医疗制度作为"卫生革命"的中心内容，使"革命"的中心下移到社队一级，强调通过互助合作的方式，依靠集体的力量解决农民看不起病的问题。与此同时，对广大农村医务人员"思想革命化"的教育和要求则确保这一目标得以顺畅实现。

"医院革命化"、"卫生革命"和"思想革命化"三个"革命"加起来，为农民的健康提供了三位一体的制度保障，使"六二六"指示原原本本地迅速落实到农村。因此，农民才会有如此发自内心的表达："过去是请医如拜相，买药贵如金，穷人有了病，小病抗，大病躺，重病等着见阎王。现在是，人民的医生为人民，送医送药走上门，社会主义就是好，全靠毛主席来领导。"② 如图 4 - 3 所示。

然而，1979 年春，全国卫生厅（局）长会议后，"把医疗卫生工作的重点放到农村去"的重要指示在各级领导部门发出的文件中悄然消失。农村医疗卫生工作失去了明确的航向和政策的保障。

20 世纪 80 年代初期，"中央决策者对农村合作医疗采取了放任自流的态度。改革开放以后，人民公社、上山下乡、样板戏、工农兵上大学等一系列毛泽东时代的革命遗产都遭到否定。虽然中国政府从来没有明确否定过农村合作医疗体制，但在全盘否定'文革'的背景下，当时卫生部门不少人还是

① 深泽县人民委员会卫生科：《关于 1964 年卫生工作总结》，石家庄市档案局藏，档案号：49 - 1 - 190。

② 深泽县革命委员会卫生局：《1974 年卫生工作总结》（1974 年 12 月），深泽县档案局藏，档案号：16 - 1 - 10。

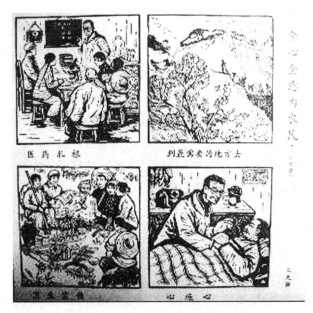

图 4 - 3　全心全意为农民（载《健康报》1965 年 8 月 18 日）

把合作医疗看作人民公社的副产品、'文革'的产物，要加以彻底否定。"①
故以实行合作医疗制度为目标的"卫生革命"自然寿终正寝。而以公社卫生
院为中心的医疗体制改革，则全然改变了以往医疗卫生制度的定位与目标。

2. 国家—市场：医疗卫生制度主导力量的反复转换

总体而言，1979 年之前，引导农村医疗卫生制度的指挥棒始终高举在国
家手里。国家通过政治动员、经济援助以及意识形态的灌输，使农村的医疗
卫生状况发生了翻天覆地的变化。

早在 1950 年 8 月《对第一届全国卫生会议的指示》中，毛泽东就明确
提出："卫生工作是一件关系着全国人民生、老、病、死的大事，是一个大
的政治问题，党必须把它管好。"这一指示为毛泽东时代的医疗卫生政策定
下了基调，成为新中国责无旁贷的神圣职责。虽然"大跃进"曾干扰过国家
对这一份责任的担当，但是 20 世纪 70 年代，从人、财、物三方面的大力支
持和对农村公社卫生院的重点建设已经在很大程度上进行了弥补和纠正，尤
其是对公社卫生院的建设和对公社医务人员收入的保障，真正撑起了农村三

① 王绍光：《学习机制与适应能力——中国农村合作医疗制度变迁的启示》，《中国社会科学》
2008 年第 6 期。

级医疗保健网。

国家对农村医疗卫生事业的支持和扶助，大致可以分为两个阶段：第一阶段为从新中国成立至"六二六"指示发出前，此阶段主要采取降低医疗费用、发放医疗补助款、派出医疗队进行巡回医疗等方式，因此我们也可称之为"授之以鱼"阶段；第二阶段为1965年下半年至20世纪70年代末，此阶段以"六二六"指示为导向，国家卫生政策向农村大力倾斜，在农村医务人员在地化培训、动员城市医务人员到农村安家落户的同时，大力装备农村公社卫生院，提高农村社、队两级的医疗水平，彻底解决农村缺医少药的问题，因此亦可称之为"授之以渔"阶段。

1950年11月，政务院就发布了关于医院诊所免征工商业税的规定，后紧随中央财政部一再放宽私立医院诊所免税尺度的指示。这些措施鼓励了医务人员的工作积极性，对人民卫生保健事业起到了扶植的作用。1956年，进一步贯彻医疗机构免征工商业税的政策，财政部、卫生部等联合发出《贯彻医疗机构免征工商业税规定》[1]，放宽了对农村医疗机构的免税条件，促进了农村医疗卫生事业的发展。不久，卫生部根据全国工会劳动保险生活住宅工作会议的建议、第一届全国人民代表大会第三次会议中代表们的意见，以及群众来信反映全国医疗收费标准过高的情况，初步确定了药品价格原则上从出厂价降起，医疗单位的药价按医药公司的零售价格计算。手术费约降低60%，接生费降低50%，门诊挂号费降低30%，其他如化验、注射、X光透视等还将免收费用（不包括试药、注射药和电费以及X光照相的胶片费）。此外，还研究了改进医疗卫生机构的财务管理和医疗工作制度，对降低医疗收费标准和提高医疗效能等方面起到了良好的作用。[2] 随后，各地医疗机构均按照要求不同程度地降低了医疗费用。1960年初，石家庄专区对县及以上各级医院住院费的收费标准做出了统一规定，为适合患者的不同经济条件，各级医院均设普通病床、简易病床和家庭病床三种，县医院与中等城市一般医院三种病床费用分别为0.4元、0.2元和0.05元（家庭病床收费系指复诊费），病家陪住费一律免收，被褥等物自备。住院预交费也被明确规定，视病人病情和经济负担能力酌收，但绝不可过多。对危急病人先抢救后办手续。[3]

---

① 《贯彻医疗机构免征工商业税规定》，《健康报》1956年1月6日。

② 《卫生部研究降低医疗收费标准》，《健康报》1956年7月13日。

③ 河北省石家庄专员公署卫生局、财政局：《关于规定各级医院几项经费开支标准补充规定的通知》（1960年3月22日），石家庄市档案局藏，档案号：49-1-126。

这些规定,大大降低了患者入院的门槛。

药品价格和住院费用下降等具体措施,不但减轻群众负担,而且体现了党和国家对群众生活的关心与社会主义制度的优越性。

"六二六"指示后国家力量的投入毋庸赘述,我们只需看看它的结果。从农村医务人员培训情况来看,1965 年,石家庄专区培训农村半农半医的数量为四类:人数多的 9 个县分别是束鹿 882 人、晋县 468 人、深泽 207 人、藁城 360 人、赵县 510 人、栾城 208 人、新乐 435 人、元氏 271 人、平山 271人;其次是无极、灵寿、行唐、井陉、正定 5 个县;最少的是获鹿 15 人、高邑 18 人;赞皇一个新班也没有。[①] 而前 9 名中有 8 个县有国家派出医疗队,其他县仅依靠自己的力量组织培训,差距明显。

20 世纪 70 年代,赤脚医生培训工作主要由县、社两级医院负责。关于这一点,李造圈医生如是说:

> 当时公社卫生院是毫无保留地为大队最基层的医务人员服务,它之所以能做到这一点,关键是没有经济顾虑,觉得无所谓,该培训就培训呗。一是响应国家的号召,再一个就是觉得和自己关系不大,反正国家发工资,收入有保障。少看一个病人也不少挣钱。所以,他们能把来这儿实习的医生们毫无保留的教会,他们技术提高了,反过来显得你这个医生也不错,他们有了疑难病还是会继续来找教他们的医生。社会效益也有,经济效益也有。像这会儿就不行了。我都教会你了,我就不行了。所以现在就是有点技术上的保守,都教会了别人自己就没法开业了。比如,县医院,我们去学习他们的 B 超技术,人家就不让学,因为你学了他们就没病人了。现在如果村里的医生到我这来学,也只能在病房里待着,别的地方不让去。至少是不让他们总去,光让去,他们回了村可能就会说马里医院如何如何,也可能说好,也可能说坏。说好还行,一说坏,就败坏了医院的名声,医院就没病号了。[②]

从参加培训的赤脚医生来看,接受培训可以提高自己的技术,而且培训期间,除工分外国家每月补助 9 元现金,所以积极性很高。但是:

---

① 石家庄专员公署卫生局农村卫生工作办公室:《十一月份工作简报》(1965 年 12 月 10 日),石家庄市档案局藏,档案号:49-1-192。
② 笔者与原马里公社合作医疗总站负责人李造圈访谈录,2007 年 7 月 4 日。

合作医疗解体后，乡里村里就谁干谁的了。乡医院依然管乡村医生的培训，大约一个月一次，其实这是一个条条框框的规定，用开会的方式，开得成就开，有时村里的医生你让他来他不来，就开不成。除非特殊情况，比如，要罚款了，新的政策变动了，你不来就要弄你，实行高压政策，他就来了。否则他不来。现在乡镇医院跟村里医生关系没那么密切了，你都领导不了他。开会一来来半天，或一天。耽误人家看病，挣不了钱，谁跟人家发工资？所以工作就不好做了。[①]

从医疗收费角度来看，由于收费多少和医生个人收入没有直接联系，国家降低药价和其他医疗费用的政策才能得以实行，卫生行政部门的监督也才能发挥作用。

那时卫生局经常来查账，经常开会，要求开小方治大病，如果能扎针就不吃药。[②]

正是这样，医务人员才能从主观上自觉降低医疗成本，通过设置家庭病床，采用针灸、土、单、验方等适合农民需要的方式，从而确保了医疗卫生的福利性质。

回顾历史，我们可以发现，1936 年担任卫生署署长的金宝善曾对公医制度做了如下限定：（1）一切医事应完全由政府主办；（2）所有关于医事建设的经费应由税收项下支取，使人民享受平均与免费的医疗待遇；（3）治疗与预防工作应合并进行，但需积极注意预防工作；（4）关于行政和设计应集权于中央或各省市的卫生行政机关，但是关于医务保健工作的实施，应尽量分权于各地方，使医事设施可以送到民间去；（5）市县为医疗设施的单位，但每个单位下至少应有两级以上的组织（卫生院、卫生所、卫生分所等）[③]。1949 年，河北省新成立的县级卫生院就曾实行过自负盈亏的企业化管理，但是不久，开大方、卖贵药的现象就使其不得不转制，实行公办。20 世纪 60 年代初的大精简，公社一级的医疗机构几乎全部下放，或转为大队保健站或转为联合诊所，不仅使医生收入难以保障，而且使卫生行政部门指挥

---

① 笔者与原马里公社合作医疗总站负责人李造圈访谈录，2007 年 7 月 4 日。

② 笔者与原耿庄公社卫生院会计纪运造访谈录，2007 年 8 月 8 日。

③ 转引自姚力《当代中国医疗保障制度史论》，博士学位论文，中国人民大学，2007，第 18～19 页。

不灵，防疫工作无法开展，公共卫生体制陷于瘫痪。有鉴于此，20 世纪 60 年代中后期，大队卫生室全部转为集体所有制，部分公社医疗机构又改为社办或国办。1972 年，县医院分院和公社卫生院全部转为国办或社办国助后，三级医疗保健网才真正搭建起来，公社级医疗机构才真正发挥了承上启下的重要作用。可是，20 世纪 80 年代初的医疗体制改革中，以往的经验教训没有受到丝毫的重视，公社卫生院的改制又首当其冲，重蹈了历史的覆辙，不但卫生院自身难保，而且使 1972 年以来所有的努力几乎付之东流。

因此，从医疗体制改革的角度来看，中国的问题就在于迷信市场能够解决所有问题，产权能够解决所有问题，包括医疗、教育和养老里面的问题。现在要厘清思路，哪些问题是市场可以解决的，哪些是市场不能解决的，这是更高层面的改革思路问题。[①]

（二）从农村医疗卫生制度变迁看制度与人的关系

关于农村合作医疗制度的兴衰，以往学者在分析原因时一般从政治、经济、制度和人为等方面着眼。[②] 的确，其中任何一方面出问题都会影响农村合作医疗制度的巩固和发展。如果说，农村医疗卫生制度是一棵树，制度设计或制度理念就是这棵树的种子，国家和集体财政的支持是它的根基，各级医疗机构和卫生行政部门就是它的枝干，这些机构和部门的工作人员就是叶子，农村合作医疗制度就是花朵，而农民的受益程度就是果实。1979 年前的制度设计是国家和集体共同种下这棵树，并且为它施肥浇水，目的是让这棵树能在全国各地，每一个村庄，处处生根发芽，并且在那里开花结果。虽然因各地土壤肥力和管理人员的能力不同，结的果实也有大有小、有多有少，但农民毕竟品尝到了果实的甜蜜。这个时候，农村医疗卫生制度与农村合作医疗同根同源，是一体的，因此，可以互相扶持，结出让老百姓受益的果实。

那么，这棵树的种子是如何种下的，又得到了怎样的营养与呵护才枝繁叶茂、花红果美？毫无疑问，这一切都离不开人的创造与付出。就制度与人的关系而言，人是制度的设计者、执行者，也是制度的受益者。

---

① 王绍光：《医改不存在迷局：理性回归中国传统》，《书城》2005 年第 10 期。
② 李德成：《合作医疗与赤脚医生研究（1955—1983）》，博士学位论文，浙江大学，2007，第 127 页。

有学者在分析"文革"期间农村合作医疗制度衰落的原因时提出"因人而兴、因人而废"的观点。① 这里的"人"，特指当时党和国家的领导人。集体化时期合作医疗的兴盛的确与党和国家领导人的倡导和支持密不可分。

下面我们就从农村医疗卫生制度的决策者、执行者与受益者三个方面来分析制度与人的关系。

1. 农村医疗卫生制度的决策者

在很大程度上，制度决策者的价值取向决定着制度对其受众群体有哪种性质的作用与影响。以人民的利益为重，向人民负责，一直是毛泽东思想的核心内容。早在新中国成立之前，毛泽东就曾反复强调人民利益的重要性："全心全意地为人民服务，一刻也不脱离群众；一切从人民的利益出发，而不是从个人或小集团的利益出发；向人民负责和向党的领导机关负责的一致性：这些就是我们的出发点。"② "我们的责任是向人民负责，每句话，每个行动，每项政策，都要适合人民的利益。"③ 具体到医疗卫生方面，1929年，毛泽东起草的《中国共产党红军第四军第九次代表大会决议案》（又称《古田会议决议》）指出："军政机关对于卫生问题，再不能像从前一样不注意，以后各种会议，应该充分讨论卫生问题。""一切为了人民健康"是毛泽东最早的为卫生工作的题词。这一宗旨是他在那个时代卫生工作的宗旨与核心。1933年，毛泽东在长冈乡调查时指出："疾病是苏区中一大仇敌，因为它减弱我们的革命力量。如长冈乡一样，发动广大群众的卫生运动，减少疾病以至消灭疾病，是每个乡苏维埃的责任。"1937年12月，毛泽东为白求恩题词："救死扶伤，实行革命的人道主义。"1945年5月，毛泽东在中共七大上的讲话中指出："所谓国民卫生，离开了三亿六千万农民，岂非大半成了空话？"④ 1954年4月，毛泽东在《中央关于各级党委必须加强对卫生工作的政治领导的指示》中指出："卫生工作是一件关系着全国人民生、老、病、死的大事，是一个大的政治问题，党必须把它管好。"

---

① 李德成：《合作医疗与赤脚医生研究（1955—1983年）》，第127页。
② 毛泽东：《论联合政府》，《毛泽东选集》第三卷，人民出版社，1991，第1095～1096、1078页。
③ 毛泽东：《抗日战争胜利后的时局和我们的方针》，《毛泽东选集》第四卷，人民出版社，1991，第1128页。
④ 毛泽东：《论联合政府》，《毛泽东选集》第三卷，第1078页。

　　这一理念，不仅是毛泽东个人的，同时也是那个时代整个领导核心的共同理念。在 1950 年 8 月举行的第一届全国卫生工作会议上，毛泽东为第一届全国卫生会议题词："团结新老中西各部分医药卫生工作人员，组成巩固的统一战线，为开展伟大的人民卫生工作而奋斗。"朱德副主席也做了重要讲话，重点明确了两个问题：第一，政府和军队的卫生医药工作，应当确定为群众服务的方针，并依靠群众去推动和发展人民的卫生事业；第二，卫生工作的任务，是保证经济建设与国防建设。要完成这个任务，必须做到以下几点：一是要依靠群众，把卫生工作推广到广大人民的中间去；二是要充分利用中国原料，制造药物和医疗器材，逐渐做到自己能制造各种主要的药品器材；三是大量培养卫生医药干部；四是全体医务人员，不论中西还是新老干部，都要在为人民服务的思想下紧密团结起来，为群众服务。①朱德的讲话为第一届全国卫生会议指明了方向。据此，这次会议确立了卫生工作三大基本方针，即"面向工农兵""预防为主""团结中西医"。会议闭幕式上，卫生部副部长傅连暲再次强调了卫生工作"面向群众、为人民服务"的立场。②次年，周恩来根据毛泽东"动员起来，讲究卫生"的号召，提出了第四个方针——"卫生工作与群众运动相结合"。此后，以"面向群众、为人民服务"为核心的"四大方针"成为新中国卫生事业发展的新航标。

　　即使是在"文革"中，党和国家领导人如毛泽东也从没有放松对农村医疗卫生工作的支持。1968 年 12 月至 1976 年 8 月《人民日报》连续刊登了107 期"关于农村医疗卫生制度的讨论"就是明证。虽不谙医术，但有一笔账毛泽东算得十分清楚：药品、医疗不能以赚钱不赚钱来看。一个壮劳动力病了，给他治好病不要钱，看上去赔钱。可是他因此能进行农业或工业生产，你看这是赚还是赔？正因为如此，在国力有限的情况下，急于将中国引上富强之路的毛泽东才不遗余力地支持医疗卫生事业的发展。而农村合作医疗制度产生和发展的过程也恰恰符合了共产党一直奉行的群众路线，即"从群众中来，到群众中去"，因而在决策者、组织者和受益者之间形成了一条通路。

---

① 高恩显：《卫生立业的基石——忆第一届全国卫生会议》，《医院管理》1984 年第 12 期。

② 《中央军委卫生部傅连暲副部长在第一届全国卫生会议闭幕词（1950 年 8 月 19 日）》，重庆市医务工作者协会出版部编《第一届全国卫生会议重要文献》，重庆市医务工作者协会出版部，1950，第 69 页。

1981 年后，在农村实行联产承包责任制的冲击下，许多地区的农村基层卫生组织和合作医疗纷纷解体，导致广大农村重新出现了缺医少药，农民看病难、负担重，预防保健工作无人做的现象。为寻找新形势下农村卫生事业的新出路，1982 年 2 月至 9 月，《健康报》组织了 9 期"怎样办好农村基层卫生组织？"的专题讨论，以期"对于探索我国农村卫生建设新路子，起到推动作用"①。参与讨论者包括省卫生厅、县卫生局、公社调查组等各级卫生行政人员。专题讨论共刊登 13 篇文章，其中 1 篇分析了民办公助和民办大队卫生室的利与弊，2 篇赞成个人承包，10 篇主张集体办医和继续实行多种形式的合作医疗。11 月 11 日，《健康报》刊载了《新形势下如何办好农村基层卫生组织》一文，公布了全国农村基层卫生组织研究班学员提出的三条原则意见：要落实责任制、依靠集体力量、多种形式并存。文章指出，"实践证明，依靠集体力量办集体卫生福利事业，是发展农村卫生事业的一条重要经验，应该坚持下去。不能把大的卫生机构办成营利性的副业或企业单位"②。这说明，农村经济体制改革后，继续坚持集体办医、实行多种形式的合作医疗是社会各界在实践和调查研究中得出的重要结论。

然而，1983 年 1 月 6 日，《健康报》刊登一篇署名卫生部办公厅政策研究室的文章《大队卫生机构可以承包给赤脚医生办》，同时发表评论《赤脚医生承包办医好》，政策导向发生了 180 度的大转向。为了正确引导农村卫生改革，健全农村基层卫生组织，卫生部医政司组织了由张自宽司长主持的调研小组，在广泛调查研究的基础上，为卫生部起草了《关于适应农村形势的发展，健全农村基层卫生组织的意见》，并将此文提交 1983 年 8 月在杭州召开的"全国农村基层卫生组织研讨会"讨论，得到了广泛认同，并以医政司的名义印发全国卫生厅（局）长会议作为参阅文件。但因当时卫生部领导层意见分歧，特别是主要负责人在要不要肯定农村基层卫生组织应以集体办为主、要不要肯定合作医疗制度等问题上有不同意见，因而此文件未能发布。③

1983～1985 年，各界对于农村合作医疗制度也持否定的态度，甚至"批

---

① 《怎样办好农村基层卫生组织？》（1），《健康报》1982 年 2 月 21 日。
② 《新形势下如何办好农村基层卫生组织》，《健康报》1982 年 11 月 11 日。
③ 详见张自宽《论医改导向：不能走全面推向市场之路》，中国协和医科大学出版社，2006，第 90 页。

得'体无完肤，一无是处'"。"还有人认为合作医疗的'名声'不大好，主张改改名字，不再叫合作医疗。"

关于 20 世纪 80 年代初国家对于农村合作医疗态度转变的原因，以及为何认为其"名声不大好"，笔者一直未能找到直观的、令人信服的证据和答案。

2. 医疗卫生制度的主动受众是基层干部和医务人员

制度设计的理念决定着制度执行者的观念和行为方式，"好的制度把鬼变成人，坏的制度把人变成鬼"。1979 年前后医疗卫生制度的变迁对医务人员的影响和医患关系的恶化恰恰验证了这句话。

医疗卫生机构与卫生行政部门的工作人员既是制度执行者又是制度的受众，同时也是连接决策者和普通受众的桥梁。毛泽东有句名言："政治路线确定以后，干部就是决定因素。"[1]

以农村合作医疗为例，通过对河北农村合作医疗的起落兴衰过程的梳理，可以看到，同样的制度，在不同的县，不同的公社，不同的大队，或者同一个社、队的不同时期，其落实情况都会有所不同。马里公社一直是深泽县合作医疗制度的模范，但是，在这个公社也有一个大队因财务不清失去群众信任致使合作医疗解体。而侯村大队合作医疗站在整顿前后犹如天壤之别。因此，合作医疗制度实行与否、成效如何主要与大队干部、赤脚医生对其的认识程度和重视程度相关。在调查中，笔者发现，在每一个合作医疗制度办得稳固的公社或大队，都有一个或一些认真负责的干部和赤脚医生，如李造圈，他是 1965 年第一批参加培训的半农半医，先任马里公社后马里大队卫生室赤脚医生，1975 年后任马里公社合作医疗总站负责人。他对工作认真负责的态度可以从他精心保存的工作记录、学习笔记、会计档案中窥得一斑。他在大队卫生室期间使用的那本已经发黄破损的笔记本里，清晰地记载着大队合作医疗制度的章程、自队办合作医疗以来每年的参加人数、每个生产队交款的数额和卫生员的名字、每年的收入和支出。此外，还有他学习毛泽东语录的心得体会，以及一些治疗农村常见病的药方。到公社卫生院工作后，他的笔记本里记载着每一次到公社、县卫生局或外出参观的记录。现在笔者引用的马里公社社队联办合作医疗的账目，也是他从漏雨的房间里抢救

---

[1] 毛泽东：《中国共产党在民族战争中的地位》，《毛泽东选集》第二卷，人民出版社，1991，第 514 页。

出来的。还有邸海深，羊村大队卫生室负责人，后任羊村合作医疗总站负责人，他任职期间的规章制度、账目、单据一应俱全，而且誊写得非常清楚。但是他移交以后，继任负责人则因管理不善，导致账目现金不符，合作医疗停办，账目遗失。还有信锡刚、王振庄等人也保留了部分接诊和学习的记录，更多的赤脚医生则保持着参加培训时的合影和自己担任赤脚医生时获得的资格证明与荣誉证书。更重要的是，他们一直保留着毛泽东时期培养起来的认真负责的工作态度和良好的医德医风。

公共卫生政策的落实程度也与基层干部的负责程度成正比。凡是卫生工作开展得较好的地方，我们都可以看到负责干部的身影，如深泽县铁杆片儿的下乡干部刘文达、寺头村的在乡医生李满来等。刘的勇气和创见使故城乡的卫生工作由"不动"转变为卫生模范乡，而检查组"车子队"则成为卫生工作的动力之源。李满来对本职工作的尽职尽责，他将全村划分成6个卫生区，15个卫生小组，甚至饮水桶、井台、井绳都有专人负责管理。他还制定了及时评比制度，以挂模范牌的形式对模范区、模范户进行奖励，对模范个人，则发给一支铅笔以资鼓励。这些措施，成本极低，但取得的社会效益、经济效益是难以用金钱和数字估量的。由于组织健全、坚持制度，他任职的1957~1958年两年中寺头村未曾发生过传染病死亡现象，保证了人民身体健康，支持了生产。

行政干部虽不懂业务，但他们的组织能力和号召力也是不可或缺的。以深泽县卫生科科长肖永和为例。1963~1966年，肖在任的4年正是深泽县医药卫生工作蓬勃发展的4年。他带着仅有的一名科员日夜奔走于深泽县的各个乡、村。虽然他不是医生，但他的工作作风、工作态度带动全县的医务人员努力工作。为了加强对传染病和疫区的管理，在他倡导下，1964年，深泽县根据各时期的卫生工作重点建立了10个防疫灭病组织。以公社为单位，以公社卫生所为中心，由有经验的老医生和工作热情高的年轻医生组成防疫灭病小组，每组5~8人，实行"四个一样"（对病人和亲人一样，抢救外公社和本公社病人一样，夜里和白天一样，有力承担和无力承担药费的一样）。他们经常巡回到住户和田间，有病治病，无病劳动，遇有急症立即出动。1964年7月下旬，方元大队发现了两名危重患者，既疑似伤寒又像脑炎，无法处理，即召集抢救小组进行会诊，断定病情，使病人得到了正确的治疗，挽救了生命。同年9月，耿庄公社寺头大队发生三人信石严重中毒事件。县卫生科夜里12点接到电话，马上通知抢救小组半小时内全部赶到病家紧急抢救。因吃入过多，两人经抢救无效死亡，一人脱险。病人家属感动地说："你们真是神医，真不愧是党培养的好医生。要是在过去，他们一个也保不住。"① 正是这些基层干部和医务人员对本职工作的高度责任心，才使卫生工作做到了老百姓的心坎上。

而卫生工作开展不起来的地方，主要原因几乎都可以归结为领导干部不重视。1973年，"全县21个停办的合作医疗站中就有12个领导班无人抓"。其中，"赵八公社两个大队停办半年多，还有几个大队办不好（参加人数少，免费率低），党委和分院都没有采取积极措施进行整顿。还有一些大队党支部书记、副书记、委员未参加合作医疗。石桥头大队党支部七名委员，有五名未参加，正副书记都未参加；侯村、北赵八大队卫生室的司药及个别赤脚医生不参加合作医疗"② 。还有个别基层干部利用自身权势破坏合作医疗的规章制度，在合作医疗模范公社马里公社就曾有过一件这样的事例：

> 有个大队支部书记病好了以后，要求社办合作医疗全部承担费用，公社的头们，包括一把手——书记，就是这个意思。但是公社卫生院主管合作医疗的副院长扛着，说不行。最后动用了当时的县卫生局局长，至于公社医院的院长那就更不用说了。理由就是在工作当中患的肺癌，是为国家工作累的，要求国家报销，国家没地方报，就找社队联办。
>
> 下面其他大队干部当然是不同意了。但是不同意也没办法，叫我卡着，我不卡，领导批了我就报。我管你们那么多事啊？再说我也管不了哇？卫生局长加上公社书记和医院院长都同意，我要卡那不是跟自己过不去嘛。得罪了他们我早晚都得回家了。县里压公社，公社书记压院长，院长说，那你就写吧。我说："怎么写？造假？"最后让会计弄，跟我没关系，但我知道没阻止。我也阻止不了，我不办别人也会办。他1979年住的院到1982年才报，为什么不当时报？不合情合理。他当时已经报了一部分，剩下的还非得都报了，自己一分钱也不掏，那时三十五十的也当回事。相当于现在三千五千的。他报了一百多块钱，自己应该掏七十元，但还说我还在外边买了多少药。实际上他报完以后还赚钱

① 深泽县人民委员会卫生科：《关于1964年卫生工作总结》，石家庄市档案局藏，档案号：49-1-190。

② 深泽县革命委员会卫生局：《合作医疗情况汇报》（1973年），深泽县档案局藏，档案号：16-1-24。

呢。我记得就这么一个人这样，别人都没事。就这么一个支部书记把合作医疗给弄乱套了。①

不过，必须肯定的是1979年前，农村基层干部和赤脚医生大部分还是尽职尽责的。由于当时医疗服务体系的骨干是政府直接创办的国有机构，末端是隶属于城乡集体的所有制机构。政府通过计划手段进行管理，同时确保医疗卫生事业的资金投入。医疗卫生服务收入与机构和从业人员之间没有经济利益联系。经济收入的保障（一般等同或略高于本地居民）使他们没有后顾之忧，没有营利动机。"赤脚医生在村里可受人尊敬了"，反映了赤脚医生的普遍社会认同，同时也形成了其对自身的内在约束机制。

古人云："富之，教之。"只有在对方的经济利益得到保障和满足以后，思想政治教育才能起到作用。决策者对农村医疗卫生制度的高度重视，使基层干部和医务人员比较容易接受"用毛泽东思想武装头脑"的"思想革命化"指导，树立全心全意为人民服务的人生观和价值观。

1979年以后，失去国家和集体经济支撑的医疗卫生机构，变成无根之木，只能从市场获得。为了获取更多的利润，乡村医生放弃了预防工作，为了多看几个病人可以不参加卫生院组织的学习；更有甚者，连乡情都不顾，"只认钱不认人"。

各级医疗机构转变为自负盈亏的营利性机构后，之前的合作伙伴转变为竞争对手，不但技术封锁，而且要想吸引更多的病人，在竞争中站住脚，就必须不断更新设备，使医疗服务成本增加。

3. 医疗卫生制度的被动受众是农民

新中国成立以来，由于国家领导人的高度重视和基层干部、医务人员的共同努力，农村医疗卫生事业得以空前发展。在国家力量的支持和推动下，三级医疗保健网、合作医疗制度和赤脚医生队伍的建立，使农民的健康得到制度化的全面保障：免费的预防接种、价格低廉的药品、热情周到的服务、小病大病都可以报销；赤脚医生还可以享受免费的"带薪"脱产进修。虽然那时药品质量、设备条件、医务人员的技术都无法与现在相比，但是在当时的情况下，已是国家和集体力量所能达到的极致。在医疗卫生领域，那些送医送药上门的城乡医生，俨然就是党和政府以及毛泽东的化身。受益的农民

———————

① 笔者与原马里公社合作医疗总站负责人李造圈访谈录，2007年7月4日。

发自内心地感谢党、感谢政府、感谢毛主席的朴实话语，表达了他们对党对新国家由衷地热爱和拥护。

因此，在我们的制度设计中，不但要明确"为什么人"的问题，还要首先解决"如何为之"的问题。1979 年前后农村医疗卫生制度与合作医疗的成败得失为现阶段医疗体制改革提供了必须吸取的教训和可资借鉴的经验，即决策者必须遵循医疗卫生自身发展的需求及其受众的利益，"以人民为中心"，制定符合民众需求的制度；同时，还必须注重保障医务人员的切身利益，在此基础上加强思想政治教育和监督约束机制，才能有效避免制度扭曲变形成"上有政策、下有对策"的现象发生，使人民利益真正得到保障。

结　语

　　医疗与医保两项制度本为同根之木，理应相辅相成。在疾病面前，医者与患者亦应为目标一致的同道而非利益对手。通过梳理新中国成立以来农村医疗与合作医疗两种制度的起伏兴衰与成败得失，可以发现：政治因素在上述两对关系的建立及其变迁中起到了举足轻重的作用，它直接影响到制度目标能否实现及其实现程度，以及医者（制度的执行者）和患者（制度受益者）自身利益能否获得保障及其获得保障的程度。

　　关于医疗/医保制度与政治的关系，学界早有论述。福柯对现代医疗制度构成现代政治制度起源的精辟论述使其被誉为建构疾病政治理论的第一人。将医学划分为物种医学和社会空间医学两种模式，前者通过医生对疾病的诊断建构起医院秩序和病人行为，后者侧重预防，成为公共卫生问题。在对流行病的控制和处理过程中，必须借助一种警察力量的监控，并由国家制定相应的卫生法规和措施，同时监督医生的工作。而一旦涉及对疾病医疗经验以及医生对社会结构的监控等问题时，医疗也就成了国家任务。在此基础上，福柯进一步发展了他的生命权力理论，他认为，治理生命的权力有两种主要形式：一是以作为机器的身体为中心形成的解剖政治，通过监控、规训等来塑造纪律完成身体的再生产，并纳入行政管理和经济系统中予以检验；二是以作为物种的身体为中心形成的生命政治，突出生育、出生率、死亡率、健康、人口寿命和质量，以生命为对象，对人口进行积极调节、干预和管理。在该理论基础上，福柯对现代医学成为现代政治制度的起源问题进行了深入分析，认为现代医学制度的核心不在医学而在制度，其确立过程不仅体现了医学的进步，而且展示组织和控制技术的发展。在这个意义上，它成为政治

制度的起源。^①

　　杨念群在《再造"病人"——中西医冲突下的空间政治（1832—1985）》一书中，将个体的精微感受与国家政治的宏大场景衔接起来，通过医疗来透视现代政治，被称为"医疗－政治的动力学"。"'病人'在近现代经受再造的过程，毋宁说就是我们这个国家再造过程的象征"，^②体现了医疗与政治之间密不可分的关系。胡宜在《送医下乡：现代中国的疾病政治》中指出，当民众的身体既是国家耻辱的象征同时也成为抵御外侮的国家利器时，送医下乡就成为国家的一项基本任务。与医药、技术和服务一同输送的，还有国家的理念和各种要求，因此，送医下乡又成为国家建设的工具。在此过程中，还展示了各种政治场景，见证了政治的变迁。在送医下乡多重内涵的交织中，"医疗、乡村与国家开始被一条细密的针线紧密地连接起来"。^③此过程经历了"疾病政治学"和"疾病经济学"两个阶段。在前一阶段，透过对医疗方法体系背后的世界观的剖析，作者强调，在中国疾病政治最为突出地表现为国家在西方的逼迫下获取政治合法性与打造现代国民方面的要求：从官医系统中的子民到"病夫"刺痛下的国民，再到规训的"人民"以及具有权利要求的公民。后者在经济上的市场化以及政治上国家"保护者角色"淡化以后，产生新的医疗困境。究其原因在于市场作用导致了"仁术"到"掘金术"的转向；但"原本就建立在功利性、实用性基础上的'仁术'，未必真的是具有强大思想资源与坚实理想内核的'仁道'或者拥有制度基础的'仁政'"。"作为范围更大的'全国一盘棋'中的被任意阐释的小小棋子，无论是贱民、草民、子民还是中医、西医、官医、民医，无论是'被服务'的工农兵还是'城市老爷卫生部'，其实都是不受约束、无限膨胀的最高权力阴魅下的弱势存在"。^④刘鹏从当前中国政治合法性建设的两种发展路径——福利政治与权利政治入手，以农村合作医疗为例，指出党和政府倾向

---

①　胡宜：《送医下乡：现代中国的疾病政治》，社会科学文献出版社，2011，第 15 ~ 17 页。福柯关于疾病政治的相关思想，可参见《疯癫与文明》（刘北成等译，三联书店，1999）、《临床医学的诞生》（又名《诊所的诞生》，刘北成译，译林出版社，2001）、《规训与惩罚》（刘北成等译，三联书店，1999）、《性史》（张廷琛等译，上海科学技术文献出版社，1989）。

②　吕文江：《医疗如何与政治相关——杨念群〈再造"病人"〉述评》，《社会学研究》2007年第 4 期。

③　胡宜：《送医下乡：现代中国的疾病政治》，社会科学文献出版社，2011，第 29 ~ 31 页。

④　东泰山人：《作为政治隐喻的疾病与医疗》，《南方都市报》2011 年 11 月 6 日。

于通过建立福利政治、重建社会公共产品供给体制的方式来达到扩大合法性来源的目的。这虽然是一种政治文明的体现，但缺乏公民参与权利的福利政治会严重制约福利政治的建立与实施，也会影响政治合法性资源的扩大效果。①

读史使人明智，"为了解决社会科学问题，为了真正获得正确处理这个问题的本领而不被一大堆细节或各种争执意见所迷惑，为了用科学眼光观察这个问题，最可靠、最必须、最重要的就是不要忘记基本的历史联系，考察每个问题都要看某种现象在历史中怎样产生，在发展中经过了哪些主要阶段，并根据它的这种发展去考察这一事物现在是怎样的"②。通过梳理新中国成立以来医疗机构经营方式的多次反复、合作医疗的起起落落，以及主导力量由国家到市场的转变，历史已经给出了答案，"政府离场""市场入场"，从医疗政治化到医疗经济化的转变，才是看病难、看病贵问题的根源。人民的健康是其进行一切生活、生产活动的基础，而疾病防治是保障人民健康的前提，其重要性和特殊性，是决策者应该充分认识和高度重视的问题。"出于伦理和现实的考虑，在任何一个国家，尤其在始终坚持社会主义公平原则的中国，保证每一个公民的健康应该是决策者的首要目标。"③ 故将其提到政治的高度并不过分，用政治手段推动其发展也是必不可少的。医改与医保制度的制定和改革实行党政"一把手问责制"，已经成为医改工作者的共识。

2014年12月，习近平总书记提出"没有全民健康，就没有全面小康"，再次将其定位为"社会政治问题"和"党对人民的郑重承诺"，并开始推动医疗卫生工作重心下移，医疗卫生资源下沉，推动城乡基本公共服务均等化，为群众提供安全有效、方便价廉的公共卫生和基本医疗服务，以真正解决好基层群众看病难、看病贵问题。④ 2015年10月，十八届五中全会首次提出推进健康中国建设，"健康中国"上升为国家战略。在全国卫生与健康大会上，习近平总书记再次强调，"推进健康中国建设，坚持中国特色卫生

---

① 刘鹏：《合作医疗与政治合法性——一项卫生政治学的实证研究》，《华中师范大学学报》（人文社会科学版）2006年第2期。

② 列宁：《论国家》，《列宁选集》第四卷，人民出版社，1972，第43~44页。

③ 王绍光：《巨人的瘸腿：从城镇医疗不平等谈起》，《读书》2005年第11期。

④ 王宇鹏、赵敬菡、万世成：《习近平的健康观：以人民为中心，以健康为根本》，转引自人民网－中国共产党新闻网，2016年8月19日，http://cpc.people.com.cn/xuexi/n1/2016/0819/c385474-28650588.html? mType=Group。

与健康发展道路是根本"。①

　　在习近平的系列讲话中，我们看到了国家党政"一把手"的信心和决心，看到了我们前 30 年探索的"一点一线"成功经验的回归，也看到了"健康中国"正在由宏观战略逐步具体化、可操作化。下一步医药卫生制度改革和城乡居民医保的逐步完善，就是如何让这些成功经验和政策理念从国家经过各级地方政府，落地到民间，再次实现国家与民众的合作、互利、互补，切实增进人民福祉，让"健康中国"不仅仅是口号，让人民的健康梦早日成真！

---

① 　新华社评论员：《建设健康中国增进人民福祉——学习贯彻习近平总书记在全国卫生与健康大会重要讲话》，转引自新华网，2016 年 8 月 20 日，http：//news. xinhuanet. com/2016 - 08/20/c_ 129244486. htm。

附　录

附录一　专区卫生工作队制度[①]

专区卫生工作队各项制度

1. 学习制度：大学毛主席著作，采取集体学与自学相结合，以自学为主，要在当地党委统一领导下，安排学习内容和时间要求每周集体学习六小时，每人每天自学半小时，并结合自己的思想和工作，带着问题学，活学活用，学用一致。时事学习，以读报为主，可以自己看，也可以集体读。业务学习，应本着"干什么、学什么"的精神，安排学习内容，学习计划由各队自行安排。

2. 工作制度：巡回医疗制度；会诊制度；重病人抢救制度；其他工作制度。这些制度，必须从农村实际情况出发，从方便群众出发，从有利工作出发，绝不能将医院工作的框框原封不动搬到农村去。

3. 会议制度：党员会、团员会、工会会员最好每月召开一次；小组生活会每月召开一次；全体人员会（以医疗单位或以工作地区为单位召开）每季召开一次；队务会每半月召开一次；紧急会议随时召开。

4. 请假制度：下乡人员一般不要请假，如取东西、换衣服、处理家务，医疗队可全面统一安排，每人每年给予十天左右的假期，也可以随四清工作队假期执行。有特殊情况，必须请事假者，五天以内由中队长批准，超过五天的假期由队务会研究同意，报请大队备案、人员有病，应根据医生签署的意见，给予生活照顾或安置疗养。

---

① 河北省石家庄专区：《农村卫生工作大队工作安排意见》，1965 年 9 月 1 日，石家庄市档案局藏，档案号 49 - 1 - 192。

5. 汇报制度：各中队每半月写一书面报告，包括工作成绩，经验教训、好人好事、存在的问题和意见。如有重大任务或突出典型事迹，可随时写出专题材料上报。临时口头汇报，临时通知。

6. 评比与奖惩：各卫生工作队要开展"五好队员"（即思想好、立场好、工作好、作风好、劳动好）竞赛活动，做到每月一小评，每季一大评，工作结束后进行总评，作为年终鉴定材料。各卫生队要注意培养典型、狠抓尖子，大力表扬好人好事，如事迹突出，可登报纸或大队出通报。下乡人员的缺点和错误，一般的以批评教育为主，如性质严重，影响极坏，可经群众讨论，中队签署意见，报大队审批，给予适当处分。

下乡卫生人员八项守则

1. 大学毛主席著作，要天天学，天天想，天天用，用毛泽东思想武装自己的头脑，改造自己的思想，用毛主席的立场、观点和方法分析和处理问题。

2. 站稳无产阶级的立场，划清敌我界限，分清大是大非，揭露和打击地富和反坏分子的破坏活动，坚决向损害国家和集体事业的坏人坏事进行斗争。

3. 服从领导，听从指挥，哪里需要就到哪里去，需要干什么就干什么，处处事事把革命利益放在第一位，反对个人主义和本位主义。

4. 坚持原则，增强团结，严格组织生活，认真贯彻执行党的方针政策，反对自由主义，反对违法乱纪。

5. 树立全心全意为人民服务的工作态度，树立专门利人、毫不利己的革命化的医疗作风，要把农民的疾苦当作自己的疾苦，把农民的困难当作自己的困难，对病人要服务热情，态度和蔼，诊治细心，护理周到，关心病人胜亲人。

6. 艰苦朴素，廉洁奉公，尊重当地群众的风俗习惯。不在病人家吃喝，不接收病家礼物，吃苦在前，享受在后，不搞四不清，不搞生活特殊化。

7. 保持旺盛的革命精神，具有饱满的革命热情，工作要大胆负责，雷厉风行，迎难而进，百折不挠，朝气勃勃，力争上游，坚决作革命的促进派。

8. 积极参加三大革命运动，热爱集体，热爱劳动，与贫下中农相结合，增强无产阶级感情，在革命的熔炉里，把自己锻炼成一个又红又专的白衣战士。

附录二：深泽县农村医疗机构各项制度

农村卫生人员十项守则[①]

一要突出组织，大学毛著；不要技术至上，失迷方向。

二要分清敌我，立场分明；不要忘记阶级和阶级斗争。

三要服从领导，听从指挥；不要独立王国，自由行动。

四要关心病人，服务热情；不要工作马虎，不负责任。

五要新老结合，取长补短；不要自以为是，故步自封。

六要预防为主，防治结合；不要重治轻防，单纯治疗。

七要坚持原则，增强团结；不要互相吹捧，互相拆台。

八要艰苦朴素，廉洁奉公；不要贪图享受，搞四不清。

九要积极劳动，亦农亦医；不要好逸恶劳，脱离群众。

十要勤俭创业，厉行节约；不要大手大脚，铺张浪费。

生产队卫生员几项规定（草稿）[②]

一、卫生员在生产队长和大队卫生室双重领导下，搞好全队的各项卫生工作，保护社员健康，支援农业生产。

二、卫生员的任务：

1. 向社员宣传卫生知识。

2. 开展除四害讲卫生运动。

3. 发现传染病及时隔离、报告。

4. 预防接种和预防投药。

5. 负责家庭病床的技术护理。

---

① 石家庄专员公署卫生局：《关于转发深泽县大直要公社农村卫生室、生产队卫生员等几项规定的通知》，1966 年 4 月 8 日，石家庄市档案局藏，档案号 49 - 1 - 201。

② 石家庄专员公署卫生局：《关于转发深泽县大直要公社农村卫生室、生产队卫生员等几项规定的通知》，1966 年 4 月 8 日，石家庄市档案局藏，档案号 49 - 1 - 201。

6. 社员小病小伤及时治疗。

7. 工伤、中毒、中暑和其他伤病的急救处理。

8. 开展计划生育宣传，女卫生员要做好妇幼卫生工作。

9. 兼任民兵连队的卫生员。

10. 其他卫生工作。

三、卫生员要大学毛主席著作，除天天坚持自学外，利用晚上每周集体学习两次，并结合自己的思想和工作，带着问题学。活学活用，特别在"用"字上下功夫，在行动上见效果，立志做个毛主席时代红色的卫生员。

四、卫生员要在半农半医的具体帮助下加强业务学习，边干边学，边学边干，做到学与用相结合，逐渐提高技术水平。

五、卫生员的卫生箱要视为战斗的武器，走到哪里背到哪里，到哪里劳动，哪里就有卫生箱，发现社员小伤小病，及时进行处理。

六、卫生员要处处想到贫下中农的困难，治病时尽量使用针灸和有效的土、验方，开小方治大病，以减轻病家的医药经济负担。

七、卫生员看病不收劳务费，药品按国家规定的零售价格收费，做到治病有登记，药品有消耗，账目日清、旬结、月公布。

八、卫生员要积极参加劳动，以劳动为主，利用早、中、晚休息时间进行巡诊，检查家庭病床和各项工作。确实因工作而影响生产出工，应合理给予工分补贴，具体办法由社员讨论。

九、卫生员在社会主义建设中，要带头学习，带头生产，带头工作，处处事事发挥"火车头"的作用。

十、卫生员在大队卫生室的统一领导下开展"五好卫生员"活动，定期进行检查评比，大插红旗，大树标兵。

深泽县生产大队卫生室工作条例（试行草案）①

一、大队卫生室是保障社员健康、促进生产发展的社会主义农村基层卫生组织，是移风易俗、改造农村卫生面貌的文化革命阵地。平时为生产服务，战时为国防服务。

---

① 卫生厅转发：《中共深泽县委员会、深泽县人民委员会关于整顿和建立生产大队卫生室的通知》，1966 年 5 月 2 日，1966 年深泽县卫生工作（专卷），河北省档案馆藏，档案号 1027 - 2 - 620。

二、卫生室的医生是亦农亦医。一面防病治病，一面参加集体生产劳动。

三、卫生室在生产大队的领导下，在贫协的监督下，负责本大队的卫生医疗工作。具体任务是：

1．积极发动群众，开展除四害讲卫生活动，宣传普及卫生知识。

2．积极开展多种传染病多发病的防治工作，做到早预防、早发现、早治疗。

3．了解掌握社员疾病情况，建立健康档案，开展计划治疗工作，管好家庭病床，送医送药到门、到田间。

4．积极开展计划生育，搞好妇幼卫生工作。

5．领导组织卫生员、接生员的学习和工作。

四、卫生室医生要积极参加集体生产劳动，完成定工生产任务，争取超过定额，在群众中树立劳动榜样。

五、努力学习毛主席著作，活学活用，武装思想，改进工作，把毛主席思想运用到实际工作中去。

六、卫生室的管理：

1．卫生室是社员的卫生福利事业，不能作为副业对待。卫生室的资金和业务收入，用于发展卫生事业，不能挪作他用。

2．勤俭节约，精打细算，减少开支，不浪费一厘钱。

3．药品收费严格，执行国家牌价，不收劳务费。

4．账目手续清楚，日清月结，定期公布，张贴上墙。

5．生产队卫生箱、药品，由大队卫生室统一装配，可以统一核算，也可以分级核算。

七、大队党支部、管委会要加强卫生室的政治思想工作，定期参加卫生室的会议，检查他们的工作和劳动，进行阶级教育，帮助他们防止和克服资产阶级思想的侵蚀，使他们永远做革命的红色卫生员。

卫生室人员要努力工作，积极劳动，参加大队五好评比，争当五好社员。

八、卫生人员守则：

1．天天学习毛主席著作，活学活用，用毛主席思想解决工作中的问题。

2．站稳阶级立场，同坏人坏事做斗争。

3．积极参加劳动。

4．努力学习提高技术。

5．关心病人，服务周到，送医送药上门。

6. 不贪污，不浪费，不接受病家礼品。

7. 作风正派。

8. 开展批评与自我批评。

九、工作中的各项具体制度由各大队根据情况自行拟定。

家庭病床管理制度（草案）

一、收容对象：

1. 急性传染病人；

2. 危重病人；

3. 急性发作的慢性病人；

4. 在农村做手术的病人；

5. 医院转来需要继续治疗的恢复期病人；

6. 家庭安慰病床，收容高血压、心脏病、癌瘤等老难慢性病人，根据病人的不同情况给予对症治疗和精神治疗。

二、家庭病床由公社卫生所、大队卫生室和生产队卫生员三级结合共同管理。卫生所负责技术指导，大队医生和卫生员负责治疗和护理。

三、查房与治疗：

1. 每天查房 1～2 次，对危重病人要实行守诊守治。

2. 家庭病床要有治疗记录，将病人的体征、症状和治疗登记清楚，以便系统地观察病人的治疗情况。

3. 经治医生对病人要实行五管，即：管治疗、管思想、管饮食、管护理、管卫生。

4. 病人治愈"出院"后，应定期进行访视。

四、病人需要化验时，可邀请"轻骑兵"技术队进行化验检查。需要到县检查时，可由经治医生开化验单或透视单，直接到县医院化验科、放射科进行检查。

五、会诊、转诊、抢救：

1. 对疑难病症应邀请公社卫生所或县医院医生进行会诊。

2. 家庭病床治疗有困难时，可由经治医生介绍到县医院施治。

3. 对危重病人要积极进行抢救，转院时要亲自护送。

六、病人生活有困难时，经治医生要主动向大队汇报请予适当照顾。

附录三：农村合作医疗站分类标准

农村合作医疗站分类标准（试行草案）①

1976 年 2 月 25 日

一类：

1. 以阶级斗争为纲，坚持党的基本路线，方向明确，领导重视，贫下中农为主体的管理组织能充分发挥作用。

2. 赤脚医生政治思想好，服务态度好，积极参加农业集体生产劳动，全年在 250 天以上，会用中西医两法防治常见病、多发病。

3. 认真贯彻预防为主的方针，发病率低。

4. 积极开展"三土四自"，并在此基础上免费率在 70% 以上。

5. 参加合作医疗的户数、人数均在 90% 以上。

6. 坚持民主理财，制度健全，账目清楚。

二类：

1. 能抓阶级斗争，坚持党的基本路线较好，方向比较明确，领导比较重视，贫下中农为主体的管理组织能发挥作用。

2. 赤脚医生政治思想、服务态度比较好，能经常坚持参加农业集体生产劳动；在业务上能防治一般疾病。

3. 能贯彻预防为主的方针，发病率较低。

4. 在"三土四自"基础上，免费率在 50% 以上。

5. 合作医疗常办不停，参加户数、人数在 60% 以上。

6. 基本上能按规章制度办事，账目比较清楚。

---

① 《农村合作医疗站分类标准（试行草案）》，1976 年 2 月 25 日，河北省档案馆藏，档案号 1027 - 8 - 94。

三类：

1. 阶级斗争抓得不好，路线不够端正，以贫下中农为主体的管理组织不健全。

2. 赤脚医生政治思想、服务态度较差，不能经常坚持参加农业集体生产劳动，对防治一般常见病、多发病的业务不够熟练。

3. 不能贯彻预防为主的方针，发病率较高。

4. "三土四自"开展较差，免费率在50%以下。

5. 合作医疗时办时停，参加户数、人数均在60%以下。

6. 规章制度不够健全，财务管理比较混乱。

索　引

参考文献

一 经典文献

《建国以来毛泽东文稿》第 11 册，中央文献出版社，1996。

《建国以来重要文献选编》第 10 卷，中央文献出版社，1994。

《毛泽东书信选集》，人民出版社，1983。

《毛泽东文集》第 6~8 卷，中央文献出版社，1999。

《毛泽东选集》第 3~5 卷，人民出版社，1991。

《农业集体化重要文献汇编》，中共中央党校出版社，1981。

《周恩来选集》（上），人民出版社，1980。

《周恩来选集》（下），人民出版社，1984。

二 档案、方志、资料集

河北省地方志编纂委员会：《河北省志·卫生志》，中华书局，1995。

河北省革命委员会档案，河北省档案馆藏。

河北省卫生防疫大队、卫生防疫站档案，河北省档案馆藏。

河北省卫生厅档案，河北省档案馆藏。

黄骅市卫生局档案，黄骅市档案局藏。

晋州市卫生局档案，晋州市档案局藏。

深泽县卫生局档案，深泽县档案馆藏。

石家庄地区卫生志编纂委员会编《石家庄地区卫生志》，河北人民出版社，1990。

石家庄市卫生局档案，石家庄市档案馆藏。

辛集市卫生局档案，辛集市档案局藏。

三　报刊

《北京青年报》、《东风》（河北省委内刊）、《河北建设》（中共河北省委办公厅内部刊物）、《河北日报》《健康报》《建设日报》《人民日报》《石家庄日报》《中国初级卫生保健》《中国农村卫生事业管理》《中国卫生经济》。

四　口述史料

梁景和主编《中国现当代社会文化访谈录》（第一辑），首都师范大学出版社，2010。

梁景和主编《中国现当代社会文化访谈录》（第二辑），首都师范大学出版社，2012。

笔者2012~2016年所搜集的口述史料。

五　论著

〔加〕宝森：《中国妇女与农村发展——云南禄村六十年的变迁》，胡玉坤译，江苏人民出版社，2005。

〔美〕R. 麦克法夸尔、费正清：《剑桥中华人民共和国史——中国革命内部的革命1966—1982年》，中国社会科学出版社，1998。

〔美〕莫里斯·迈纳斯：《毛泽东的中国及后毛泽东的中国》，杜蒲、李玉玲译，四川人民出版社，1990。

〔美〕唐纳德·里奇：《大家来做口述历史实务指南》（第二版），王芝芝、姚力译，当代中国出版社，2006。

〔美〕威廉·科克汉姆：《医学社会学》（第7版），杨辉、张拓红译，华夏出版社，2000。

〔瑞士〕雅各布·坦纳：《历史人类学导论》，白锡堃译，北京大学出版社，2008。

〔英〕杰弗里·巴勒克拉夫：《当代史学主要趋势》，杨豫译，北京大学出版社，2006。

Edited by Myron E. Wgman, Tsung－yi Lin and Elizabeti F. Purcell, *Public Health in the People's Republic of China*, 1973 by Josiah Macy, Jr. Foundation。

大卫·M. 兰普顿: *Health, Conflict, and the Chinese Political System*, Copyright 1974 by Center for Chinese Studies The University of Michigan。

〔美〕大卫·M. 兰普顿: *The Politics of Medicine in China*: *The Policy Process, 1949－1977*, published in 1977 by Westview Press, Inc。

Joseph R. Quinn, *Medicine and Public Health in the People's Republic of China*, A Publication of the Geographic Health Studies Program John E. Fogarty International Center for Advanced Study in the Health Sciences, 1972.

S. M. Hiller and J. A. Jewell, *Health Care and Traditional Medicine in China, 1800－1982*, published in 1983 by Rortledge and Kegan Paul PLC.

Edited by Arthur Kleinman, Peter Kunstadter, E. Russell Alexander and James L. Gale, "Medicine in Chinese Cultures: Comparative Studies of Health Care in Chinese and Other Societies," 1975, a Publication of the Geographic Health Studies Hoh E, Fogarty International Center for Advanced Study in the Health Sciences.

Marilynn M. Rosenthal, *Health Care in the People's Republic of China*, 1987 by Westview Press, Inc.

方小平: *Barefoot Doctors and the Provision of Rural Health Care*, Indiana University Press, 2014.

北京市卫生局编《北京市赤脚医生、合作医疗先进事迹选》，北京人民出版社，1975。

蔡仁华：《中国医疗保障制度改革实用全书》，中国人事出版社，1998。

费孝通：《乡土中国生育制度》，北京大学出版社，1998。

韩敏：《回应革命与改革——皖北李村的社会变迁与延续》，江苏人民出版社，2007。

河南省革命委员会卫生局编《进一步办好合作医疗》，河南人民出版社，1974。

黑龙江省卫生局编《合作医疗根深叶茂》，黑龙江人民出版社，1975。

胡锦涛：《高举中国特色社会主义伟大旗帜为夺取全面建设小康社会新

胜利而奋斗——在中国共产党第十七次全国代表大会上的报告》，人民出版社，2007。

胡顺延、王先洪：《古泽云梦的城边村》（中国百村调查丛书·黄湖村），社会科学文献出版社，2007。

湖北省革命委员会卫生局编《在斗争中巩固和发展合作医疗》，湖北人民出版社，1975。

胡宜：《送医下乡：现代中国的疾病政治》，社会科学文献出版社，2011。

黄树则、林士笑：《当代中国的卫生事业》，中国社会科学出版社，1986。

吉林省卫生局编《办好农村合作医疗：吉林省大办合作医疗经验选》，吉林人民出版社，1975。

江西省卫生局编《合作医疗经验汇编》，江西人民出版社，1973。

姜义华、瞿林东、赵吉惠：《史学导论》，复旦大学出版社，2003。

景琳：《农村合作医疗实用手册》，四川科技出版社，1998。

李和森：《中国农村医疗保障制度研究》，经济科学出版社，2005。

李洪河：《新中国的疾病流行与社会应对（1949—1959）》，中共党史出版社，2007。

李华：《中国农村合作医疗制度研究》，经济科学出版社，2007。

李清泉：《农民健康之光——合作医疗》，新华出版社，1991。

陆学艺：《内发的村庄》（中国百村调查丛书·行仁庄），社会科学文献出版社，2001。

东泰山人：《作为政治隐喻的疾病与医疗》，《南方都市报》2011年11月6日。

吕嘉戈：《挽救中医——中医遭遇的制度陷阱和资本阴谋》，广西师范大学出版社，2006。

麦克南：《课程行动研究》，朱细文等译，北京师范大学出版社，2004。

孟雷：《从晏阳初到温铁军》，华夏出版社，2005。

彭瑞骢等：《中国改革全书·医疗卫生体制改革卷（1978—1991）》，大连出版社，1992。

青海省革命委员会卫生局编《合作医疗好》，青海人民出版社，1974。

人民卫生出版社编《把群众性的医疗卫生工作办好》，人民卫生出版社，1971。

人民卫生出版社编《深受贫下中农欢迎的合作医疗制度：有关农村合作

医疗制度的文章选》，人民卫生出版社，1970。

人民卫生出版社编《怎样办好合作医疗》第二辑，人民卫生出版社，1974。

人民卫生出版社编《怎样办好合作医疗》第三辑《合作医疗遍地开花》，人民卫生出版社，1975。

人民卫生出版社编《怎样办好合作医疗》第一辑，人民卫生出版社，1974。

山东省革命委员会卫生局编《合作医疗好：介绍合作医疗、"赤脚医生"典型》，山东人民出版社，1971。

山西省晋东南地区革命委员会等编《合作医疗好》，山西人民出版社，1975。

陕西省革命委员会卫生局编《合作医疗根深叶茂》，陕西人民出版社，1974。

上海人民出版社编《合作医疗好：社会主义新生事物赞》，上海人民出版社，1974。

石崇孝：《新型农村合作医疗论理30分》，陕西人民出版社，2006。

世界银行：《中国：卫生模式转变中的长远问题与对策》，中国财政经济出版社，1994。

四川省卫生局编《让合作医疗遍地开花》，四川人民出版社，1975。

宋晓梧：《中国社会保障体制改革与发展报告》，中国人民大学出版社，2001。

苏浩：《融入草原的村落》（中国百村调查丛书·毡匠营村），社会科学文献出版社，2006。

王红漫：《大国卫生之难——中国农村医疗卫生现状与制度改革探讨》，北京大学出版社，2004。

王绍光：《波兰尼〈大转型〉与中国的大转型》，生活·读书·新知三联书店，2012。

王宇鹏、赵敬菡、万世成：《习近平的健康观：以人民为中心，以健康为根本》，转引自人民网 - 中国共产党新闻网，2016 年 8 月 19 日，http：//cpc. people. com. cn/xuexi/n1/2016/0819/c385474 - 28650588. html？mType = Group。

王义祥：《当代中国社会变迁》，华东师范大学出版社，2006。

卫生部办公厅：《中华人民共和国卫生法规汇编（1978—1980）》，法律出版社，1982。

卫生部办公厅：《中华人民共和国卫生法规汇编（1981—1983）》，法律出版社，1985。

乌兰察布盟卫生局编《合作医疗好》，内蒙古人民出版社，1976。

谢立中：《当代中国社会变迁导论》，河北大学出版社，2000。

辛鸣：《制度论——关于制度哲学的理论建构》，人民出版社，2005。

徐小青：《中国农村公共服务》，中国发展出版社，2002。

杨念群：《再造"病人"——中西医冲突下的空间政治（1832—1985）》，中国人民大学出版社，2006。

杨祥银：《与历史对话——口述史学的理论与实践》，中国社会科学出版社，2004。

宜春县文化站编《合作医疗越办越旺》，江西人民出版社，1975。

余新忠：《清代江南的瘟疫与社会——一项医疗社会史的研究》，中国人民大学出版社，2012。

张大庆：《中国近代疾病社会史（1912—1937）》，山东教育出版社，2006。

张建平：《中国农村合作医疗制度研究》，中国农业出版社，2006。

张开宁：《从赤脚医生到乡村医生》，云南人民出版社，2002。

张佩国：《近代江南乡村地权的历史人类学研究》，上海人民出版社，2002。

张自宽：《论医改导向：不能走全面推向市场之路》，中国协和医科大学出版社，2006。

赵世瑜：《小历史与大历史——区域社会史的理念、方法与实践》，生活·读书·新知三联书店，2006。

赵速书：《一个既好又省的农村保健室——记紫金山人民公社的一个保健室》，江苏人民出版社，1958。

郑成功等：《中国社会保障制度变迁与评估》，中国人民大学出版社，2002。

郑孟煊：《城市化中的石牌村》（《中国百村调查丛书·石牌村》），社会科学文献出版社，2006。

中华人民共和国卫生部办公厅主编《全国农村卫生工作山西稷山现场会议资料汇编》，人民卫生出版社，1960。

重庆市医务工作者协会出版部编《第一届全国卫生会议重要文献》，重庆市医务工作者协会出版部，1950。

吕文江：《医疗如何与政治相关——杨念群〈再造"病人"〉述评》，《社会学研究》2007年第4期。

朱建章、蒋红军：《毛泽东卫生思想研究》，东北林业大学出版社，2003。

六　论文

G. 布罗姆、汤胜蓝：《中国政府在农村合作医疗保健制度中的角色与作用》，《中国卫生经济》2002 年第 3 期。

艾智科：《1950—1951 年上海的天花流行与应对策略》，《社会科学研究》2010 年第 4 期。

艾智科：《新中国成立初期的防疫网络与社会动员——以 1949 年北京市应对察北鼠疫为例》，《党史研究与教学》2011 年第 3 期。

曹普：《改革开放前中国农村合作医疗制度》，《中共党史资料》2006 年第 3 期。

陈美霞：《大逆转：中华人民共和国的医疗卫生体制改革》，http：//blog. xuite. net/g1. p2/critique1/。

陈伟诚、胡宏伟：《我国农村合作医疗制度变迁与评析》，《农村观察》2006 年第 1 期。

陈在余：《中国农村合作医疗制度历史回顾与比较》，《农业经济》2012 年第 2 期。

〔美〕大卫·M. 兰普顿：《"大跃进"时期的医疗政策》，《科学文化评论》2006 年第 1 期。

代志明：《以"退出—呼吁"理论解读我国传统合作医疗制度瓦解的原因》，《郑州轻工业学院学报》（社会科学版）2009 年第 5 期。

杜志章：《关于医学社会史的理论思考》，《史学月刊》2006 年第 2 期。

杜志章：《卫生文化与社会的互动关系》，《南京中医药大学学报》（社会科学版）2000 年第 4 期。

方小平：《赤脚医生与合作医疗制度——浙江省富阳县个案研究》，《二十一世纪》（香港）2003 年第 10 期。

傅建辉：《从集体福利到社会保障——论人民公社与家庭经营时期的农村合作医疗制度》，《广西社会科学》2005 年第 2 期。

高恩显：《卫生立业的基石——忆第一届全国卫生会议》，《医院管理》1984 年第 12 期。

葛子长：《中国第一个女赤脚医生的风雨人生》，《贵州文史天地》2001

年第 2 期。

　　谷加恩：《人民公社时期农村合作医疗事业成功的原因分析》，《武汉职业技术学院学报》2006 年第 1 期。

　　顾昕、方黎明：《自愿性与强制性之间——中国农村合作医疗的制度嵌入性与可持续性发展分析》，《社会学研究》2004 年第 5 期。

　　国务院发展研究中心课题组：《对中国医疗卫生体制改革的评价与建议》，《中国发展评论》2005 年增刊第 1 期。

　　何燕：《乡村传统合作医疗制度及其现代启示——以河北省侯家营为例》，《廊坊师范学院学报》（社会科学版）2009 年第 6 期。

　　胡振栋：《"中国合作医疗之父"覃祥官》，《新天地》2006 年第 10 期。

　　胡振栋：《覃祥官：中国合作医疗的领路人》，《东北之窗》2006 年第 2 期。

　　胡振栋：《中国"赤脚医生"之父》，《西部大开发》2006 年第 11 期。

　　黎澍：《论历史的创造及其他》，《历史研究》1984 年第 5 期。

　　李昌平：《一个不为人知的合作社》，《读书》2005 年第 9 期。

　　李德成：《赤脚医生研究述评》，《中国初级卫生保健》2007 年第 21 卷第 1 期。

　　李德成：《毛泽东与集体化时期农村合作医疗制度的发展》，《江西师范大学学报》（哲学社会科学版）2013 年第 2 期。

　　李德成：《中国农村传统合作医疗制度研究综述》，《华东理工大学学报》（社会科学版）2007 年第 1 期。

　　李飞龙、王小莉：《危机与应对——以 1949 年察北鼠疫的防疫为例》，《平原大学学报》2005 年第 5 期。

　　李洪河：《建国初期的卫生防疫事业谈论》，《党的文献》2006 年第 4 期。

　　李洪河：《建国初期东北地区的卫生防疫事业述论》，《辽宁大学学报》（哲学社会科学版）2007 年第 5 期。

　　李洪河：《毛泽东关于华北疫病防治情况给周恩来的批语》，《党的文献》2003 年第 5 期。

　　李洪河：《毛泽东为中共中央起草的关于加强卫生防疫和医疗工作的指示》，《党的文献》2003 年第 5 期。

　　李洪河：《毛泽东与新中国的卫生防疫事业》，《党的文献》2011 年第 2 期。

李洪河：《周恩来与新中国的卫生防疫事业》，《党的文献》2012 年第 1 期。

李艳：《中国农村传统合作医疗制度浅论》，《中国商界》（下半月）2008 年第 10 期。

李友梅、肖瑛、黄晓春：《当代中国社会建设的公共性困境及其超越》，《中国社会科学》2012 年第 4 期。

梁景和、王胜：《关于口述史的思考》，《首都师范大学学报》2007 年第 5 期。

梁景和：《社会生活：社会文化史研究中的一个重要概念》，《河北学刊》2009 年第 3 期。

梁景和：《生活质量：社会文化史研究的新维度》，《近代史研究》2014 年第 4 期。

林富士：《中国疾病史研究刍议》，《四川大学学报》（哲学社会科学版）2004 年第 1 期。

林闽刚：《中国合作医疗制度的公共政策分析》，《江海学刊》2002 年第 3 期。

刘国新：《"文化大革命"史研究：现状与评述》，《当代中国史研究》1996 年第 6 期。

刘纪荣、王先明：《二十世纪前期农村合作医疗制度的历史变迁》，《浙江社会科学》2005 年第 2 期。

刘禄山、梁君思：《中央苏区卫生防疫运动及其道德效应泛论》，《赣南医学院学报》2010 年第 5 期。

刘鹏：《合作医疗与政治合法性——一项卫生政治学的实证研究》，《华中师范大学学报》（人文社会科学版）2006 年第 2 期。

刘思媛、曹树基：《明清时期天花病例的流行特征——以墓志铭文献为中心的考察》，《河南大学学报》（社会科学版）2015 年第 3 期。

刘雪松：《毛泽东与新中国医疗卫生工作》，《党史博览》2016 年第 5 期。

庞新华：《农村合作医疗制度研究述评》，《许昌学院学报》2004 年第 3 期。

乔益洁：《中国农村合作医疗制度的历史变迁》，《青海社会科学》2004 年第 3 期。

桑兵：《从眼光向下回到历史现场——社会学人类学对近代中国史学的

影响》，《中国社会科学》2005 年第 1 期。

沈寿文：《中国农村传统合作医疗制度存续背景研究》，《云南民族大学学报》（哲学社会科学学报）2007 年第 5 期。

史春林：《建国后毛泽东关于卫生防疫的思想》，《毛泽东思想研究》2005 年第 2 期。

史永丽、孙淑云：《传统合作医疗制度重建艰难的原因分析》，《经济问题》2007 年第 10 期。

史永丽、孙淑云：《农村合作医疗制度的起源及其法律性质分析》，《山西大学学报》（哲学社会科学版）2006 年第 29 卷第 4 期。

宋学勤：《当代中国史研究与口述史学》，《史学集刊》2006 年第 5 期。

唐国平：《中央苏区群众性卫生防疫各种谈论》，《求索》2008 年第 5 期。

田居俭：《把当代社会史提上研究日程》，《当代中国史研究》2007 年第 3 期。

汪国华：《我国农村合作医疗体制变迁的博弈研究及启示》，《南通大学学报》（社会科学版）2012 年第 1 期。

王保真、武迎：《农村新型合作医疗制度与传统合作医疗的比较》，《中国卫生产业杂志》2003 年第 12 期。

王禄生、张里程：《我国农村合作医疗制度发展历史及其经验教训》，《中国卫生经济》1996 年第 8 期。

王美美：《关于集体化时代农村合作医疗中医务人员的评价》，《华北水利水电学院学报》（社科版）2012 年第 4 期。

王美美：《集体化时期农村合作医疗若干问题探析》，《哈尔滨职业技术学院学报》2012 年第 4 期。

王绍光、潘毅、潘维、贺雪峰、强世功、张静、单世联等：《共和国六十年：回顾与展望》，《开放时代》2008 年第 1 期。

王绍光：《巨人的瘸腿：从城镇医疗不平等谈起》，《读书》2005 年第 11 期。

王绍光：《人民的健康也是硬道理》，《读书》2003 年第 7 期。

王绍光：《学习机制与适应能力——中国农村合作医疗制度变迁的启示》，《中国社会科学》2008 年第 6 期。

王绍光：《医改不存在迷局：理性回归中国传统》，《书城》2005 年第 10 期。

王绍光：《政策导向、汲取能力与卫生公平》，《中国社会科学》2005 年第 6 期。

王胜、娄海波：《河北省新农合制度评析及对策研究》，《经济论坛》2013 年第 12 期。

王胜：《赤脚医生群体的社会认同及其原因分析》，《中共党史研究》2011 年第 1 期。

王胜：《从营利到福利：1949～1978 年农村医疗卫生制度的历史考察》，《首都师范大学学报》（哲学社会科学版）2012 年第 4 期。

王胜：《警惕我国县级公立医院改革民怨未解又添医怨》，国务院《专供信息》第 230 期采用。

王胜：《"跃进" VS. "复辟"：我省新农合门诊报销制度亟待调整》，《决策参考》2015 年第 24 期。

王胜：《警惕我省县级公立医院改革带"病"前行》，《决策参考》2015 年第 11 期。

王先明：《社会史的学术关注与问题意识——近年来中国社会史研究评析》，《人民日报》2006 年 2 月 24 日，第 15 版。

王旭东：《新疾病史学：生态环境视野中的全球疾病史研究（上）——跨学科整体综合探索的理论思考》，《甘肃社会科学》2014 年第 6 期。

王旭东：《新疾病史学：生态环境视野中的全球疾病史研究（下）——跨学科整体综合探索的理论思考》，《甘肃社会科学》2015 年第 1 期。

王宇鹏、赵敬菡、万世成：《习近平的健康观：以人民为中心，以健康为根本》，转引自人民网 - 中国共产党新闻网，2016 年 8 月 19 日，http://cpc. people. com. cn/xuexi/n1/2016/0819/c385474 - 28650588. html？ mType = Group。

吴鹏森：《"文化大革命"的潜在历史影响》，《中国现代史》2003 年第 12 期。

夏杏珍：《农村合作医疗制度的历史考察》，《当代中国史研究》2003 年 9 月。

肖爱树：《论毛泽东对我国卫生防疫事业的历史性贡献》，《济宁师范专科学校学报》2004 年第 5 期。

肖瑛：《从"国家与社会"到"制度与生活"：中国社会变迁研究的视角转换》，《中国社会科学》2014 年第 9 期。

新华社评论员：《建设健康中国增进人民福祉——学习贯彻习近平总书记在全国卫生与健康大会重要讲话》，转引自新华网，2016 年 8 月 20 日，http：//news. xinhuanet. com/2016－08/20/c_ 129244486. htm。

许三春：《当代中国农村合作医疗制度起源探论》，《中国农业大学学报》（社会科学版）2013 年第 3 期。

亚历山大·卡塞拉：《中国农村怀念"赤脚医生"》，《参考消息》2009 年 1 月 21 日。

姚力：《"把医疗卫生工作的重点放到农村去。"——毛泽东"六·二六"指示的历史考察》，《当代中国史研究》2007 年第 5 期。

叶宗宝：《中国疾病史研究的回顾与前瞻》，《信阳师范学院学报》（哲学社会科学版）2011 年第 6 期。

于长永、刘康、何剑：《改革前后三十年农村合作医疗的制度变迁》，《西北人口》2011 年第 4 期。

余新忠：《当今中国医疗史研究的问题与前景》，《历史研究》2015 年第 2 期。

余新忠：《关注生命——海峡两岸兴起疾病医疗社会史研究》，《中国社会经济史研究》2001 年第 3 期。

余新忠：《回到人间 聚焦健康：新世纪中国医疗史研究刍议》，《历史教学》2012 年第 22 期。

余新忠：《中国疾病、医疗史探索的过去、现实与可能》，《历史研究》2003 年第 4 期。

《粤 7 位"赤脚医生"受表彰》，http：//www. sina. com. cn。

张德元：《农村医疗保障制度的昨天·今天·明天》，《调研世界》2003 年第 5 期。

张海柱：《农村合作医疗政策变迁分析：一种政策过程视角》，《甘肃理论学刊》2012 年第 3 期。

张荣生：《珍惜党领导人民探索社会主义前进道路的历史——论更加公正客观地看待党在"文化大革命"十年中的失误》，《当代中国史研究》2002 年第 5 期。

张增国：《传统农村合作医疗制度因何衰落》，《中国乡村发现》2007 年第 5 期。

张自宽：《关于在新形势下如何办好村级卫生组织的探讨》，《中国医院管理》1986 年第 6 期。

张自宽：《医疗卫生改革不能以市场为导向》，《中国医院管理》1991 年第 3 期。

周寿棋：《中国农村健康保障制度综述》，《中国医药管理》1990 年第 5 期。

朱敖荣、吴雁鸣、叶宜德：《重振合作医疗保健制度》，《中国农村卫生事业管理》1991 年第 I2 期。

朱何佳：《1949—1984 年中国农村合作医疗制度的历程与评析》，《市场周刊》2014 年第 5 期。

朱佳木：《论中华人民共和国史研究》，《当代中国史研究》2009 年第 1 期。

朱玲：《政府与农村基本医疗保障制度选择》，《中国社会科学》2004 年第 4 期。

左玉河：《学理讨论，还是生存抗争——1929 年中医存废之争评析》，《南京大学学报》（哲学·人文科学·社会科学）2004 年第 5 期。

左玉河：《历史记忆、历史叙述与口述历史的真实性》，《史学史研究》2014 年第 4 期。

后　记

这部书稿试图较为完整地勾勒出一幅农村医疗卫生制度与合作医疗制度交织、共进的历史变迁图景。其主要内容来自笔者的博士学位论文《集体化时期农村医疗卫生制度研究》和国家社科基金项目"医疗社会史视域下的国家与乡村（1949～1979）"的结项成果。恰逢新农合被城乡居民医保取代，真正变成历史之际，也算是为农村合作医疗制度实施60余年的历程和自己10余年来的相关研究做一个粗浅的总结吧。拙稿本应如导师所言，成为我学术生涯中的一座高峰，但惭愧的是，如今，它仍然是一枚不成熟的青果，只能以稚嫩的面孔呈现在世人面前。

近几年，无意中由基础研究转入应用研究，因调研成果引起相关部门的关注，我有幸加入河北省医改人的队伍中，实现了历史与现实的对接。在对新农合及县级公立医院综合改革实施状况的调研中，我越来越深刻地认识到，改革开放前对农村医疗卫生制度与合作医疗制度的尝试，给我们留下了多么宝贵的财富，也越来越认同阿马蒂亚·森和王绍光先生的观点——"你们不要到处去学国际经验，只要看看你们自己80年代之前，再看看80年代之后，你们就可以找出解决问题的方法"，"医改不存在迷局：理性回归中国传统"。当然，这并不是要走回头路，而是用历史的经验与智慧引导前行的方向。

感谢导师梁景和先生！无论求学期间，还是毕业以后，先生一直关注我的成长。攻读博士学位时，我因无力帮到那些老无所养的赤脚医生而苦闷时，先生总是鼓励我，即使现在不能改变什么，也一定要坚持做下去。2016年，河北省的赤脚医生终于有了养老补助，虽然我的努力可以忽略不计，但了却了我一桩多年的心愿。感谢导师张志永教授！他为我确定的硕士论文选题，让我走进了医疗社会史和口述历史的殿堂。两位导师亦师亦父，他们对我的学术指导和生活关怀，此生无以为报。感谢首都师范大学历史学院学识渊博、见解独到的魏光奇先生，儒雅和善、颇具绅士风度的迟云飞先生。这两位先生在日常授课与闲谈中时时给以启发，并与北京师范大学的朱汉国先生、中国社会科学院的李长莉先生、中国人民大学的黄兴涛先生一起参加了我的博士学位论文答辩，并给我提出了非常有见地的修改意见。我的博士学位论文能够获得北京市级优秀博士学位论文，诸位先生功不可没。

感谢河北省社科院历史研究所所长朱文通研究员。工作期间，他不仅在科研所需的时间和空间上予以大力支持，还为我提供了向应用研究转向的契机。感谢所里的同事们，平时工作中的默契合作、例会时的谈笑风生、生活上的关心互助和春节联欢会排练时的欢声笑语……让历史研究所像一个和谐温馨的大家庭。

在博士学位论文和课题成果的写作过程中，师兄李俊领和师弟王俊斌、同事冯金钟的建议与鼓励让我受益匪浅。俊领师兄更是把他求学问道的心得体会毫无保留地介绍于我，同门之谊，淋漓尽致。初中同学邸丽英承担了我的硕士学位论文、期刊文章、博士学位论文摘要以及参加国际研讨会的PPT等所有英文翻译的重任。王宇英、杨才林、殷定泉、侯桂红、杨小敏、王立群、王秀田、刘荣臻、李慧波、李志成、武蝉、宋颖、宋芳、贾君舒、刘英琴、娄海波、张艳、魏红伟、张彦台，还有英年早逝的兰志宣、王印焕，陪我走过人生中的重要阶段，并在我学业或生活遇到困境时，及时伸出援助之手。以前的学生张玺也在我的论文校对中倾力相助。老同学和新朋友的关心支持也让我备感温暖，感恩之情，无以言表。

在搜集资料的过程中，有很多人陪伴我走过不同的阶段。查阅文献资料时，深泽县档案馆的张月然和曹杏坦两位大姐给予我充分的便利条件，张姐还不惜牺牲休息时间陪我翻阅档案、报纸。石家庄市档案局的姜青春处长、申立英副处长，以及工作人员刘俊杰、乔娜、万文红、程玉明为我在档案馆的"淘金"工作给予了相当的照顾。河北省档案馆的高雪娜、连薇、马长举诸位老师同样在我搜资料时倾力相助。在这两个档案馆查阅资料时，既历三九寒冬，又经三伏炎夏，但是档案馆工作人员却总给人如坐春风的感觉。还有辛集市不知名的小校友和晋州市的老同学吕翠绵都在百忙之中，亲自陪我到当地的档案馆查阅档案。在沧州市查阅档案、进行田野调查期间，杨思远副院长和省卫计委田学卒处长给予了大力支持。搜集口述资料时，深泽县的父老乡亲的热情支持与合作令人感动。在查阅资料过程中，这些宝贵资料，让历史在我眼里变得鲜活生动，史学研究仿佛成为穿越时光隧道的旅行。

2017年11月，有幸得到乐施会的资助，赴香港中文大学中国研究服务中心访学。该中心丰富的馆藏弥补了书稿部分资料尤其是英文资料的不足。该中心工作人员为我们提供了舒适的工作环境和便捷的服务，陈婉真小姐为我们的往返行程和住宿安排细致周到，不厌其烦。宏丽大姐、艺为、普周也在我查阅资料和准备讲座过程中提供了诸多帮助。而与该中心助理主任高琦博士以及熊景明老师的讨论更拓展了自己的视野，让我在提出观点时更加谨慎。

在人生的舞台上，家人永远是我最温暖的后盾。能顺利完成学业和课题，离不开他们的理解与支持。在寻找被访者的过程中，爱人孙振红不仅通过他的同事、同学、朋友帮我联系到很多有价值的访谈对象，而且还经常亲自陪我到较远的村庄搜集口述史料。论文和书稿写作期间，他还承担了大部分家务。母亲和公婆虽然不识字，但对我的学习和工作都是无条件地支持。多年来，未能承欢膝下，服侍近旁，他们从无怨言，只有体谅与心疼……

此刻，窗外微凉的轻风带来春日细雨的清新与湿润。临近黄昏，房间里逐渐暗了下来。没有开灯，我却清晰得看到内心充满的愧疚和感恩，即为自己的学术成果有负众望而愧疚，为师长亲友对我的体谅、包容而感恩。

谨以此青涩、拙诚的小书，奉献给我的父老乡亲——这段历史的亲历者和见证人，愿平安、康宁与你们同在！

王 胜

2018 年 4 月 21 日

图书在版编目（CIP）数据

河北农村医疗卫生与合作医疗制度研究：1949~
1984 / 王胜著 . -- 北京：社会科学文献出版社，
2018.12
（中国近现代社会文化史论丛）
ISBN 978 - 7 - 5201 - 3850 - 5

Ⅰ.①河… Ⅱ.①王… Ⅲ.①农村卫生 - 合作医疗 -
医疗保健制度 - 研究 - 河北 - 1949 - 1984 Ⅳ.①R197.1

中国版本图书馆 CIP 数据核字（2018）第 257194 号

·中国近现代社会文化史论丛·
河北农村医疗卫生与合作医疗制度研究(1949~1984)

著　　者／王　胜

出 版 人／谢寿光
项目统筹／宋月华　吴　超
责任编辑／吴　超　张真真

出　　版／社会科学文献出版社·人文分社（010）59367215
　　　　　地址：北京市北三环中路甲29号院华龙大厦　邮编：100029
　　　　　网址：www. ssap. com. cn
发　　行／市场营销中心（010）59367081　59367083
印　　装／三河市尚艺印装有限公司

规　　格／开　本：787mm × 1092mm　1/16
　　　　　印　张：22.25　字　数：386千字
版　　次／2018年12月第1版　2018年12月第1次印刷
书　　号／ISBN 978 - 7 - 5201 - 3850 - 5
定　　价／129.00元